王光宇

精准脉诊带教录

王光宇　主编

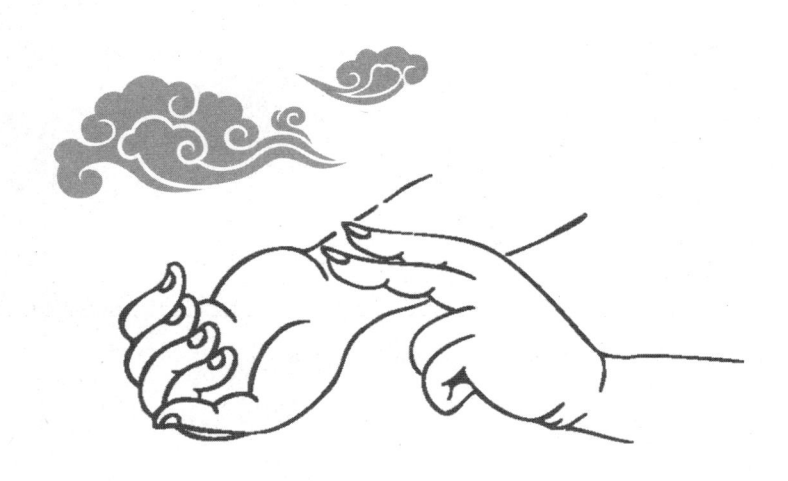

中国科学技术出版社

·北京·

图书在版编目（CIP）数据

王光宇精准脉诊带教录 / 王光宇主编. —北京：中国科学技术出版社，2016.8（2023.2 重印）
ISBN 978-7-5046-7209-4

Ⅰ . ①王… Ⅱ . ①王… Ⅲ . ①脉诊 Ⅳ . ① R241.2

中国版本图书馆 CIP 数据核字（2016）第 185149 号

策划编辑	焦健姿	
责任编辑	焦健姿　黄维佳	
装帧设计	华图文轩	
责任校对	龚利霞	
责任印制	徐　飞	

出　　版	中国科学技术出版社
发　　行	中国科学技术出版社有限公司发行部
地　　址	北京市海淀区中关村南大街 16 号
邮　　编	100081
发行电话	010-62173865
传　　真	010-62179148
网　　址	http：//www.cspbooks.com.cn

开　　本	710mm×1000mm　1/16
字　　数	259 千字
印　　张	16（4 面彩插）
版　　次	2016 年 8 月第 1 版
印　　次	2023 年 2 月第 5 次印刷
印　　数	18051—21050 册
印　　刷	运河（唐山）印务有限公司
书　　号	ISBN 978-7-5046-7209-4 / R・1905
定　　价	35.00 元

（凡购买本社图书，如有缺页、倒页、脱页者，本社发行部负责调换）

编者名单

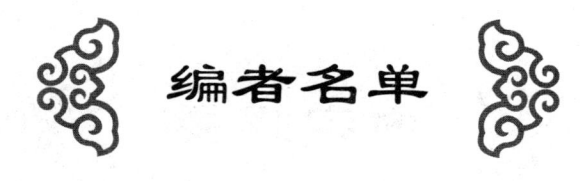

主　编　王光宇

副主编　高永强（内蒙古）　　高　群（山东）　　庞学思（河南）
　　　　姬长锁（长春）　　　王冠吉（天津）　　龚　谨（云南）
　　　　莫斯恩（广东）　　　陈嘉彬（河北）　　孙喜冬（北京）
　　　　蒋海松（河南）

编　者　周　明（湖北）　　　樊文亮（河北）　　车　飞（河南）
　　　　潘杏珠（广东）　　　韩　斌（山东）　　赵本起（江苏）
　　　　廉　鑫（江苏）　　　庞　佳（山东）　　陈亚丽（河南）
　　　　于国森（吉林）　　　张玉龙（河南）　　张玉刚（黑龙江）
　　　　杨小乔（湖北）　　　刘　超（河北）　　于文忠（内蒙古）
　　　　苏秋梅（长春）　　　吴文卫（美国）　　田建平（贵州）
　　　　杨华荣（湖北）　　　李　昕（山东）　　李小宁（上海）
　　　　谢玲玲（浙江）　　　陆　儒（浙江）　　陈茂蒙（山东）
　　　　韦万龙（广西）　　　邓战伟（安徽）　　汤　鉴（湖北）
　　　　帅武强（广东）　　　张影竹（北京）　　涂　宁（湖北）
　　　　黄泽森（广东）　　　李林珍（广东）　　韩　晗（湖北）
　　　　刘乃立（山东）　　　张春堂（山西）　　吴剑浩（江西）
　　　　樊友翠（山东）　　　董文红（山东）　　叶　斌（美国）
　　　　林　晃（台湾地区）　吴家升（台湾地区）邱清月（新加坡）
　　　　陈庆伟（山东）　　　许　激（上海）　　付敏霞（山东）
　　　　李加青（山东）　　　赵云峰（江苏）　　付广成（山东）
　　　　王莉萍（湖北）　　　张仁义（山东）　　段　翀（上海）
　　　　周云海（湖北）

内容提要

本书通过对传统脉象的全新剖析，系统地讲解了如何通过脉诊诊断疾病，纠正和辨析了传统脉学论述错误与模糊之处，不拘泥于传统之束缚，不墨守成规，解决了学中医多年、行医多年而不能达到以脉断病，且始终心中了了、指下难明的困惑境界，使传统脉诊的模糊性变得清晰、明了、准确。作者经过数十年的摸索，经过大量的临床实践，总结出了这套特殊的脉诊方法。在本书中首次提出了"脉度"的概念，并结合临床实际进行了阐释。在脉象方面，作者通过详细的讲解和辨析，说明了部分脉象的确切性状，使得我们可以清晰地认识脉象的本质。中医、中西医结合，甚至西医工作者、学生通过学习，都可以在短期内基本掌握其方法和技巧，并能运用于临床。

简 介

恩师王光宇先生生于一九四六年十月二十二日，湖北武汉人。一九六五年毕业于湖北省药检专科学校药学部，在卫生医疗单位工作四十余年。

数十年来，恩师孜孜不倦地研究中医之脉诊，多有彻夜思索反复探究之时，故得到了很大的突破与进展，至今已基本达到无须问诊，有时结合望诊，即能言明患者的症状及病名，且能诊断出大部分疾病的水平。

恩师王光宇先生的脉诊新方法，源于祖国传统医学这块肥沃土壤，从全新之角度纠正和辨析了传统脉学论述错误与模糊之处，不拘泥于传统之束缚，不墨守成规，解决了学中医多年、行医多年而不能达到以脉断病，且始终心中了了、指下难明的困惑境界，使得传统脉诊的模糊性变得清晰、明了、准确。中医、中西医结合，甚至西医工作者、学生通过学习都可以在短期内基本掌握其方法和技巧，并能运用于临床，惠及患者，使很多患者在仪器尚检查不出疾病的时候，便能及早地预防一些疾病的发生。很多一开始不承认老师断病结果的患者，在不久以后就查出相应的疾病。

这种诊脉的方法，虽然来自于传统中医脉诊，但又不同于传统，其脉诊方法基点明确、脉度规范易探、可操作性极强。脉诊思维简单，得到结果后容易分析确定病情、病名，确定病情转归容易，而且病家易懂。且与病家自身感受极其吻合，很容易提高患者对医生的信任度，这样患者就更加配合治疗，从而使得很多疾病可以得到治愈。尤其是脉诊后叙述的症状，直接可以接受患者的检验，减少误诊率，十分有效。而先不问诊的特点，又使得医家能对疾病有更多的客观了解，往往可以发现病家尚未明显感受到的疾患，达到诊治未病的目的。同时也可以辨别症状类似而病种迥异的病症，查纠误诊。所以，恩师在当地的威信很高，有些人不相信医院的检查，却相信恩师的"臆断"。特别值得一提的是，恩师诊脉后确定的病名为西医病名，可以为目前的仪器、实验所证实。其可验证性、可重复性、可行性令人叹为观止。打破了长期以来中医脉诊结果无法用现代方法证实的"惑局"，为中医脉诊的继承、发展、提高提供了一个优秀的范例。

一位24岁的女孩，一年以前恩师曾给其诊断为输卵管轻度不通，结果让其吃中药，其因药苦，便找人做输卵管通液术，结果自此以后，月经反而没有了。这一天她又来找恩师，恩师通过把脉告知其已经出现了卵巢囊肿，而且告知其具体症状，其信服不已。

这样的案例，在恩师及其他师兄弟身上还有很多，但是恩师还是感觉有很多的不足需要改进，也很希望有更多的青年中医参与进来共同提高。

恩师年近七旬，但是精神爽朗，为了让更多的人学好脉诊，还专门在新浪、网易开设了博客，也在天下中医、民间中医论坛开设了专版，以便大家随时交流，互相学习，让更多的人掌握并提高脉诊这门中医基本功。

后学　陈嘉彬　谨识

丙申年初夏

编者的话

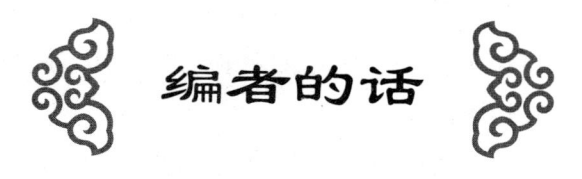

在脉诊方面，人外有人，天外有天，是没有止境的。我们学习脉诊，为的是更准确快速地治愈患者的疾病，不能因为有了一点点成就，就自以为是。我们虽然在脉学领域有了一些突破，但是和我们所期望的还相差很远，面对疾病数目的不断增多，我们仍然在这个领域不断地探索着，实践着。

从2008年11月《王光宇精准脉诊带教录（一）》出版至本书出版，已经近8年时间。此书尽力向大家汇报了我在中医方面掌握的望、闻、切、问实际内容，尤其补充了近8年来在脉诊方面研究的新进展，虽然我自学、自研掌握的中医技能还远不及我辈之中医祖先，但愿为振兴中医我能贡献微薄的力量。

书后我从20世纪60年代开始，回忆我无师自研和弟子及众多同仁交流学习的真实经历，目的不是张扬自己，而是向大家汇报本人学习、掌握中医技能，如何真正沉下心来，逐步积累，敢于努力攀登，终于有取得较大进步的一天。

近年来癌症病人越来越多，找我诊治者累计几百人，最后重点谈到本人对癌症的初略认识，交流了主要处方。这里主药生附子的剂量，将会随着主病的脉诊变化而调整大小不一的用量。有了它的使用和其他药物的配合，就能贯通上、中、下三焦，使癌症病人的肾阳升起来，"阴阳调和，浑然一气，百体安舒"。肾阳恢复即人体免疫能力的恢复，使其自身抗癌能力恢复，加上相应抗癌等药物的投入，就是对近3年癌症病人康复的自省、弟子庞学思相助得到的用药道理，供大家参考。

已带弟子60人，其中大多数是真心找到我家学习本人的脉诊方法。在共同研讨脉法期间对我的治疗方法也作了研讨，他们之中把自己治病的经验也跟我做了交流。回家后坚持互相交流的不乏其人，他们对我的帮助很大，使我的治疗水平也有了很大进步，担任副主编的王冠吉，庞学思，姬长锁最为突出。编者中只有一人不是弟子，她名叫李晔，来家交流时间最短，态度极认真，使本人颇有感触。

我后期的成长，得到了邓铁涛老师、李可老师、北京中医药大学陈教授的鼓励和推荐，在此我要真诚地谢谢诸位老师，感谢你们的鼓励。本书出版期间，李可老师已经离世，在此深表怀念。

本人年近古稀，在不多的有生之年，愿继续认真学习交流中医药知识，为振兴中医，为生我养我的中华民族尽力贡献自己微薄力量。

王光宇
丙申年初夏

目 录

引子　我的脉诊探求之路 ·· 1

上篇　中医四诊篇

一、望诊 ··· 17
　　总望 ··· 18
　　望头部 ·· 19
　　望颈部 ·· 21
　　望手臂、手掌 ·· 21
　　望舌 ··· 22
　　望胸部 ·· 31
　　其他 ··· 31

二、闻诊 ··· 32
　　听病变声音 ·· 32
　　嗅气味 ·· 35

三、脉诊 ··· 37
　　脉诊前准备 ·· 40

标准脉点、标准脉线、脉度 ··· 43
　　取脉法 ··· 45
　　脉象与脉度 ··· 47
　　七部脉法各部对应人体具体部位 ·· 61
　　各部切诊 ·· 62

四、问诊 ·· 88
　　病人基本情况 ··· 88
　　主诉 ··· 88
　　现在症 ·· 89
　　其他相关情况 ··· 91

中篇　我的从医之路和临证治验

一、我的中医缘 ··· 94

二、初识中医药 ··· 96
　　中药治愈了"运动员"的胃病 ·· 96
　　首次"偷艺" ·· 97
　　现学现用对付爱人孕吐 ··· 97
　　和潘师傅一起研究制剂 ··· 98

三、自学、自研中医药 ·· 99
　　苦难是最好的老师 ·· 99
　　斗蛇毒 ·· 101
　　医务室的医疗实践 ··· 105
　　药转医 ·· 106

四、在中医药方面的快步成长 ··· 107

目录

组织编书 ··· 107
自开诊所 ··· 108
脉诊发端 ··· 108
认识涩脉 ··· 111
死脉初探 ··· 115

五、新世纪的新征程 ·· 117

敢治西医诊断不明或难治之病 ··· 117
肾病综合征病人也找上门来了 ··· 120
高血脂心血管类疾病的诊治 ·· 126
癌症病人的诊断与治疗 ·· 133

六、常见病的特色疗法补遗 ·· 171

小儿腹痛 ··· 171
较轻的流鼻血 ·· 171
晕车 ··· 172
少年或成人下腹痛 ··· 172
小儿单纯性腹泻 ··· 172
麦粒肿或霰粒肿 ··· 173
腰肌扭伤 ··· 173
细菌性痢疾 ··· 173
钢针、爆灯火 ·· 174
流行性腮腺炎 ·· 175
烫伤 ··· 175

七、临证体会 ·· 177

能大能小的咽喉炎 ··· 177
急慢性扁桃体炎、咽炎的诊断与治疗 ································· 179
发物及禁食的意义 ··· 181

3

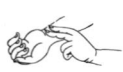

浅谈上、下肢溃疡的治疗 184

面对越来越多的子宫肌瘤、卵巢囊肿、乳腺增生 186

中医药治高血压性心脏病疗效不亚于西医 189

下篇　杂论篇

一、掌握脉诊真的很难吗——致年轻的中医朋友们 194

二、我对脉诊的认识 196

三、真脏脉，死脉初探 198

四、如何掌握并运用传统脉诊诊病 200

　　掌握脉象的纲要 200

　　掌握寸口脉定位 202

　　掌握脉象的主病 203

　　诊脉方法举例 204

　　复杂脉象的断定和分析 205

五、不通则痛　不通则烧　不通则生癥瘕 208

　　不通则痛 208

　　不通则烧 209

　　不通则生癥瘕 209

六、学习脉诊一得 211

　　高血压病、高血脂 211

　　胆囊炎、左侧卵巢囊肿 212

　　子宫肌瘤 212

　　支气管炎、高血压病 213

　　胃溃疡 213

七、解读恩师王光宇老师独特的脉诊……………………………………215

八、涩脉杂谈………………………………………………………………225

九、关于脉诊与临床的结合………………………………………………227

十、沉脉释义与疾病转归…………………………………………………231

十一、扎脉释义与"癌症"的转归………………………………………233

附录一　细化脉法与经方应用举隅………………………………………236

附录二　凭脉论医…………………………………………………………239

附录三　王光宇脉诊彩图集………………………………………………243

引 子
我的脉诊探求之路

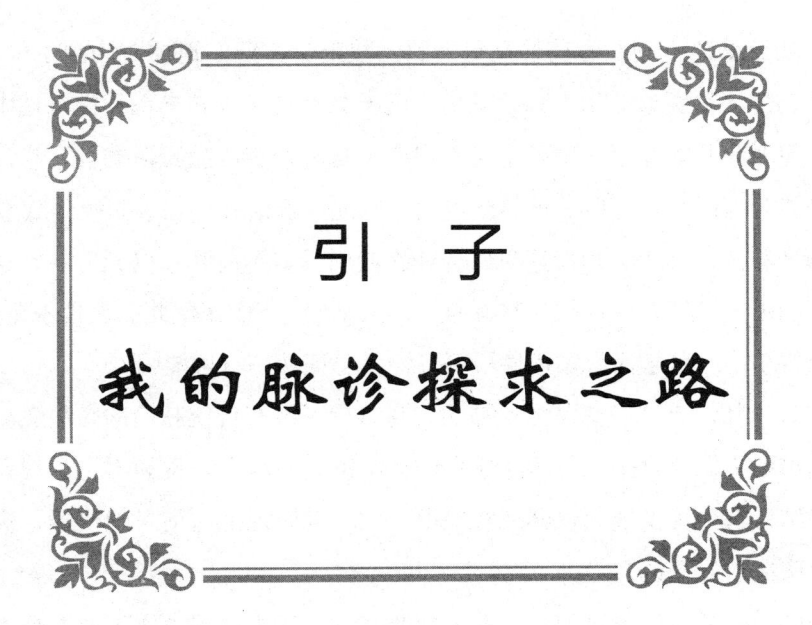

本人初始就读于湖北省药检高等专科学校药学专业，退休前为副主任中药师、中药执业药师。在脉诊的学习和探求中，既无名师指导，亦未系统学习过中医的经典著作，而今我却能在百姓中留下甚好口碑，且有众多跟随我习艺者。我常为自己虽年老仍能对祖国医学有所贡献感到高兴，为能为群众做点好事而感到欣慰。

有读者会问，你"无师自通"？为什么我们学多年而脉诊仍无所获？这样难的脉诊技术能由一个不甚内行的人掌握吗？而且某些介绍还称，此脉诊技术源于中医，又不同于传统中医脉学而具实用性、可行性、可证性，这可能吗？

其实我的脉诊方法确实易懂、易学、易掌握。没有传统脉诊的高深莫测，掌握后也不会出现"三个名医，三个脉象"的无标准、难统一、捉摸不定的现象。其脉诊后下的结论完全可由现代仪器或实验所证实，有时还能超前发现仪器、实验还不能发现的病情，群众谓之"神"，皆源于此。

我的脉诊方法虽简单，但到目前为止我对其的探求过程，实不敢言是"一蹴而就"，这里有我不断的追求、困惑、痛苦和辛酸，也有逐步取得进展后的兴奋和再深入融会贯通后的欣悦。可以说我的脉诊方法虽好，但却来之不易。

为了消除愿意学习者的畏难心理，我下面想简述这个发现的过程，也许对各位有所裨益。

萌芽与扎根

我出身于一个大家庭，家境贫寒而又自认有深邃的历史。据长兄言本族乃周朝二世子的后裔，有族谱记载，在明初洪武二年，由江西省吉水县转籍于湖北汉川，历辈皆有"名医""名人"。

再显赫的身世也掩盖不了家庭的穷困潦倒。有时吃了上餐，下餐连米都没有，

引子　我的脉诊探求之路

我清楚地记得有一次等米下锅，母亲借了5元钱，让二姐去买米，钱遗失，天将黑，找邻居家借米下锅，才渡过了那一餐饭。患病了很少上医院，没钱呀！我记得自己几次剧烈腹痛，母亲将布鞋底在炉子上烤热，对准我腹部贴上，拼命磨蹭，我是痛上加烫，在床上嚎叫、翻滚。患了火眼，两眼疼得睁不开，大便排不出，治疗方法就是用针拨出粒粒坚硬的粪球，然后买一个7分钱的皮蛋吃下去清火，剥离蛋膜，涂上唾液贴在双眼的眼皮上。腹泻时母亲就在火上烤一个面饼，烤糊了让我吃下去。那炭化的外层饼让人实在咽之如骨鲠在喉。有一次，妹妹患抱耳风（流行性腮腺炎），高热不退，也只找点靛脚子（染坊里的染料使用后的沉淀物），涂在双面颊上，最后导致一只眼睛斜视，至今未愈。

长侄，患疳积，没上过医院，仅在别人家用瓷片在手鱼际处挑出米粒大物，然后用布缠上，睡在摇床里，有气无力哭几下，也没有人理，我放学回家会抱抱他，他不久就夭折了。

我当时想，我如果能当一个医生多好。那这个机会有没有呢？似曾有一个。母亲讲，王氏家族每代都有一位中医，有一套中医古籍在传承，但在父辈一代就失传了。那一套中医古籍据说在祖父三弟手中，但依我家当时的状况也无权染指了。而我母亲的大兄长，任小学教师，他经常讲他有一套医书，神奇得很，开几剂药，可以增胖，也能减肥。读初中时，我曾试探着求他教教我，但大舅父虽与我父为同一私塾的学生，却老死不相往来。大舅过世前，这套书交给了他的小儿子，无缘于我。不幸的是，"文革"期间二表兄因被批判，神志恍惚而被火车撞死，那套古籍也被其大哥当作废品卖了。

读小学六年级时，班主任方老师出了一个作文题——"我的志愿"，让我们自由撰写。长大后想干什么呢？我的作文以前大多被她当作范文，多次在班上贴出，然而这次却挨批了。我的作文题目是"长大后，我想当一个知识分子。"方老师虽替我打了85分，但把我叫到宿舍，用训斥的口气对我说："你写一个什么作文？我让你们写具体的职业，知识分子是具体职业吗？是包括教师、医生等这很多职业，文不切题，你在想什么？"最后她的双眼瞪着我这个平时很喜欢的学生大声说了一句当时我觉得莫名其妙的话："你怕当个知识分子蛮好？"我百思不得其解，当个知识分子怎么不好，老师我虽不愿意当，每月粮票太少，当个医生怎么不好？我非

3

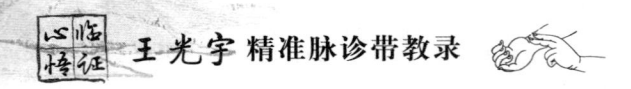

要当个医生看看。成年后我终于理解了方老师最后那句话的深邃含义，就因为萌发的这个当医生的念想，我考学的时候选择了报考与医相关的湖北省武昌药检专科学校药学专业。

在学校里我深受三位老师的影响，一位是湖北省植物鉴定方面的专家——马老师。他讲授的药用植物学是门对大多数学生而言极感枯燥的学问，但在他那终年类似沙哑的嗓音里面迸出来的却是生动、形象的语言。如他讲半边莲时，他会说"有人识得半边莲，不怕同蛇眠。"引起了我们极大的学习兴趣。而另一位教生药学的蒋主任操着他那江浙一代的普通话，讲述每种生药的外形并带我们到药用植物园看他辛勤培育的中药标本，如天南星、半夏、泽兰，令那难记的植物特点变得直观、好记、难忘。同时他也是省内中药粉末鉴定的专家，实验课他会发给我们不同的生药粉末，让我们在显微镜下观察，寻找它们各自特有的石细胞，草酸钙结晶，认识如大黄的横切片所展示的形态和微细结构，使我们对学业的兴趣猛增。尤其是对我更喜爱有加，我被同学们选为生药课代表，与老师联系更为密切。30年后的校庆，同班同学返校团聚时，他们还怀疑我对生药的钟爱。

更令人难以忘怀的是，1963年我练长跑，准备参加武汉大中专运动会，超运动量的锻炼，虽学校批准每人每天加一碗饭，但没有菜，酱油拌饭味道也不错，然而身体却垮了下来。开始入睡困难，找校医务室余老师要安定片服两片才可入睡。后来不行了，改服苯巴比妥加三溴片，初始尚可入眠，后来也不行了。有一晚我服了三粒苯巴比妥不但没有催眠，反而兴奋起来，只得到操场跑了一圈又一圈，直到疲惫不堪才回寝室。中医教员杨老师看我脸色不好，主动替我切脉开方三剂，其中有党参、黄芪、枸杞、阿胶珠、炙甘草等，回家服了三剂即基本恢复正常状态，从此中药的神奇在我心里深深地扎下了根。

初试与提高

1965年5月，结束了在武汉市二医院的实习，返校参加完毕业考试，班主任谢老师让我们7月18日返校听毕业分配结果，但那天去了以后，仅照了一张毕业合影，谢老师说："毕业分配方案未定，到8月3日再公布"。

引子　我的脉诊探求之路

此间与我同在二医实习的好友说："丁主任说，我和你已留在了武汉市二医院。"哪知二次返校，宣布我被分配到了荆州，那时"服从祖国需要"是我们学生的誓言。"江蓉"号轮沿长江逆行到了沙市，随即到荆州地区人事局报道，后又被分配到了江陵。8月15日下午赶到江陵县卫生局报道，两日后又被分配到马山区卫生院。这是一个只有二十多人，病床十几张的基层卫生单位，中西医生只有6人，吃用的水是水塘的水，浑浑的，比我在武汉洗了脚的水还脏。十多天后我患上了阿米巴痢疾，住院治疗十天。

在这里我工作生活了十四年，我努力地改造自己，但是艰难的处境，人为的迫害几乎压垮了我。但正是在这里，我基本完成了从药学到临床医学上的蜕变，这艰苦的环境也锻炼了我，让我与最基层的农民兄弟有了深厚的感情。在我最痛苦的时候，是与我相交的农民坚信我的无辜并安慰了我。在我被无故控制自由的日子里，附近农民偷偷塞给我寝室里一只鸡，让我正在坐月子又不让家人来照顾的爱人吃上了鸡汤。是农民的鼓励，安抚了我破碎的心。在我被监视上街买计划肉时，赤脚医生张大夫的爱人小娄质朴的安慰的话语，让人感到了人间尚存的温暖。贫宣队员对我说："你没问题就不要怕，他们瞎胡闹。"区专案负责人偷偷接近我，悄悄地跟我说："王医生，不要怕，到现在为止，他们连给你立案都没有被区里通过，莫怕！"使我这涉世不深的学生，更坚定了身正不怕影子斜，没有问题再整我也不投降的信念。在我后来行医的过程中，坚持为病人着想，不分贫富、不分地位、不分老少，为治好病人的病，刻苦钻研治疗方案，我后来的脉诊功底无不与此有着千丝万缕的关联。

1972年初，被无辜整了3年的我终于结了案，改行当了防疫医生。那时冬闲农村就会搞水利建设，加固荆江大堤，开三级干部会，派医生去是天大的政治任务。五个医生往往都被分配到，仅仅有一个人在家管住院部，可门诊就没有医生上班了，一次针对次日无西医上门诊班的现状，晚上开全院人员会议，大家一筹莫展，副书记最后说："谁说没医生，王光宇就是不错的医生嘛！明天让他上门诊。"

此事源于我与副书记一同到新场公社太平大队征粮，农业学大寨，全县粮食要交到一定数量才能评上"大寨县"。当时副书记宣布每人留足550斤谷，剩下的就必须征缴。干群抵触，工作无进展。进队第三天，吃完早餐，副书记让我与他一同外出，来到了一农民家里，指着那户农民家门前搭的一个窝棚说："小王，那有一

5

个病人，你去看一看。"我进了窝棚看到一个近五十岁的农民躺在稻草铺的地铺上，我试着拿了一下脉，又询问了病情，看了他才出院后的医院小结，分析医院诊断有误，打开了挂在棚壁上出院时带的中药，验看后觉得不对，另外开了七剂草药。服完后该农民居然好了，因此才带来了副书记的上述安排。

这一初试，终于让我走上了临床医学的道路，但那时诊病基本上是用西医办法。由于是新手，很多病我需要当场看《农村医士手册》，就是这样，有些仍搞不清楚，我就请搞血防工作的医生帮我看，学着干。医生出诊，我一个单身汉没事干，也跟着去，他们也肯教，我也极愿意学，晚上再忙也要自学。有一次双宗公社抬来一个六十多岁的老年患者，问诊也问不出什么病，但坚持基本诊病程序，量体温、听诊。在听诊的时候发现他胸廓似水桶。对！桶状胸，肺气肿。我开了入院通知单——肺气肿入院。晚上到住院部去核对，不错！在1973年我被送到荆州卫校，1975年被上级指名到武汉医学院防疫医生培训班学习后，诊治技术更有了极快的提高。

但实践中一些西医办法并不能解决问题。于是本来就对中医药感兴趣的我，便照《常见病中医临床手册》（江苏新医学院第一附属医院编，1972年第1版）开起中药来。该书有西医的诊查要点，也有中医的辨证施治。第一次用在一个常见病扁桃体炎上，立竿见影，但是其辨证虽简，我却不明白，只能根据学习的皮毛，摸脉定浮沉迟数强弱。很多时候我也向跟我关系不错的中医陈老先生求教，但他总难以讲明白，我也听得糊里糊涂。进修学习，中医老师唐先生讲得不错，听得明白，但摸脉时总觉得区别各种脉象太难，搞不清楚。尽管这样在用西医方法看病的同时我仍坚持切脉，心得体会逐步增长，有三件事让我的脉诊兴趣、脉诊技术有了突飞猛进的变化。

第一是一个休息天的下午，一对青年夫妇找我切脉，我切完左手寸关尺，又切右手，猛然发现除两手脉均滑润外，两手脉的强度差距极大，左强而右弱，忍不住自言自语地说了一句："是男孩？"对方男人马上严肃地问："到底是男还是女？"我再切，仍左脉洪大，右脉弱，中医常讲男左女右，此例是否就是如此呢？我没有老师，当时也没有看到有书上言明此事，这纯属联想，能否属实呢？我口气软了下来，回答："应该是男的。"为此，引领他们去一个朋友那里做了一个B超，朋友指着那双露出臀部外的睾丸，偷偷对我说："是男孩。"十月怀胎分娩生下的是个男婴。

引子 我的脉诊探求之路

我真是瞎猫碰上了死耗子，老天待我不薄呀！这脉诊文章可大着哩！当然这都是以前的事情，我们只是为了说明中医脉诊的神奇。

第二件是1994年10月下午下班后，我到我爱人的门诊部，已有五人等我看病。其中有个病人坐在角落里，安静地等候我看完所有病人，他才坐到应诊的凳子上。我观其裸露皮肤之处均为深黄色，眼睛巩膜全为淡绿色，看着令人害怕，心想："糟了，这病人我咋看？肝脏有问题？"硬着头皮我摸起脉来，发觉关脉尚可，不由自主嘀咕了一声："咦！肝脏没问题！"病人马上收回了手，掏出一大叠病历和化验单的复印件，并言："对了，我不是肝脏问题，是胆囊切除后，胆总管炎性狭窄。"我仔细地看完了他的病历资料：患者，王某，男，42岁……其中肝功能的黄疸指数、谷丙转氨酶、谷草转氨酶高得吓人。他主动补充道："我在某医院已经住院治疗七个多月，已经花了一万多元。前六个月在中医科，某老中医把我当黄疸性肝炎治了六个月，越治越重。后转诊内科又治疗了一个月有余，病情毫无进展，复请外科会诊，才确诊下来。"我认真地解释道："这我也没有办法，连某老中医也看了，西医也看了，还是按外科的意见，开刀去吧。"他不干："我慕名前来，而且您一摸脉就知道不是肝脏的问题，请您一定替我治一下，我再不愿意开刀了。"天色已暗，我劝了半天也劝不走，肚子也饿了，请他原谅我要吃饭，他还是不走，我边吃边想，怎么把他打发走呢？心里思考了一个异病同治的方案。吃完饭又重新诊视，开了三副中药，以祛湿药加排石汤为主，并声明："服完三剂中药有效时可再来，无效请一定不要来了，免得浪费钱。"三日后他又来了，在门口笑容满面，我一看也从心里笑开了花。居然他全身的黄疸全部退了，仅巩膜尚有部分黄染。又照上方抓了三剂，服完又复来，又开了三剂服用。服完九剂，花了近130多元。到某医院化验肝功能全部正常了，他又再次登门，再三感谢。

从这件事的始末，我亲自体会到脉诊的重要，从此我走上了研究脉诊的道路。

第三件事，可以说是我研究脉诊道路上的里程碑。1995年，湖南长沙书店向我所在的单位邮来了一个订购书单，其介绍了即将出版发行的一套书的简介吸引了我。它囊括了几乎我国中医全部经典著作，全名为《传世藏书·子库·医部1～6集》。精装本1000多元，普通本连邮寄费只有400多元。

早就渴望能得到失传的秘籍，到处寻找能系统登载我国中医经典著作的我，如获至宝，次日就从邮局寄出了所需费用，等了数月终于邮到了。那不是书，而是我中医先哲们的理论发展与实践的结晶，那是中医知识浩瀚的海洋。从此我的脉诊和治疗疾病的手段开始有了突飞猛进的发展。

探索与发现

有了这套书，哪怕通读或精读了，并不代表自己就能掌握了书上的本领，何况没有带进门的师父指导，有些知识看了也好像又只能意会无法言传，有的与自身体会又不尽相似。我就像叫化子捡到银子又无纸包，啃了几天书，年纪大了看多了也记不住，干脆又把它束之高阁了。

1995年末，我大女儿怀孕了，让我切脉，也想辨男女，且看稍有出血是否有什么异常。我刚把完她双手的脉，还没讲，老伴就喊开午饭，吃了饭各自回家了。晚间老伴问我："你把脉后怎么没讲话？"我言："你要开饭，餐毕她走了，我咋讲？"老伴又问："结果怎样？"我也只说了两句："好像怀的是儿子，但与正常孕脉又不一样。"此后大家再未谈及此事，一个月后经西医权威人士多次诊断，多次B超检查才发现是"宫外孕"。当晚，我拿出《传世藏书》，翻出《濒湖脉学》，一条一条的对起我当时摸脉的感受，看到底是什么脉？看到涩脉项下主病诗："……女人非孕即无经……（涩主血少精伤之病，女子有孕则是胎病，无孕为败血）。"反过来又看前面："涩脉……短而散，或一止复来（《脉经》）。"

对！我感到的就是一止复来。"宫外孕"不就是胎病吗？我懊悔当时为什么没有查书呢？早发现我女儿不是早就从危险状态解脱了吗？同时我又很兴奋，这祖宗留下来的脉诊技术确确实实是仍然能在现代科学发展日新月异的今天发挥显著作用的实用诊疗技术。书中那简洁的文言文再不是枯燥的文字、艰涩难懂的语言，那是我们中华民族中医先人们聪明智慧的结晶。由于认识上的飞跃，从此使我坚定地走上了研究脉诊的道路。

对涩脉的认知，也使我破除了对脉诊技术向往，但又有可遇不可求的悲观情绪，加大了自学、实践、提高脉诊技术的信心。另一方面《濒湖脉学》对涩脉的描述又发展了人们对涩脉的不同感受。原文："涩脉，细而迟，往来难，短且散，或一止复来(《脉经》)。参伍不调(《素问》)。如轻刀刮竹(《脉诀》)。如雨沾沙(《通真子》)。如病蚕食叶"。那么到底什么感觉才能简捷真实地确定涩脉呢？或者兼而有之？或者有些感觉并不正确呢？顺动脉血流方向我最先和直接感受到的是涩脉初始轻慢到逐渐加快，最后似乎加重突停，接着是低烈度的不同程度的回弹。这种回弹，似乎是奔腾的水流遇到大小不同阻碍而反流，而随着反流距离长短可大致估计病情的轻重。如点涩以下往往子宫肌瘤不大，或大多为输卵管阻塞。点稍涩时子宫肌瘤或者附件囊肿通常在2cm以下，稍许涩则在2～3cm等。单侧点稍涩以上多为对应一侧卵巢囊肿，双侧脉均为点稍涩以上多为子宫肌瘤或少数为双侧卵巢囊肿，较少数患者同时有子宫肌瘤和双侧卵巢囊肿。这种"一止复来"的脉感，让人容易感受且可初步探知病灶的大小，其他脉感就往往只能定性而难定大小。

由于患者病情的长短，身体受损程度的轻重，细而迟的感觉有人并不存在。《脉诀》言："指下寻之似有，举之全无。"又是至理名言。因为涩脉在绝大多数情况下如果我们不沉心屏气地去仔细搜寻是难以察觉到的。似点点涩、点点涩程度的涩脉要真实的感觉到它，有时真让人有虚脱的感觉。此时还必须将同时按在寸关尺上的三指置于脉感最强处（总按）才能准确地感受。稍抬手指（举）就感觉不到了。由于这些感受，我制定了探知涩脉的手法：总按决定涩脉的脉度，单按决定涩脉的部位。

当然涩脉并不是只用来诊断妇科某些疾患，譬如心肌梗死、脑部梗死发生前后就有了涩脉的出现。例如我地某钢窗厂职工杨师傅，找我诊视时就有较重的涩脉出现，我叮嘱他服药后一定要同时检查血脂和血黏度，并注意检查心脏功能，否则存在突然心肌梗死之可能。杨师傅服药五剂后因嫌中药太苦，放弃了治疗与进一步检查。一个月后的某天，晚饭以后，他因突发心梗，死在沙发上。因此仔细地探摸脉象往往能达到"不治已病治未病"的境界。这种境界是一天看百多人的中医或西医诊断中医治疗的"中医先生"难以达到的。

张仲景《伤寒杂病论·序》有言："观今之医……省疾问病，务在口给，相对斯须，便处汤药，按寸不及尺……三部不参，动数发息，不满五十……"联系现时又何尝不是至理名言。另外，各部位癌症等亦会在始发阶段出现涩脉，提前发现也是防治的必要手段。很多经我的脉诊发现的子宫肌瘤或卵巢囊肿曾被漏查，而后又被查出。通过探索掌握脉诊，认真运用的结果在有些方面并不逊色于由人掌握使用的现代仪器和科学实验。

对于弦脉的探索也是我多年来的研究项目，从此项研究探索中，完善了先人的脉诊技术，并使之与现代科学的诊疗技术有机的联系和结合起来。

比如弦脉的研究。在我毕业后不久，"文革"就开始了，那是一个书籍杂志出版极少的年代。按基本脉学书上对弦脉的描述简言之为："弦脉主肝"，而其对脉象本身的描述太简单。没有老师指引，我根本感觉不到，切脉诊病那真是不可想象的，购到《传世藏书》也看不懂，哪怕能背下来也不明白其中道理，就和目前广大青年学生一样，感觉很茫然。然而，好像我对脉诊的执着追究感动了上苍，我揣摩，我敢于伸出手来切脉，不断地摸，不断与临床上病人的不适感觉对照，终于我逐步摸到了一些规律。

我对弦脉的认定，是从胃溃疡开始的。很多被西医检查出来的胃溃疡患者，服用我开的胃溃疡中药粉剂治疗而愈，慕名而来的患者越来越多。我发现指压右关中取再略下压时，果然出现左右弹的现象，而右弹的感觉强烈者绝对是胃溃疡。但是有人右弹感觉并不是很强，而有胃部轻微痛感者，钡剂或胃镜检查多为糜烂性胃炎。反之左弹（近心端）而右不弹者绝对没有胃痛感觉，这就使我认定了下述规律：

1. 中取后指肚继续下压至恰好没有脉感时，大多病脉会出现左或者右，甚至双侧跳动，此时定为弦脉是可行的标准。

2. 随着两侧轻重不同力度脉的跳动，病情轻重不同，甚至性质、病种也发生不同的变化。

我认为这不同的力度就是将脉诊细化，标准向现代诊疗技术靠近，并能不断重复，被现代仪器、实验证明的关键。我试着为它定了一个名——脉度。简单说吧，右关左弹为胃炎，很轻的点点弦、点弦多为浅表性胃炎，再重则为充血性胃炎，反之右弹者病情加重。在右关弱沉脉度在右点稍弦以上者即是胃溃疡。在胃溃疡的脉度上单按时又同时出现涩脉，这通常就是胃癌病人的脉象了，这也印证了"大小单双有重轻"。

这种研究所得结果极大地鼓舞了我的信心，触类旁通地去摸索、求证，进展就越来越快了。譬如说寸脉："寸弦头痛膈多痰"。祖先们这简洁的文字，实在太精练了，精练过度到让我们后人找不到感觉去明确掌握的地步。

　　左寸右弦脉度在点弦以上时病人多有头痛的感觉，而左弦脉度再强也不会头痛。当左寸右弦脉度不重，但有涩脉出现时，头痛就一定会出现了，此时不是脑血管出现了问题，就是头部出现了占位性病变。另外，"膈多痰"则对应在右寸反映了，与左寸一样。"膈多痰"的现象，必须是在右寸右弦出现，脉度在点弦以上。稍细划分，点点弦多为有咳嗽现象。"痰"有时有，有时咳嗽而不带痰。点弦时痰增多，但多在支气管炎或轻微肺炎状态时。点稍弦以上时大多就成了肺炎了。点稍弦及其以上脉度就会发现轻重不同的肺结核病灶了。在此脉度的基础上，若单按出现不同脉度的涩脉，轻者就有可能为肺癌的早期前兆状态，稍重则多已为肺癌。

　　脉诊的探索是艰辛的，当获得逐步进展且为现代科学证实时，我又是幸福的。我常常为没有机会系统学习中医，熟读熟记中医经典而沮丧，直到现在我也对熟读经典，出口成章的学院派的或家传的青年人深厚的中医功底感到羡慕。但同时我也为没有此"正规思想"的束缚，在脉诊探索中自由驰骋所获得一定的进展而庆幸。

成就与差距

　　我根据先人的脉诊著作，加以领悟，并在实践中不断地去探索印证、再理解。我在临床中，采取切、望、闻、讲、问五诊合参的办法，并将西医有关知识揉入其中，将患者疾病归纳成西医的病名，然后向病人讲述他所患疾病及其应有的症状。对需要确诊的较重疾病，叮嘱病人到相应的医院做必要的仪器和实验室检查。在今年治疗的病人中有多人是我去年切脉发现为子宫肌瘤，但阴道B超未查出，今年复查又查出来的。其中一个人有子宫肌瘤2个，一个为3.2cm×3.1cm，另一个为2.2cm×2.1cm，内行知道，这绝不可能是在一年内形成的。这也说明咱老祖宗发明的脉诊技术，哪怕到现在科技发展日新月异的今天，仍不失为先进的诊疗技术。

　　当然我讲这些也绝不是否认西医，现代诊疗技术自有它的特色和先进的地方。虽然通过几十年的探索，在中医脉诊方面我取得了一定进展，但认真思索起来与中医先人们比仍存在很大差距，与现代人们的要求比也存在差距。

　　具体表现在以下几个方面：

1. 中医脉诊范围极广，我自愧不及十分之一。我的脉诊主要局限在内科方面，通过脉诊确定四肢等某些疾患的方法，我现在还没有发现。

2. 即便是内科疾患，诸如糖尿病等的脉，我还没有探索到。

3. 因为尺部所辖范围广，它应包括：生殖系统、泌尿系统、消化系统、下肢。往往导致首诊不问诊前难以确定大肠小肠疾患，这我们还要进一步探索。

4. 虽然我们的脉诊方法简单易学，又容易和传统脉诊相结合，但是对某些疾病的精确诊断方面，和某些人士的方法比，我们还存在差距。

5. 虽然现时的环境不是很适合民间的一些有真本事的中医人士，但在他们之中，确有独特中医诊疗技巧者，虽然他们没有文凭，也可能通过不了系统的考试考核，但与他们相比，某些方面差距也是存在的。同时，我也不否认与工作在临床一线和中医科研单位的某些人士的差距。自学、自研、自创的脉诊方法本身还存在很多没有涉及的病种领域，因而在庆幸自己摸索到一定脉诊规律的同时，我不断对比反省，并告诫我的弟子们，在差距面前，我们没有理由骄傲，我们不能骄傲，还需要继续继承、探索、发扬、运用脉诊技术。

如今深究三部九候已演变为七部多候，血糖、肿瘤等方面亦有所突破。

展望与设想

中医的脉诊技术源远流长，但时至今日会者越来越少了，少到很多学中医的人都不精通脉诊，甚至不相信脉诊。老朽囿于自己的生存环境，对中医的诊断手段没落到什么地步，根本不了解。但是通过弟子们在各地实习的信息反馈，通过互联网才逐步清晰地感受到原卫生部中医司司长吕炳奎老先生的"中医在职人员约27万人，其中能用传统方法诊病者仅千分之一"是事实。进一步探究这千分之一能脉诊者又有多少呢？泱泱十三亿人口的大国，这区区二三百号人，真是杯水车薪。

导致中医现状的原因，仁人志士分析已经很多了，无需我在此啰唆。但怎样改变这一现状？在改变现状的过程中，我们应怎样去发挥集体的智慧、个人的作用呢？

1. 继承和发展中医脉诊，我们有雄厚的民族传统基础。

引子　我的脉诊探求之路

作为世界传统医学一部分的中医及其脉诊，在我国已发现、发展并用于实践几千年了。我们的先人在实践中不断发现、积累、提高了中医脉诊的手法，认识了脉诊与疾病的发生、发展与转归的自然规律，并使之从感性认识转变为理性认识，将之上升到理论高度，再指导中医的实践。

《脉经》《脉诀》《濒湖脉学》等，都是中医脉诊的精髓，它是我们在世界传统医学领域感到自豪的宝贵遗产。尽管现时能真正切脉的中医高手越来越少了，但是毕竟还有相当一部分存在。他们就是中医的火种，只要后继者能认真熟读经典的脉诊书籍并经他们点拨，一大批能真正学成传统脉诊的高手就一定会在他们的传、帮、带下出现。随着中医带传的有效发展，中医的前途必会大放异彩！

2. 传统脉诊学说众多，文字虽然能够明白，但是很难突破从理论到实践、从心中到指下的这个过程，这成了每一个学习中医的人的一大难关。但是若能改变现在的中医教学方法和制度，让真正既懂得理论，又能准确实际操作的中医优秀人才进入院校，或者培训在校的老师，再让他们教会学生，解决教脉诊者不会脉诊的怪现象，那么教师和学生之间的教与学的良性互动就必然产生，逐步消除中医院校难教出真正的好中医的问题，那么中医院校培养的人才大批流失的困难局面就会被逐步改变。

3. 传统的中医脉诊在现代一直蒙着神秘的面纱，多少学子既向往，又很想学习。但是苦于没有人手把手的教而始终遗憾。有些人便放弃了中医的传统诊断方法，走上了"西医诊断，中医治疗"的歧路。造成了中医临床效果越来越不好，便丧失了对于整个中医学的信心，从而产生了"中医不能治病"的念头，放弃中医，从事西医，使得国家辛辛苦苦培养出来的中医接班人，却成为了地地道道的"中医掘墓人"，这就使得恢复有效的中医技能教学成为当下的当务之急。山东中医药大学一名老师带1～2名学生的做法，能引起社会的共鸣，并迎来一片热烈的喝彩，就说明了这种正确的培养中医接班人的方法是痛苦反思后的必然结果，也给了我们中医复兴的希望。

4. 民间蕴藏着丰富的中医宝藏，民间有很多确有所长的中医人才。他们有的是家传，有的是自研。目前国家已经开始重视这一批人，我相信在不久的将来，他们一定能够有一个发挥他们光和热的舞台。

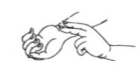

5. 中医脉诊技术的普及和精深化，必然能够促使更多的人来关心中医、学习中医、从事中医。他们通过提高自己的技能，从而提高了临床的效果，坚定了自己的信心，也能带来患者的信任和拥护。"打铁还需自身坚"，中医人只有提高自己的水平，才能将我们的中医学发扬光大。我坚信，随着更多的人加入我们的队伍，我们的未来一定是美好的。

（王光宇）

上 篇

中医四诊篇

导 言

掌握脉诊技术不忘四诊合参

中医诊断疾病离不开望、闻、问、切。通过四诊结果，中医能判定病体疾病之阴、阳、虚、实、寒、热、表、里，这就是八纲辨证，是辨证的基本法则，也是指导治疗的主要依据。判断疾病对五脏、六腑的影响，从而施行辨证施治，辨证施治准确则屡起沉疴，反之望、闻、问、切综合诊断技术掌握不全不准，判断多易出偏差，其结果往往会导致失之毫厘，谬之千里。不管医者主观愿望如何，想达到治病救人的最终目标将会是南辕北辙。而仅凭西医式诊断、凭仪器诊断，置中医四诊于不顾，所开中药处方大多数更是风牛马不相及，更会造成中医药前景每况愈下。中华民族是伟大的民族，振兴中医必须强化中医四诊本领。

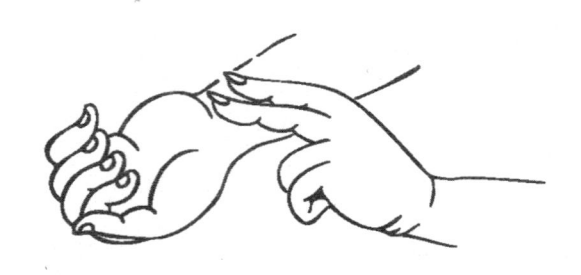

上篇 中医四诊篇

一、望诊

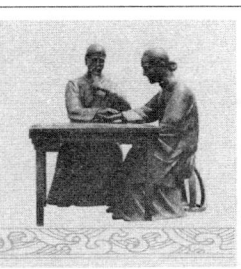

　　望、闻、问、切是判断、治疗疾病的基础，其重要性非同一般！那么究竟哪一个最重要呢？对这个问题历朝历代争论颇多，很多人认为问诊最重要，它是病人对自己不适症状最客观直接的反映，可直接切入主题。对诊断病情，辨证施治发挥疗效举足轻重，当为四诊之首。个人认为在问诊时，虽然病人可以"直接""客观"地反映自己的不适症状，使医者可直接切入主题。但是在实践中多次发现，仅以病人的反映定病、定性、定诊治方法，通常可能导致误诊、误治。例如：沙市一位开货车的杨师傅，间断发生胃部痉挛性疼痛，西医当胃病诊治十多年，就诊时主诉自己剧烈胃痛，胃镜检查也只是浅表性胃炎，虽以此开药甚至住院治疗，仍发作越来越频繁。余切脉诊之时，其实为胆囊炎被反复诱发，以胆囊炎治之立竿见影。先贤早有不同看法，例如，清朝雍正时期，《四诊抉微》（此后均称《抉微》）的作者林之翰言："阐微穷奥，首重于诊，然诊有四在，昔神圣相传，莫不并重，自典午氏以后，作述家专以脉称而略望、闻、问，后人因之而不讲，大违圣人合色脉之旨矣。殊不知望为四诊最上乘工夫，果能抉其精髓，亦不难通乎神明，闻问亦然，终是缺一不可。后贤集四诊者，皆首列切诊，而殿望、闻、问于后，使后学视为缓务，于望遵《素》《难》之次序，用望为四诊之冠，欲学者，知所重而深求其义，则超上乘而进乎技，又何难哉？"亦有称："望而知之为上医，问而知之为中医，切而知之为下医者。"然先人以切诊为首者不在少数，林之翰言"后贤集四诊者，首列切诊"即可证明。

　　那么四诊之中望诊究竟重不重要呢？个人认为林之翰先生言之有理！在临床之时望诊不可或缺。仅凭望诊在某些疾病的判断上也能确定方向，甚至定下病名：譬如血吸虫病的诊断，其患病时间的长短、轻重就离不开望诊！皮肤病的诊断也离不

17

开望诊，下面我根据古人所言及本人临床体会先汇报望诊。

总 望

病人入内就诊，医者望之。

1. 体肥、面赤、唇乌，耳垂上出现长短不一、多少不一之垂斜纹，甚至扪胸不言，动则气喘吁吁、脉细或洪大、脉涩者多有心血管方面疾患。这类患者医者所见并估计其年龄往往与其实际年龄有较大偏差，我就有将 46 岁、48 岁此类患者视为 60 余岁而让座的经历。心率快、血压高之重者易致脑出血。而血脂高、血压正常、脉涩而浊者易致脑梗死、心肌梗死。步态不稳，单掌挛缩难伸，单侧下肢跛行，甚至需人扶行，口齿不清者多已患中风或脑梗死，这类患者查血脂正常多是化验错误，换院再查为不合格，与我等望诊、切诊臆断相符。林之翰言：肥人多中风，以形厚气虚，难以周流，而多郁滞生痰，痰壅气塞成火而多暴厥也。此段体验与现代对心血管疾病认识何其相似！

2. 人瘦、咳嗽，痰中带血，面颊午时淡红者多有患肺结核病情，少数例外。有一次诊视一男，完全无上述症状，但右寸右稍弦，嘱检查，其不信，咒骂我，家属督查，后在本地及武汉 2 次检查均确诊为粟粒性肺结核。

3. 面黄而虚肿少血色，神情萎顿，下眼睑少血色，下肢不同程度水肿，应考虑肾病。

4. 形、神

（1）得神者昌：目光精采，言语清亮，神思不乱，肌肉不削，气息如常，大小便不脱，若此者，虽其脉有可疑，尚无足虑，以其形神在也。（《抉微》）

（2）若目暗睛迷，形羸色败，喘急异常，泄泻不已。或通身大肉已脱；或寻衣摸床；或无邪而言语失论；或无病而虚空见鬼。或病胀满，而补泻皆不可施；或痛寒热，而温凉皆不可用；或忽然暴病，即沉迷烦躁，昏不知人；或一时卒倒，即眼闭口开，手撒遗尿。若此者，虽其脉无凶候，必死无疑，以其形之神去也。（《抉微》）

个人认为：①条所述者，医者人人见之。②条所述，医者可能均见之不少！本人亦见之，犯②条者多为急、难、死症。初涉医界者，乳、涩脉同时存在，遇此类病人当慎之又慎！切莫逞强！言明凶吉，有条件时尽力挽救，无条件时速速转诊，以给病人一线生机。

再以治法言之，"凡药食入胃，所以能胜邪者，必须胃气施布药力，始能温吐汗下，以逐其邪。若邪气胜，胃气竭者，汤药纵下，胃气不能施化，虽有神丹，其将奈之何哉？所以有用寒不寒，用热不热者；有发其汗而表不应，行其滞而里不应者；有虚不受补，实不可攻者；有药食不能下咽，或下咽即呕者。若此者，呼之不应，遣之不动，此以脏气元神尽去，无可得而使之也"。我之老友赵某，2007年患肺癌，初始汤药能按时服用，食欲增，痛减缓，半年后复查，肿瘤明显缩小，症状改善。进入治疗的第8个月尾，形神萎顿，虽食量增，但右关尢脉现，故问其胃有何不适？他回答说，尚好，食量比原多一倍。但凡进汤药欲呕难进，三日后，食亦难进，缓七日而卒。故胃气竭者，纵有神丹，亦无力回天！

望头部

1. 望面部

下唇以上有黄褐斑、单侧尺脉涩者多有卵巢囊肿，下唇以下也有黄褐斑双尺脉涩者有子宫肌瘤，同时若一侧涩脉盛者，不排除该侧同时患有卵巢囊肿。若同时手背、上肢亦有黄褐斑时，仅作良性瘤治疗是不行的。少年及小儿脸面呈白一块黄一块多为腹中有蛔虫，俗称蛔虫虫斑。

《抉微》称：风则面青，躁则面枯，火则面赤，湿则面黄，寒则面黑，虚则面白。面黑阴寒，面赤阳热，青黑兼见，为风为寒为痛相值；黄白兼见，为虚为气，再者为湿；青白兼见，为虚为风为痛三者。

印堂用食指压之，有水肿现象。眼睑部水肿者，心、肾疾病久矣！若加之颜面色灰黑时，其肝脏疾患久且重。

2. 望头、颈

耳后一寸三分处，初起如粟粒之疮、触之硬、未溃先黑、几日后上现脓头，溃破后，表皮色正常，伤口内陷，周边皮肤郁黑，脓液较黏稠，明代陈实功曰：左为天疽，右为锐毒，天者妖变之物也，故属肝木；锐者锋利之器也，是属肺金。……常得此者，毒气多致不得外发，后必内攻而死。……如红活高肿，易脓易腐者，无妨。

笔者曾遇一例尚未满月之男婴，望之结果同上，症界两者之间，初始医院切排，消炎换药无效！三个医院拒治，查白细胞8万有余，定为慢性粒细胞白血病。笔者行补益气血，祖宗之法换药3个月有余，腐肉渐除，脓液日少，愈而无斑痕，白细胞降至1万余，半岁体重20斤。此后患咽喉炎被一医生施用抗生素、地塞米松20余日，致二重感染窒息而亡！痛哉！

3. 望耳

耳屏前皮肤处，此处有似洗之不去浅色暗环状色斑者，多有糖尿病。(姬长锁言)。耳垂处有横向或斜垂纵纹者多有心血管疾病。

耳垂下周肿胀，继而疼痛，高热，且在流行季节者多为病毒感染性腮腺炎（抱耳风）。而肿甚，皮下有波动感，甚者导致长年嘴歪口斜者多为化脓性腮腺炎。前者行穴位烧灼治疗，疗效90%，可一次治愈。后者用相应中药内服外敷亦能治愈不发。

《脉鉴》云：命门（耳之下垂）枯黑骨中热，白肺黄脾紫肾殃。

4. 望发

头发无因片块区域脱落者多为斑秃。而少量持久脱发者多肾虚亏，精神不宁。少白头，发色不鲜略现枯荣者为肾虚。

5. 望眉

麻风病人眉毛多脱落、患病时间稍久会脱光。

6. 望眼

巩膜黄染多有肝、胆疾患。巩膜下现瘀点、瘀斑腹中有蛔虫。下眼睑苍白者重度贫血，而翻开下眼睑霎间内侧条状色偏白、而余部仍为红色者，血常规检查结果应为红细胞正常，而血红蛋白下降，全白者往往与癌症相关。凡目赤痛，必多羞明，且多大便干结。

《内经》曰：目内陷者死。《抉微》曰：临诊之际，必审查脉症，详辨虚实，庶无遁情，故不拘伤寒杂症，凡见直视、上视、斜视、眼如盲、眼小、目瞪等候，皆系五脏内败，阴阳绝竭，而征于外者，必死，不可轻许以治也。

望颈部

望颈部甲状腺肿大，随吞咽而上下移动，眼球突出，无涩脉者多为单纯甲状腺肿，查 T_3、T_4 异常多为甲亢。而脉诊寸部，颈部有涩脉且有痛感者要怀疑甲状腺癌。

让患者低头，后用两指从上而下沿颈棘突下滑，可发现颈椎肥大。颈椎歪曲。重者可发现有的两手臂不等粗。因此而致"肩周炎"者颇多。

颌下淋巴结肿大者多患有咽喉炎，腮腺炎亦可导致，少数可为鼻咽癌转移。

望手臂、手掌

1．手臂

上臂内侧有搔抓样血痕，综合其他症状，加之秋冬季曾卧于野外环境，打地铺，当地又有黑线姬鼠时，要查清是否为出血热。

下臂外侧近手腕以上，有洗不去之毛孔污浊感，要考虑肝病。面部有黄褐斑此处与手背亦有黄褐斑的女患者应考虑腹部恶性病变。

肘后（或髌前）：出现皮下结节，皮肤出现环形红斑或结节性红斑，应考虑其有风湿病或风湿热。

2．手掌

（1）大鱼际下滑近掌心处有较明显纵纹者，应有胆囊炎或胆结石等疾患。

（2）大、小鱼际肤色有多寡、色泽不一之红、紫点，间夹白或淡黄肤色者，其血脂偏高、多有心血管方面疾病。

（3）在女性手掌生殖区（大、小鱼际之间），生命线旁出现大小不等三角形掌纹者，单掌出现多为相应侧卵巢囊肿。双掌出现为双侧卵巢囊肿。若同时下唇下皮肤有黄褐斑女性则多患有子宫肌瘤，少数可同时患有卵巢囊肿。若该区掌纹为狭长椭圆形，则患输卵管阻塞或不全阻塞。极个别患者无此掌纹特点。前述者尺部涩脉脉度重，而输卵管阻塞者涩脉脉度轻。

3. 手指

少数肺癌患者可出现杵状指。

望 舌

舌诊古已有之，《灵枢·师结篇》视唇舌好恶，以知吉凶。《素问·阴阳应象大论》中说，善诊者，察色按脉，先别阴阳。曹炳章《辨舌指南》指出：心者生之本，其经通于舌，其窍开于舌，故舌为心之外候也。察舌质形容，可定内脏之虚实，观舌苔垢色，可以辨外邪之寒热。又称：有胃气则舌柔和，无胃气则舌板硬。舌软无力难言者、营卫不足也、软而淡红者、宜补气血，深红者、宜凉气血，赤红者、宜清凉脏腑，紫红者、宜寒凉攻泻，鲜红灼红者、宜滋阴降火。在言舌象与脏象关系时言：舌下有小舌者、心脾壅热，舌肿者病在血，舌痿者病在内，舌偏者病在肝，舌裂舌烂者病在脉，舌卷舌短者心肝之证候也，舌强舌硬者心脾之病形，弄舌者太阴之形证，啮舌者少阴之气逆，此即病在内而显现于舌之证据也。

故舌象能客观地显示机体内一般健康状况及疾病的虚实与寒热，甚至定病变部位。临床中本人对望舌及咽喉从不敢懈怠。那种认为本人只重脉诊定病，不辨阴阳、表里、虚实、寒热，只重切脉，而忽视望、闻、问三诊者，是一种曲解！下面结合经典及个人体会谈点舌诊体会。

1. 舌苔

舌苔为舌乳头表浅层的扁平上皮细胞不断角化，其中间空隙中填有角化上皮、唾液、食物碎屑、细菌及渗出的白细胞等，混合附着在舌黏膜表面而形成。由于舌的自洁作用，正常舌苔薄白润泽。一旦机体发生病理变化，舌苔就会呈现不同变化。

（1）虚、实

凡舌质坚敛而苍老，不论苔色黄、白、灰、黑、病多属实。而舌质浮胖兼娇嫩，不拘苔色黄、白、灰、黑、病多属虚。

（2）表、里

邪气在"表"者，脉浮舌上少苔或为白苔。邪气传"里"、津液结抟，则舌上生黄苔也，灰黑苔者病在肾。苔色由白而黄、由黄而黑者，病日进。反之病日退。

舌苔由白而黄、由黄渐灰、由灰及黑者、顺症也，这种苔色的变化通常为渐进式。有少数病者苔由白而灰、由灰而黑，不经黄转者，此为逆症也。此因除疾病本身所致外，亦有误用温燥之药过多导致者，此类病人挽救难度大！吾见过多例黑苔者，多为癌症、重症肾病、脑出血，治疗难度大家可想而知。

（3）寒、热

通常脉浮、苔白黄或兼水滑、畏冷者，当属寒证，行解表祛湿效立显。脉洪、无苔、舌面甚至有裂纹、舌质红而不润、自感燥热者，应为热证，当清热解毒、滋阴及至凉血以治之，很难无效。

花苔、光苔（无苔）者，往心火重、中焦不通、肾阳不足。

（4）体会

临床中脉浮、苔白黄、发热的上感者，医院通常皆给予抗感染、退热药或用糖皮质激素处理，治疗时间一般1周以上。若为上感、扁桃体炎，虽多有奏效。但却耗时长、耗费多！且抵抗力逐降，稍有不测即发作住院。无法之时对三度扁桃体行手术切除，切后咽炎发作更频，仍用抗生素疗之。按理，查血常规，白细胞高者示有炎症，用抗生素有道理。而病毒感染的上感，查血白细胞不高，反其分类淋巴细胞百分比加大，还是采用上述方案，这就是搞钱而不顾病人健康！明知发热乃病人自身抵抗力之表现，反不论轻重用激素，以显"疗效"。我对此深恶痛绝！因而由此病而入中，对此类病人施行中药辨证施治、多一剂奏效，若坚持祛邪后行扶正治疗，大多患者少复发，甚至可使扁桃体缩小而无需摘除，从而保留下体液免疫之重要器官扁桃体。

黄苔者应有湿，湿则有水，水则下行，易滞留下焦。下焦则涉及脐眼以下，下则包含生殖系统、泌尿系统、部分肠道及下肢。故湿重者下肢常有不同程度水肿，湿又易导致瘀滞，湿又常与热同存，称湿热，通过多次血检，湿热者有白血球增高现象，但大多数病人白细胞并不高，临床上通常作消炎处理，例如妇科炎症、泌尿系感染、肠炎等，但有些病例很难奏效。按中医认识，抓住祛湿不放，则通常很快见效并痊愈。例如，某厂一28岁女性王某，孕二胎行引产术，术后下身出血虽少，但住院消炎治疗无果,转到大医院,B超发现子宫正中有一五分硬币大小黑影,又行消炎治疗2个月,B超又两次,黑影依旧,出血也未停,欲手术切除子宫。笔者视之,其舌苔黄白厚,上如粉渣,食不觉味,两尺沉弱,以祛湿为主开了一方,3剂后,下身瘀血、瘀块顿出,次日停,饮食增,自行按方又服5剂,准备手术。术前B超检查,黑影全无而出院。笔者认为,其因炎症而致部分或少量胎盘类物质未排出,这样新的子宫内膜与未出物之间,不能形成统一有机整体,其结合部不断渗血,每天少量溢出,多数则瘀积于体内,而抗生素在类似情况下不能解决此类问题。中药祛湿、活血化瘀,致未出物迅速脱落,瘀血顿出,子宫内膜得以自行修复而痊愈。另一女护士李某,32岁,长女6岁多,患血小板减少症夭折,欲孕,本院专家检查,患有严重盆腔炎很难再孕。夫妻同来找我,见苔根黄厚,尺脉沉弱且点涩,行祛湿、活血化瘀,清除湿热,3剂而疼缓,10剂后停治,孕,产一男。

此类例子繁多,我的理解与体会:中医四诊望诊中,舌诊尤为重要,我之视病其不可或缺!

白苔主病治见表1;黄苔主病治见表2;灰苔主病治见表3;黑苔主病治见表4。各类色苔主病治简表见表1~4。(对我帮助很大,故学习、恭录于由王季藜、李玉玲老师编著的《舌诊源鉴》)

★ 表1 白苔主病治简表

分 类	主病候	治 法	方 药
薄白而润	风寒表证:恶寒发热,头项强痛,无汗肢体疼痛,脉浮紧	辛温解表发汗平喘	麻黄汤:麻黄、桂枝、炒杏仁、炙甘草
薄白欠润	风热表证:发热口渴,微恶风寒,咳嗽少汗,脉浮数	辛凉解表清热解毒	银翘散:金银花、连翘、桔梗、薄荷、竹叶、荆芥、淡豆豉、牛蒡子、甘草、芦根
薄白而滑	外感寒湿证:头痛头重,腰脊重痛,恶寒微热,脉细濡	发汗解表温阳祛湿	羌活胜湿汤:羌活、独活、藁本、防风、炙甘草、川芎、蔓荆子
厚白黏腻	湿温证:恶寒身重,胸闷不饥,午后身热,脉弦细	芳香逐湿宣透和解	藿香正气散:藿香、白芷、陈皮、厚朴、桔梗、茯苓、白术、半夏、苏叶、甘草、大腹皮

（续　表）

分　类	主病候	治法	方　药
薄白干燥	秋燥证：头痛身热、恶寒无汗、心烦口渴、鼻燥咽干，脉细涩	辛凉甘润	桑菊饮：桑叶、菊花、甘草、连翘、杏仁、薄荷、桔梗、芦根
薄白黏腻	暑湿证：恶热多汗、心烦喘渴，脉数或洪，头痛发热	辛凉泄热甘寒救津	白虎加人参汤：生甘草、知母、人参、生石膏、粳米
厚白少津	伏暑证：恶寒身热、无汗、头身痛疼、口渴、肢体倦怠、脘闷恶心，脉弦数	轻宣解表	新加香薷饮：香薷、金银花、鲜扁豆花、厚朴、连翘

★ 表2　黄苔主病治简表

分　类	主病候	治法	方　药
舌苔淡黄	外感风热或湿温：自汗口渴、身热咳嗽、胸腹满闷，脉浮数	宣湿解表	藿朴夏苓汤：藿香、半夏、茯苓、杏仁、薏苡仁、猪苓、白豆蔻、淡豆豉、泽泻、厚朴
舌苔黄腻	湿热证：脘部痞闷、口渴不欲饮、身热咳嗽、痰浊壅盛，脉弦数	清热利湿化痰	三加减正气散：藿香、茯苓皮、厚朴、广陈皮、杏仁、滑石
舌苔黄燥	实热里证或阳明温病：渴欲冷饮、身热汗出、胸腹满闷，脉象浮洪	清泄实热	承气合小陷胸汤：生大黄、厚朴、枳实、半夏、瓜蒌、黄连
舌苔黄滑	湿温证或黄疸：口渴不多饮、身热面赤、胸部烦闷，脉濡缓	清热利湿	黄芩滑石汤：黄芩、滑石、茯苓皮、大腹皮、白豆蔻、通草、猪苓

★ 表3　灰苔主病治简表

分　类	主病候	治法	方　药
舌苔灰腻	暑湿证、伏暑证：胸部痞闷、潮热呕恶、烦渴自利、汗出溺短，脉洪大	宣肺清热利湿	杏仁滑石汤：杏仁、滑石、黄芩、橘红、黄连、郁金、通草、厚朴、半夏
舌苔灰滑	太阴寒湿证：脘腹胀满、面色俱黄、精神疲倦、小便不利、肢冷，脉弦滑	温阳宣化利湿	草果茵陈汤：草果、茵陈、茯苓皮、厚朴、广陈皮、猪苓、大腹皮、泽泻

25

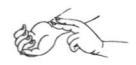

（续　表）

分　类	主病候	治　法	方　药
舌苔灰黄	暑湿证：胸痞干呕、心烦溲赤口渴不多饮、红白痢疾、脉濡缓	清利湿热	滑石藿香汤：滑石、白通草、猪苓、茯苓皮、厚朴、藿香、白豆蔻、广陈皮
舌苔灰黑	外感温病、中上二焦实热证：高热头痛、胸膈烦热、烦躁口渴、面赤唇焦、咽喉肿痛、脉紧数	清热泻火解毒	凉膈散：大黄、芒硝、连翘、栀子、黄芩、甘草、薄荷、竹叶

★ 表4　黑苔主病治简表

分　类	主病候	治　法	方　药
黑苔滑腻	湿温病：发热胸闷、渴不欲饮、湿热痰饮	清热芳香化湿	清气化痰丸：黄芩、枳实、瓜蒌、胆南星、陈皮、半夏、杏仁、茯苓
黑苔滑腻	虚寒证：寒饮痰湿、便溏不渴、肢冷、脉微	温中燥湿	里中化痰丸：党参、白术、干姜、半夏、茯苓、炙甘草
黑苔干燥	温病后期，肾阴亏虚或久病	清热凉血养阴解毒	清宫汤：玄参、莲子心、竹叶卷心、连心、麦冬、连翘心、犀角（代）
黑苔焦躁起刺	温病热毒炽盛，或阳明腑实，燥结便秘、语声重浊、呼吸俱粗但恶热、不恶寒、脉洪大	泄热解毒养阴	大承气汤：大黄、厚朴、枳实、芒硝

2．舌质

舌赤红者心肺郁热，舌苦者肝胆有热，舌甘者脾痹湿热，舌酸者胃内有宿食，舌淡者胃气虚，舌咸者肾虚发热。

舌质淡白主病治见表5；舌质红主病治见表6；舌质绛主病治见表7；舌质紫主病治见表8。各类色质主病治简表见表5～8。（恭录于王季藜、李玉玲老师编著的《舌诊源鉴》）

★ 表5　舌质淡白主病治简表

分　类	主病候	治　法	方　药
舌淡白	虚寒证：素体脾胃阳虚，呕吐腹痛，自利不渴，脉虚细无力	温中祛寒，补气健脾	桂附理中汤：附子、肉桂、党参、白术、干姜、炙甘草
舌淡白	血虚证：久病气血两虚，或阳虚失血，腹满不食，月经不调，脉细迟	益气滋阴养血	炙甘草汤：炙甘草、大枣、阿胶、人参、生地黄、桂枝、麦冬、麻仁、生姜
舌淡白而湿润	湿温病后期，脾胃气虚，腹中隐痛，喜得温按，面色无华，脉迟而弦	温中补虚	小建中汤：饴糖、桂枝、白芍、炙甘草、生姜、大枣
舌淡白而湿润	少阴虚寒证：身痛而沉困，足跗浮肿，脉细而濡	温补肾阳，醒脾利湿	鹿附汤：鹿茸、附子、草果、菟丝子、茯苓
舌淡白而干燥	太阴伏暑气分表实证，无汗口渴，脉虚大	发表清热解毒	银翘散：金银花、连翘、桔梗、薄荷、竹叶、荆芥、淡豆豉、牛蒡子、甘草、芦根
舌淡白而干燥	久病湿温证、气分暑温挟湿头痛身热、面色萎黄、胸闷不饥，午后身热、脉濡	清热利湿	三仁汤：生薏苡仁、白豆蔻、杏仁、滑石、通草、厚朴、半夏、竹叶

★ 表6　舌质红主病治简表

分　类	主病候	治　法	方　药
舌质淡红	血虚热证：素体心脾血虚，脾胃阴虚发热，体倦无力，午后潮热、口渴、脉细数	益气养血滋阴	炙甘草汤：炙甘草、大枣、阿胶、人参、生地黄、桂枝、麦冬、麻仁、生姜
舌质鲜红干燥	温病营血实热证：热入营血，高热神昏、烦躁不安、吐、衄、便血，脉洪数有力	清热凉血解毒益阴	清营汤：犀角（代）、生地黄、玄参、竹叶、金银花、连翘、黄连、丹参、麦冬
舌质鲜红干燥	温病瘥后虚热证：精神萎靡，五心烦热，口干咽燥，脉虚细无力	益气养阴补血	集灵膏：人参、枸杞子、天冬、麦冬、生地黄、熟地黄、怀牛膝
舌质鲜红干燥	少阴热证：心火独亢、素体阳虚，胸中烦热，小便短赤，口渴，脉细数	清心泻热	导赤散：生地黄、木通、竹叶、甘草梢

27

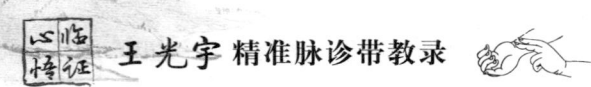

(续　表)

分　类	主病候	治　法	方　药
舌质鲜红起刺	肝胆实热证：胁痛口苦、脘痞吞酸、嘈杂嗳气	清肝益阴和解少阳	加减小柴胡汤：柴胡、黄芩、半夏、莲心、麦冬、黑山栀、竹叶、甘草
舌质鲜红有裂纹	三消证：大渴大饮、能食善饥、体瘦、营血虚热、肺胃阴伤、脉细数	益阴生津清虚热	甘露饮：生地黄、知母、麦冬、酸枣仁、白芍、炙甘草
舌质鲜红有红点	外感温热疫毒：咽痛、红肿、甚至糜烂、心悸	清气泻热解毒凉膈	清心凉膈散加小承气汤。清心凉膈散：连翘、黄芩、山栀、薄荷、石膏、桔梗、甘草。小承气汤：大黄、厚朴、枳实
舌质鲜红有黑点	热毒在上、中二焦，邪传少阳、阳明之里，热甚烦躁口渴，胸膈烦热，心下痞满、大便不解、脉弦有力	外解热毒内泻热结	大柴胡汤合凉膈散。大柴胡汤：柴胡、黄芩、白芍、半夏、枳实、大黄、生姜、大枣。凉膈散：川大黄、芒硝、甘草、栀子、黄芩、连翘、薄荷叶
舌质鲜红有白点	外感疫热火毒（实热）：壮热身烦，口渴咽肿、火极水化、脉数有力	清热解毒	清瘟败毒饮：石膏、知母、甘草、犀角（代）、生地黄、牡丹皮、赤芍、黄连、栀子、桔梗、黄芩、玄参、连翘、鲜竹叶
	外感疫热火毒（虚证）：热伤肺胃之阴，口渴烦躁、心悸神昏、脉细数	养阴清热	沙参麦冬汤：沙参、麦冬、玉竹、甘草、桑叶、白扁豆、天花粉

★ 表7　舌质绛主病治简表

分　类	主病候	治　法	方　药
舌质色绛而干燥	太阴温病：高热神昏、烦躁谵语口渴、脉象洪数	清热凉血解毒散瘀	清营汤去黄连：犀角（代）、生地黄、玄参、竹叶、麦冬、丹参、金银花、连翘
舌质色绛而鲜明	实热证：外感温热病毒，内陷心包，神昏谵语、高热惊厥、脉洪数有力	清热解毒镇静安神息风开窍	牛黄丸：牛黄、珍珠、天竺黄、青黛、地龙、白附子、琥珀、僵蚕、苏合油、麝香、香油、金箔

（续　表）

分　类	主病候	治　法	方　药
镜面舌	虚热证：温热病后，营阴大伤，精神倦怠，口渴不欲饮，脉洪无力	滋阴养血清虚热	炙甘草汤加减：炙甘草、阿胶、人参、生地黄、麦冬、火麻仁、大枣、去桂枝、生姜，加石斛
舌质色绛而黏腻	外感暑热湿毒，内挟中焦秽浊，内闭心包，烦躁神昏谵语	清热解毒逐湿开窍	加味清营汤：犀角（代）、生地黄、玄参、竹叶、麦冬、丹参、黄连、金银花、连翘，加钩藤、郁金、鲜菖蒲、紫草
舌质色绛生黄白点	外感伤寒杂病：入营伤阴，湿热疫毒，上发于舌面而为舌疳	清热解毒利湿	三黄石膏汤加减：黄芩、黄连、黄柏、石膏、栀子、去香豉、麻黄，加白豆蔻、车前子、甘草梢
舌质色绛生大红点	外感伤寒杂病，湿热疫毒入血分：上发于舌面，见红色点状的溃疡	凉血解毒清热利湿	加味黄连解毒汤：黄连、黄芩、黄柏、栀子、金银花、连翘、牡丹皮

★ 表8　舌质紫主病治简表

分　类	主病候	治　法	方　药
舌质紫而湿润	瘀伤宿血胸膈、又营血温毒证：胸膈刺痛，口渴烦躁，心下痞满，脉象弦数	清营解毒活血化瘀	犀角地黄汤加味：犀角（代）、地黄、白芍、牡丹皮，加丹参、桃仁、琥珀、红花
舌质紫而干燥	营血热毒证：面色晦暗，心烦口干，身热夜盛，脉数	清营泄热养阴	清营汤：犀角（代）、生地黄、玄参、竹叶心、麦冬、丹参、黄连、连翘、金银花
舌质紫而干裂	营血热毒证：壮热烦渴、头痛如劈、斑疹隐隐、脉象弦数	清热解毒凉血救阴	清瘟败毒饮：石膏、知母、甘草、犀角（代）、生地黄、牡丹皮、赤芍、黄连、栀子、桔梗、黄芩、玄参、连翘、鲜竹叶
舌质紫而发斑	太阴温病误汗发斑证：身热夜甚、心烦不寐，口渴、寸脉大	清热解毒和瘀化斑	黄连化斑汤：黄连、石膏、知母、生甘草、玄参、犀角（代）、粳米
	素体有瘀热，又内伤酒毒所致的单纯型舌质紫而发斑证	和营解酒毒解肌	升麻葛根汤：升麻、葛根、白芍、炙甘草

29

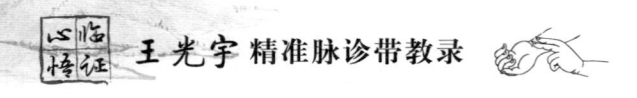

3. 舌下

让病人卷起舌，舌尖尽力向内，观察舌系带及舌下静脉色泽及形态，此可为四诊合参提供更充足的诊断依据。

（1）舌系带

舌系带上肿者心肺有疾，但心肺有疾者未必上肿。系带中肿胃部有疾，若系带中肿处上有红点、瘀点往往心脏有疾。系带下肿下焦湿重，双舌者更重！此时病人下肢可出现不同程度水肿，尤系带下肿程度已成为我等观察子宫肌瘤、卵巢囊肿、下消化道疾病转归的重要佐证之一。临床上记录前后变化，言明的转归情况多可与病人感受相同。"舌下系带溃疡（黄白色小点）是百日咳的特征，宜健脾化湿、肃肺化痰治之。"

（2）舌下静脉

肝脏有疾，随病情轻重，舌下静脉可以显现不同程度瘀滞，肝癌患者之瘀滞、怒张的舌下静脉末梢连有瘀丝或瘀点，后期则舌下静脉瘀滞反轻，而瘀丝、瘀点仍有。有严重胆囊、胆道疾患者的舌下色泽发黄。而血吸虫肝病患者，不同程度显现的舌下静脉末梢呈红色丝状、瘀丝状、瘀点。红色者多为现症病人。瘀丝者则多为原感染且无近期又重复感染病人，血吸虫实验室检查已难确诊。瘀点者要警惕出现血吸虫病肝硬化、腹水。较重或严重的高血脂、高血黏度患者，与上述肝病不同的是其出现的舌下静脉，虽有不同程度的显露，但其瘀丝、瘀点与瘀滞程度不同的舌下静脉并不直接相连。

4. 舌上乳头

可分为四个部分，舌后为轮廓乳头，斜排于舌后根部两侧。丝状乳头最多遍布全舌面。菌状乳头散布于丝状乳头之间，多见于舌前侧缘与舌尖。舌体侧缘后部有叶状乳头。以下分述本人多年观察体会。

（1）轮廓乳头

轮廓乳头充血肿大，多预示下焦有湿。该乳头充血程度不一，显现个数的多寡，能反映下焦湿毒被清除的程度，反映用中药后该处方的疗效。例如，子宫肌瘤、卵巢囊肿患者普遍存在轮廓乳头的充血肿大，通常个数少者瘤体小，反之则大。治疗时会出现逐个趋平，数目减少或消失殆尽的现象。其他诸如肾病、肠道疾病、癌症亦存在类似现象。它的变化与疾病转归，脉诊切出之脉度成正相关关系。

（2）丝状乳头

丝状乳头一般情况下，随疾病转归尚未发现有特色的变化。但其中部之上舌苔，随中焦病情不一可有明显变化。笔者曾见过 2 例尿毒症患者，舌面中间丝状乳头长 5～6mm，由外向口腔内倒伏，苔黄厚，病人进食少、呃逆不断，行祛湿、温中、提高肾阳后该长毛状丝状乳头消失。个别癌症病人亦出现过类似情况，但丝状乳头没上述者长。

望胸部

有人胸部前后可发现凸起红点、黑红点，多少不一，但按压后手指离开时色并不退化，后发现多有肝病，甚至是肝癌患者。亦有其他癌症向肝转移者，胸部前后也可出现此现象。

其 他

患者逐步感觉一侧下肢无力、同侧上肢和手也无力时，耳下垂有斜垂纹、脉浊、脉硬，此多为脑梗死前期病象，应迅急行中药活血化瘀、降脂、降血液黏度治疗。当已出现单侧下肢跛行，同侧手形微屈难伸直时且脉浊、脉硬者，多已发生脑出血或脑梗死。应急行上述中药治疗加针灸、按摩治疗，可同时进行，大有治愈希望。

上篇 中医四诊篇

二、闻 诊

闻诊是通过听觉与嗅觉、感受或发现患者有异于正常人的声音和气味,从而观察患者病情的诊断方法。

由于患病的各种原因不同,患者在声音、语言、呼吸、咳嗽等方面,以及口腔、身体、排泄物的气味方面都有可能发生特异性改变,它们客观地反映出患者当时脏腑发生的一些病理变化,当我们掌握了这些变化的特点时,某种程度上就能作为脏腑发生病理变化的参考依据,从而为明确诊断、辨证施治提供佐证。

到目前为止,由于本人对此项研究相对少,故在对疾病的诊断与治疗上仅以此项为参考。

听病变声音

在人体出现某些疾病时,机体必然发生相应的病理变化,从而导致人体在声响方面发生异于正常状态下的变化,此即为病变声音。通过闻诊了解病变声音,往往可提示我们进一步注意诊断,并力求察明其原因,明确病情及其转归。

1. 语音

患者就诊时少言寡语,回答问题时声音低沉细小,甚至断断续续表现无力,多属虚证、寒证。反之烦躁多语、发声高亢者一般多为阳证、热证、实证。

外感风寒或痰湿阻滞者,语音多沉闷而欠清晰,往因肺气失宣,鼻窍欠通所致。

新病声音嘶哑者,常因外感风寒或风热致肺气不宣,多属实证。久病声音嘶哑者多属虚证，多因精气内伤，肺肾阴虚，虚火上炎致津枯肺损。此中亦有长患咽喉炎致声带息肉，导致声音嘶哑者，咽喉癌、甲状腺癌亦有此发音状态。

因痛而致的呻吟声，高亢者为实证，无力者为虚证。蹙眉抱头呻吟者必有头痛，按压胸部为胸痛，扪左上胸脸色白、唇乌可能为心痛。弯腰压腹而呻吟为腹痛，压脐者多为蛔虫所致，女压下腹或感腰下痛应考虑妇科疾患，按右下腹或不能定位的下腹痛要考虑明确诊断是否患上阑尾炎，男性蹲地紧压下腹呻吟难站立者，应考虑输精管堵塞。摸腰捶腿不能行走者多为腰腿痛。腹痛而立即要上厕所者多患痢疾或肠炎。

口中发声如羊叫，口吐白沫、倒地抽搐不止为癫痫大发作。睡着后惊叫多因病致作噩梦所致。婴幼儿哭叫不停，安抚无效，多因受风寒致腹痛而起。少童腹痛不止有的为便秘大便不下所致。而大叫倒地、继而高热则多为受风寒咽喉发炎所致，非羊癫风也。成人惊叫多因气机闭阻产生剧痛所致，病位多在骨节、脏腑。

2. 语言

神识不清、语无伦次，声高有力者为谵语，多属热扰心神之实证。其多在急性热病的极期出现。而神识不清，语言重复，语言断续不连贯，且声音低弱者为郑声。多为心气大伤精神散乱之虚证。其多在久病、重病后期出现，属正气大虚而心神散乱。另外有语言轻缓声音低微，欲言而不能接续者为夺气，是宗气大虚所致。

喃喃自语，首尾难续，称之独语。多见于郁病、癫病。

不由自主，语言错乱，语后自知为错语。多因心脾两虚，心神失养所致者为虚证。而因痰浊、瘀血、气郁阻遏心神所致者为实证。

神志尚可，但吐谈不清，为语言謇涩。多与舌强并见，属风痰阻络所致。

3. 呼吸

呼吸喘促气粗的多属实证、热证。脉实有力者为实喘，多为风寒或风热袭肺，致肺失肃降，肺气上逆所致。反之脉虚无力为虚喘，多为肺肾亏损，摄纳无权，气虚上浮所致。

促者气短也，气短息微，多由肺气不足、元气大虚导致多为虚证。反之气短息

33

粗多因痰饮、滞气、瘀血阻于胸腹导致。

哮者呼吸喘促有哮鸣音，常反复发作，多因痰饮宿疾复感外邪而复发，哮必兼喘，喘者不必兼哮。多为感受外邪，失于表散，肺气逆滞而导致。

少气纯属虚证，指呼吸弱而声低，言语无力，气少不足以息。

4．咳嗽

咳声重浊、痰色清白，兼有鼻塞者受为外感风寒。干咳无痰，偶排少量黏液或黄色稠痰者，多是燥热咳嗽。

咳声沉浊、喉间有水音、痰多，色白多是痰湿咳嗽。多与西医支气管炎或较轻肺炎相对应。干咳无痰者往有咽喉炎症。痰稠色黄而不易咳出多属肺热，多因肺炎而致。

咳声阵发、持久、终止时声如鸡啼称顿咳，小儿缠绵难愈者为百日咳。为风邪与伏痰搏结，郁而化热，阻遏气道所致。

咳声如犬吠，嘶哑、吸气困难可见于白喉。多因肺肾阴虚，火毒攻喉所致。

5．呕吐

吐时有声有胃内容物的为呕，有物无声为吐，有声无物为干呕。皆为胃失和降胃气上逆所致。

呕声弱、吐势缓，吐出物呈清水痰涎者多属虚证、寒证。吐势猛，吐出物呈黏痰黄水或酸或苦多属实证、热证。

6．其他

（1）呃逆

俗称打呃，偶尔为之，声不高不低，短时自愈者，多因咽食匆促或食后寒气入胃，造成一时气逆，不作病态论。但呃逆频发，次数多者应综合其他症状作出相应诊断。

新病呃逆，声响有力者，多属寒邪或热邪客胃。久病、重病呃逆不止，声低气怯无力者，多属胃气衰败之危候。

（2）嗳气

俗称打嗝，有人饱食、喝汽水后嗳气，属饮食入胃致胃中气体上出，不属病态。

嗳气时有酸腐气味、兼脘腹胀满而厌食者，多为宿食内停。嗳气时其声高亢，嗳后胁脘胀减，其状有随情志变化而增减者，多为肝气犯胃。嗳气低沉断续，兼纳差食少，多为胃虚气逆。嗳气频作兼脘腹冷痛，多为寒邪客胃。

（3）太息

即叹息，病人情绪抑郁时，因胸胁胀闷不畅而发出的长吁短叹声，为情志不遂，肝气郁结的表现。

（4）喷嚏

恶寒发热，鼻流清涕，喷嚏频作多属外感风寒，鼻窍不利所致。

（5）肠鸣

腹中肠鸣如雷，脘腹痞满，大便溏泄者属风、寒、湿邪客于胃肠。若寒甚兼腹痛、肢厥、吐逆等症，原有肠鸣音全失，腹胀且疼拒按者，属胃肠气滞不通之重症，如肠梗阻。

嗅气味

嗅气味与听病变声音皆属闻诊之内容。听属运用医者耳朵听力去识别病变声音，嗅则是运用鼻的嗅觉功能去嗅辨病人口气、体气、分泌及排泄物异常气味的诊察方法。

1. 口气

口气为病人呼吸或说话时口中散发的异常气味。口气臭秽的多为肺胃有热。口气酸臭者多为食积胃肠。口气臭者多与牙疳、龋齿、口腔不洁或消化不良相关。口气腐臭或兼咳吐脓血者，多属内有疮疡溃脓。

2. 体气

病人近医者附近其身体发出的气味。如发出腐臭或尸臭气，充满床帐或病室的，若不是有疮痈漏管等外科疾患，多是危重病候。肺病、肝病比较深重的时候，往往发出特殊的臭气。尿毒症患者身上通常发生酸臭气味。消渴病（糖尿病）者昏迷时有烂苹果味。

汗气腥膻是湿热久蕴皮肤，津液蒸变所致。汗气臭秽多属瘟疫病热毒内盛之证。腋下膻臊难闻为"狐臭"，多因湿热郁蒸所致。

3. 呕吐、排泄物气味

呕吐物清稀无甚气味者，多属胃寒。呕吐物气味腐臭而秽浊者，多属胃热。气味酸腐者，为食滞胃脘。无酸腐气味者，多属胃腑气滞。呕吐脓血而腥臭者，多内有痈疡，如肺脓疡。咳嗽且吐血量大者多有支气管扩张。咳嗽吐痰时，痰中带粉红色泡沫者，应考虑肺结核。

大便或矢气酸臭的，多为大肠积热、食积大肠或消化不良。大便腥臊而不太臭，同时便质稀薄的，多属虚寒。大便次数正常，但末端带黄色冻子者，应查血吸虫。大便次数多、稀溏且有黄色冻子，里急后重者，多为细菌性痢疾。大便次数稍增，量不大，里急后重，末端出现酱色冻子者，多为阿米巴痢疾。

小便臊臭，同时色黄量少者，多是内热或下焦湿热。小便散发烂苹果气味者，多属消渴病（糖尿病）。小便呈红色或酱油色或便尿时突然中断，需考虑泌尿系统结石。突然出现明显血尿，血色素又急剧下降，脸色苍白，无特定气味，尺脉涩者，要考虑是否膀胱癌。小便气臊，有尿等待，尿不尽现象，多属前列腺炎。小便臭秽，尾端呈白浊、黄脓状，尺脉沉弱，应考虑有否性病。

妇人白带臭秽色黄、质稠者，多属湿热。白带腥臊、色白、质稀的，多属寒湿。产后恶露臭秽，应注意是否产后感染。带下奇臭且色杂者，应进一步检查，以判断是否有癌症。停经多年，下身不净，尤分泌物中有血丝、气味不大，两尺脉涩之妇，子宫癌或卵巢癌可能已上身。

上篇 中医四诊篇

三、脉 诊

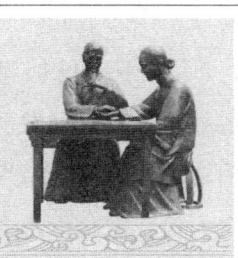

在《王光宇精准脉诊带教录（一）》中，我客观地承认："虽然通过几十年的探索，在中医脉诊方面我取得了一定进展，但认真思索起来与中医先人们比仍存在很大不足，离现代人们的要求也存在很大差距。"

今天我可以欣喜地告诉读者，这几年以来我又带徒几十位，在师徒的不断观察、摸索、切磋之下，有些差距已经被我们共同克服了，例如：腰椎、颈椎、下肢、足部某些疾患的脉诊诊断，并进一步补充完善了寸、关、尺脉诊诊断，对脉形的观察更臻完善。

《王光宇精准脉诊带教录（一）》虽经11次印刷3万多册，但仍有很多读者再也买不到这本书了。为了使读者能全面系统了解我们脉法的全部内容，我将原脉法与后来发现的新内容全部系统地编入了本书。第一册误将结脉的解释植入了促脉中，本书已予更改，这样也有利于已购带教录《王光宇精准脉诊带教录（一）》的读者，将前后内容有机结合起来。

按照我个人的认识，中医人对四诊的认识从古至今并不一致，有熟悉且重视问诊者，亦有精于望诊者，更有很多视脉诊为首务者，各有自身优势，无需评判。我认为在现代社会由于科学的发展，科学诊断仪器也突飞猛进地不断呈现在我们面前，这对医学的发展无疑起了重大作用，西医认识和普及使用它，但它并没有进入完美的境地，对"未病"多数情况下它发现不了，例如：去年我弟子高群离我住处后，返家次日，在他的患者中，切脉发现一子宫肌瘤患者，得到阴道B超证实。而另一位已患上很轻的肺癌，到多个医院去查，结论是"没有"。3个月后，病人家属登门表示无限感激的说："高医生您凭脉就发现我父患上轻度肺癌，当时仪器没查出来，

37

我们抓住不放，3个月后，终于查出来了，的确患上了肺癌。"实践中我发现对已病、对同一个人、同一时间、同样仪器，不同的操作观察者，结论可迥然不同。前年同1个月内我切脉加望诊、问诊发现的子宫肌瘤患者中，有8个到同一个大医院行阴道超声检查，只发现2个人有，其他未查出。我说服了她们到荆州市第一人民医院阴道超声检查，结果是全部被证实的确患上了子宫肌瘤或卵巢囊肿。这些年很多患者相信我之脉诊超过仪器。但这可不是我个人的，是中医祖先们遗留给我们后人的先进技术。他们就是我们的师父！因此我的书名不愿称为王氏脉诊，只敢同意为带教录。四诊之中到底谁占首位呢？个人体会脉诊占首位，其他顺序为望诊、问诊、闻诊。女病人入门可见到其脸上有黄褐斑，自然联系到子宫附件，但必须有尺脉涩为重要依据。同时前上肢、手背也发现多少不一黄褐斑，那就不仅仅是良性肿瘤了。按"良性肿瘤"治，多达不到预期效果。

当问诊病人口述经常胃痛剧烈时，西医及搞西医诊断、中医治疗的"中医"，就会把他当胃病进行治疗。有时其结果必然是南辕北辙！3年前我就遇到一个典型病例：本地汽车司机杨某，我先行切诊后向他逐条讲述应有症状时，他不断点头。但在宣布其病名为胆囊炎，浅表性胃炎，前列腺炎，慢性咽喉炎，并应按前后两病行中药治疗后，他坚决不同意了。他说："14年来中、西医都是按浅表性胃炎治疗的，包括住院，连进口的美国胃药都吃过。"当时已经晚上8点了，还有2位候诊病人，我激动得站起来想弃诊，霎那间又克制了烦躁情绪，自己坐了下去，对他说："我替你开5剂中药，你把我当'骗子'吧！只抓两剂，有效时再来抓3剂煎服。"6天后他来了，笑着脸对我说："王伯，当晚回去就煎，喝了一碗就不疼了，再开药给我吃吧。"我说现在无须开了，送了今后遇寒或喝酒复发两种处方给他，后来再发自行抓药服后即止。如果没有掌握脉诊技术，我敢这样做吗？

当然我现时掌握的切、望技术与一些高手同仁是不一样的，其中个别人在网上自认自己脉诊信息化，是高级脉诊技术等。本人自认我这类脉诊是初级。我见过他，再见他时真想客观比一比，比脉诊，比望诊，比开方，比疗效，比谁的脉诊技术与祖先关联近，比谁带的徒弟多。

在实践中发现，一个病人到多个中医手下诊脉，大多不一样！我的60多个国内外徒弟，他们可以基本统一。因为我们有统一的确定标准脉点、标准脉线的方法。

对同样类型病人用药品种，剂量可能不一样，因为他们的脉度不一样。目前这世界上由于我的接触面狭窄，好像其他中医同仁尚没有设标准点、脉度的，我认为这是在传统脉诊技术上的发展。

尽管有进展，但仍存差距。须与各位同仁一起继续努力，更上一层楼。

中医脉诊技术在现实中医临床中越来越被边缘化，究其原因个人认为可能与下述原因有关：

第一，中医脉诊对脉象的阐述通常采用的是取象类比，虽然各位先人十分过细地将各种脉象、形态尽力用生活的语言力求描述清晰，例如涩脉"如轻力刮竹，如雨沾沙，如病蚕食叶，参伍不调。"但现代的生活实践已使我们很难统一感受这些描述，从而使脉象难以清楚地定性，导致"心中了了，指下难明，十人摸脉，感受各异。"

第二，先人实际上非常追求通过四诊，尤其是切诊明确病情，望、闻、问、切无一不探定病情，例其芤脉的分部主病诗："左寸芤，主心血，妄行，为吐衄；关芤，主胁间血气痛，肝虚不能藏血，亦为吐血目暗；尺芤，小便血，女人月事为病。右寸芤，肺家失血，为衄为呕；关芤，肠痛下脓血，及呕血不食；尺芤，大便血。"而很多同仁摸脉大多只感受"浮、沉、迟、数……"认为这才是传统，搞方证对应，而对古人力求通过切诊明确病情弃之不用，个人认为他们这是掌握了传统的一部分，只不过是中医几千年发展过程中的粗象的早期传统，导致脉诊技术的粗象化，更难与现实接轨，很难与广大患者交流。持这种观点的同仁必将阻滞现代中医事业全面继承与发展中医传统。

第三，现代科学仪器不断研制与临床使用，使很多的病症有了明确的诊断。也导致很多中医同仁放弃中医四诊搞所谓"西医诊断，中医治疗"。他们在门诊或住院记录上的"弦滑、弦浮……"等脉诊描述大多简单，有的就是伪造、想象，对付上级检查的手法。导致中医传统诊断技术的边缘化，没有了中医四诊，"中医治疗"就成了无源之水，致使中医药疗效日渐衰落，原与中医药密切相关的中医住院病床相继被淘汰。

有鉴于此，在脉诊时本人强调在继承传统中医脉诊技术的前提下，必须尽力严格定诊断程序、定位、定标准、定手法、定脉度，将现代科学仪器为我所用，在明确诊断使患者依从性大为提高的同时，并不丧失中医开方治疗疾病的思维模式，如：脉浮者必用解表药，弱脉在较弱沉之下用附子以壮肾阳，恶寒腿脚乏力等症状改善很快，有涩脉者不论何病活血化瘀原则不能丢，依涩之脉度不同在使用中药及剂量方面有所不同。我从不反对经方的使用，但更坚持突出主题，不忘症状及其他需要的辅助用药。使中医药能更好、更贴切地服务于人民。

脉诊前准备

细化脉诊，是一项极为精细、劳神伤力的诊疗方法。脉诊前、脉诊中、脉诊后都有一些事项需要我们严格地执行，马虎不得。稍有差错将严重影响到脉诊的准确性。进而影响我们对病人病情的准确诊断，影响对患者的治疗。因此必须树立病人第一的思想。没有病人就没有医生的存在，没有精细的诊断和良好的治疗效果，病人就不会相信你、需要你。我们不是病人的救世主，医患双方是一个互为依存的共同体，是病人在不断丰富我们的医疗实践。在某种程度上讲，病人就是我们的老师，我们在望、闻、切、讲、问的过程中，每说出一个病人可能的症状，病人的点头应允就像是在给我们评分。有了病人的肯定，一般情况下我们的脉诊活动，就有了一个比较充实的可行的可加以肯定的结果。医患之间的良性互动，将为提高病人的依从性和治疗的顺利进行奠定良好的思想基础，这是建立新型和谐的医患关系所不可或缺的重要条件。

准确定准关位。《濒湖脉学》言："初持脉时，令仰其掌。掌后高骨是谓关上。关前为阳，关后为阴，阳寸阴尺，先后推寻。"后人翻译似乎很清楚明白，实际上并不明确。众弟子初期按此持脉往往导致摸出结果差别迥异，病情及轻重判断也发生很大差误，因而脉诊各部定位问题必须加以注意。

掌后高骨指前臂内侧手腕后的桡骨茎突。嘱病人掌心向上，自然摆平在脉枕上（此时桡骨头已在前臂外侧），先定关位，即桡骨茎突上升处到其终结下降处的中间点，在此向内侧推寻脉感最强点为关位。这里尤其要注意的一点是，中指的指尖中点应该正对腕后高骨中间点（图1）。

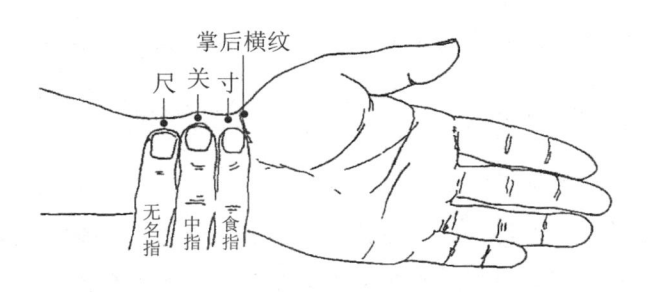

★ 图1　寸口脉　寸关尺定位示意图

医者诊脉前，需要与患者倚角坐定，不宜对面相视而坐。患者仰掌将手腕置于脉枕上后，对是正常脉的求诊者，医者手应与其手成90°置于寸关尺部位上，手腕及部分前臂应置于桌上，这样的姿势，有利于医者腕关节活动自如，减少医者手的疲劳，增加长时间脉诊后的准确性。手指在诊脉时必须平置，不要稍侧，否则常常导致人为改变左右弦的脉度状况，导致脉象、脉度判断失误，从而错误地判断病情。具体实施步聚如下：

1. 定息

这是中医先人早就告诫我们的注意事项。个人体会：切脉是医者意无旁顾运用三指采用举、按、寻等方法去体会、感受患者千变万化脉象、脉度、脉形，从而为诊断疾病提供客观依据，并为开方治疗奠定基础的重要诊断过程。

要有一个相对安静的环境以减少干扰,利于集中医者思绪。同时给出一定时间，让医患双方平静下来，使患者心率、医者心情恢复到常态，有利减少脉诊误差。简言：环境安静，患者、医者调息。便于脉诊者能专注于脉象的变化、脉度的探求。在声音嘈杂的环境里，通常难以专一，有时甚至手指会失去正常的感觉。患者远道而来，尤其是年纪大、身体虚弱的患者，应先让其休息一下，慢慢平静下来，此时的脉搏才能归于正常应有的脉象，对少数脉诊时情绪紧张、脉率加快的患者我通常实行笑脸安慰，使其脉率恢复到常态。

医者本身也需要安定下来。急速而来，来之即诊，此时一息往往偏短，会导致病人至数变少。我采用的是稍休息，深呼吸，一息五至时，用手表对照数出脉动为每分钟60～70次。医者肺活量的大小不太相同，应先测好个人状况，以便正确探

41

测病人每分钟的脉搏次数。

2. 确定脉的位置

（1）正常脉定位法

中指在已定关位上不再移动，将食指定在前距掌后第一横纹，后距中指同等距离之中，此为寸位。依据同等间距在中指后即近心端将无名指放下，即能准确定出尺位。这里要注意的是食指和腕横纹的距离和食中之间、中无名指之间的距离应该是等同的（见附录三附图1）。

在近桡骨头处，有一微微隆起的骨线，此线和腕后第一横纹之间的中间点定寸位，横纹与相近的手指边缘的距离和手指另一侧与骨线之间的距离相等。再以其中一侧距离定关位、尺位（陈嘉彬之法）。

（2）斜飞脉

有少数人在寸口脉处可定关部，而寸尺两部摸不到，此时"先后推寻"就十分必要了。在直线距离上找不到的寸部，指端逐步向外推，多可找到寸部脉的搏动。向内寻则多可找到尺部脉动。更有人用无名指极力下压可感到尺脉的跳动，但因无名指通常力度小，建议在原定尺位上用食指再行感知脉度，以减少无名指无力导致的误差（见附录三附图2）。

有单侧和双侧斜飞，脉从尺部斜向虎口腕侧。其寸关尺取法基本依照正常脉，但手指依脉微斜与斜飞脉的走向成直角。

（3）反关脉（异位脉）

有极少数人在寸口脉的脉位上，虽经推寻依然毫无脉动。其脉搏不见于寸口，而见于寸口背侧。当代有人解释为：此由血脉循行走向变异所致，并非病脉。笔者对此亦有认识，确实有人终身为反关脉者，这类似于心脏右位，治愈疾病后其脉位也无变化，是天生如此，故吾称之为异位脉。但笔者实践发现此类患者并非全部如此。故决不完全苟同此观点，此点请见异行脉。

异位脉寸关尺的定位依然参考正常定位法反向执行（见附录三附图3）。由于此脉易滚动，医者需耐心搜寻、按压，反复多次核查，决不可懈怠，多能探寻到与正常脉位相差无几的脉象、脉度。这通常在依据此脉象、脉度向患者讲述其应有症状时得到大致肯定。

反关脉，有一手反关和双手反关，其寸、关、尺取法基本参照正常脉。

反关脉过去通常被放弃，但实践证明，其仍能大致反映相应寸、关、尺所主疾病。

（4）异行脉

某病人寸口脉处有不同强度的微弱脉动，同时又有明显的反关脉存在，而当医者治疗得当时，反关脉变弱，有的甚至消失，同时处于正常部位的寸口脉转强，故称为"异行脉"。有单侧、亦有双侧出现异行脉者。

此脉切诊除参照异位脉的切脉方法外，我同时静心屏气对尚存于寸口脉处极微弱的脉动进行认真探寻。参照两项脉诊结果，往往能得出优于异位脉的结论，而后随寸口脉的转强，我通常以寸口脉为准了（见附录三附图4）。

此类寸口脉初诊时，有的尺脉摸不到，极少尺、关切不到。治后逐渐显露。

（5）曲脉

寸口脉出现不同形态的弯曲，称之曲脉（依病人陈某初诊曲脉走向而划，其左右两寸口曲脉对称），见附录三附图5、附图6。

寸关尺依照正常脉的取法，随曲脉走势而布指。此类病人通常有重疾在身，在其疾病逐步治愈过程中，其曲脉弯曲程度也逐步趋直（见附录三附图7）。

（6）分叉脉

① 寸位脉出现分叉现象，一般一支较强，一支较弱，通常取较强的一支为寸脉。笔者只遇到8例寸关处三支分叉。

② 从尺部就开始间距较短、平行的分叉，取脉可同时取。

此分叉遇到4例真难治！见附录三附图8、附录三附图9。

标准脉点、标准脉线、脉度

为了统一本法四大脉象之弱沉脉、弦脉的脉度，克服脉诊无明确标准，十人十个感受的原始脉诊状况，依据长期脉诊实践，特设标准脉点和标准脉线如下：

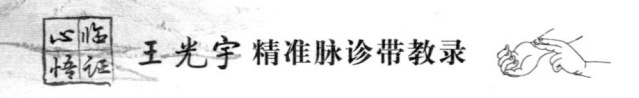

1. 标准脉点

三指用同样的力度平压至脉感最强处，当去掉关脉和尺脉上两指之后，寸部的脉感仍基本相同，此时寸部就定为标准脉点。

2. 标准脉线

当寸部脉感的强度低于三指平压最强的脉感时，寸部就不能作为标准脉点，寸、关、尺只能依次与三指平压时最强的脉感比较，这时三指平压时最强的脉感即定为标准脉线。

3. 脉度

脉诊时运用不同的指力进行总按或单按所得到的与标准脉点、标准脉线比较可出现不同层次的脉动强度。

（1）弦脉、弱沉脉脉度

以标准脉点或标准脉线强度作为标准，用固定的手法来比较寸、关、尺各部弦脉、弱沉脉的强度。当脉感越来越强时，原定脉度上仍有强弱之分，例如左寸右点点弦有时会出现轻度头痛感觉症状，但比右点点弦稍强又不及点弦时头痛感觉次数增多、增重一些，为减少文字叙述，笔者在右点点弦稍强时会在其后打上一个"＋"号，反之比右点点弦稍弱时会打上"－"号，此类病人头不痛但记忆力比原来差些。弱沉脉也有类似情况，亦在同一脉度上强点的打"＋"号、弱点的打"－"号。

（2）浮脉脉度

浮脉当在标准脉点（线）以上出现，依照浮的情况不同，确定其脉度。轻触即得，仅寸脉浮者为受凉1天，寸关浮者为受凉2天，寸关尺浮者为受凉3天。此后脉搏会出现浮感逐日减轻的情况，我们称之为浮下（初学者较难分清受凉3天与浮下4天之后的情况，可参照舌苔初始为白苔，3天后白苔上通常着落少许黄苔去确定）。依此类推为浮下4～30天，举例：浮取全无、稍压即可感轻微脉动者受凉10天。此可解决受凉多天而无浮脉，难决定用解表药的局面。

（3）涩脉脉度

通常以逆血流方向探索涩脉存在与否，其脉度以一止复来的距离长短确定。

但当病情轻或由重转轻及至尾期时，一止复来现象消失，以指下力量较重处定涩脉的脉度。随着病情好转，依反血流方向感受，在指目下脉的距离长度由短逐步增长致正常。涩脉在同一脉度上亦有强弱之分，强点的打"＋"、弱点的打"－"号。

（4）浊脉

其脉度以脉道的宽、窄，并参考浊的轻重感定脉度。现暂分为点点浊、点浊、点稍浊三度。

（5）硬脉

以手触寸口桡动脉硬感而定其脉度。现暂分为点点硬、点硬、点稍硬三度。

取脉法

1. 浮、中、沉取

（1）浮取

传统脉书上皆为"轻触即得"，但据笔者临床看，除轻触即得外，大多浮脉者会随着外感的时间延长出现不同程度的浮下，也就是浮脉从皮肤逐渐往标准脉线下降的趋势，故笔者称其为"浮下"，记载多成为：浮1、浮2、浮3，浮下4～30。

（2）中取

中取部位不一定就在皮骨之间的正中，一般来讲，在那薄薄的皮肉之间也不容易准确地确定中间点。那么依什么来确定中取的部位呢？这就要联系脉度了。当三指同时用同等力度下压寻找到最强脉力点的时候，即为中取的脉度（图2）。

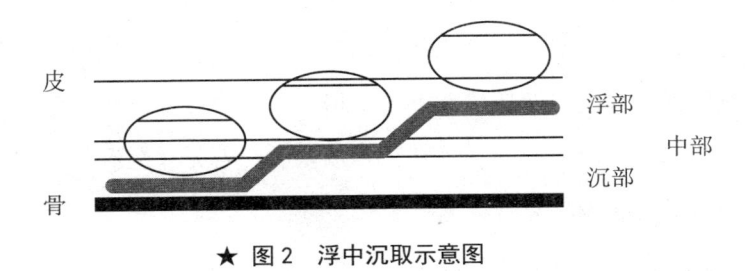

★ 图2　浮中沉取示意图

（3）沉取

沉取不一定非要按压至骨。中取不得，或者与标准脉度比较弱者，指头继续下压至中取力度，再下压至指下脉动减弱时，轻轻上提手指，至力度最强处，此段距离皆为沉取。当然也有指头按至骨，脉感仍然比标准脉度弱者，笔者称其为"沉弱"（相当传统脉诊所述之伏脉）即沉取至骨仍弱的脉感记录。沉而有力、脉长者为牢脉。

寸关尺反复推寻，尤其是对脉比较弱的患者一定要多次仔细地探究、审视，才能得出正确的脉象、脉度结论。

2．总按与单按相结合

（1）总按

三指平布同时均匀用力行浮、中、沉或上下逐层次取脉，多用于比较两手总体脉象强弱或浮中沉取时脉象形态。如孕脉、涩脉等。至数也在这一阶段来记录。

三指分别按浮、中、沉取的最强处，以不同指力同时取脉，这点尤其适合探索涩、牝、结代等脉时。

（2）单按

一个指头取脉，其他指头微微提起。根据各部与相应脏腑关系，对推测疾病发生部位、性质、轻重、症状和转归意义重大。

总按、单按、再总按，对重点脉象脉度要反复搜寻，否则有些患者存在的涩脉就难以感受出来了。

（3）力度

在指下的力度方面，往往看到有些同仁把脉的时候，手指忽轻忽重，这样很多信息都会丢失。笔者的要求是用力要缓慢匀速，在用力的过程中仔细体会指下的感觉。

（4）寸关尺的具体指法要求

在取寸关尺脉各部时，对各部都分别有不同的指法。如确定寸部是否弱沉，必须先总按取得标准脉线，然后抬起关尺手指，这时看寸部脉力最强点是否下移，若下移即为寸弱沉。关尺部位的弱沉则在总按以后，若无寸弱沉则以寸为标准点，以其余一个手指来测度关尺是否弱沉。

3．注意事项

（1）脉诊时间不能短。三部九候、举按寻需要我们反复求索，以谋求最准确的信息，短时间是完不成的。

（2）要严格注意寸关尺之间正确确定的间距。

（3）手指必须针对指下桡动脉高低合理平压，指力不能倾向手指任何一侧，否则会导致较多错误的弦脉。

（4）布指必须依据病人高矮、关部的定位定疏密。

（5）必须要用指目取脉，不能用指尖或指腹。

4．对正常脉的错误取法

间距不等（见附录三附图10）。

寸位不准，太过后移（见附录三附图11）。

中指侧偏（见附录三附图12）。

布指过密，压住了手腕第一条横纹（见附录三附图13）。

寸位不准，压住了手腕第一条横纹（见附录三附图14）。

指尖取脉，指距不等（见附录三附图15）。

指腹取脉（见附录三附图16）。

脉象与脉度

此内容在《王光宇精准脉诊带教录（一）》中已有，为了方便未购到该书的读者，特辑录到此。同时对原内容进行了极少部分勘误和增加，也有利已购该书同仁与后述加上的新研内容衔接。以下引用的原文皆选录于《濒湖脉学》，无特殊注释，不再作出处说明。

1．弦脉（阳中阴）

【原文】弦脉，端直以长（《素问》）。如张弓弦（《脉经》）。按之不移，绰绰如按琴瑟弦（巢氏）。状若筝弦（《脉诀》）。从中直下，挺然指下（《刊误》）。

【摘录】相类诗：弦来端直似丝弦，紧则如绳左右弹。紧言其力弦言象，牢脉弦长沉伏间（又见长脉）。大小单双有重轻。寸弦头痛膈多痰，寒热症瘕察左关。关右胃寒心腹痛，尺中阴疝脚拘挛（主病诗）。

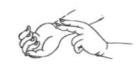

【个人体会】笔者对摘录所提到的内容经过多年的反复体验，加上不断的实践，并运用或针对科学仪器、实验检查出的疾病，反复在病人身上探索，才摸索体会总结出现在我提出的"弦"脉的脉象和脉度，并把其运用于诊断实践中，效果颇佳。笔者之"弦"脉包括有弦脉、牢脉、实脉、紧脉。因为此四脉皆似长脉，虽有不同但不易严格区别。导致本人病情诊断记录中，弦弦可单独存在，亦可与紧脉、牢脉、伏脉同在。笔者紧紧抓住不放的是摘录中的"左右弹"和"大小单双有重轻"。在笔者的脉诊方法中，能诊断出来的大部分疾病，基本都离不开"弦"脉。但其判断和确定标准已不同于先人之弦脉，虽如此，但此"弦"脉仍没离开古人之弦脉与相类脉。

【弦脉的确定】把手指置于寸、关、尺部位上，下压，当指目正中刚好无脉感时，手指两侧或者单侧出现不同程度的脉动，即称之为"弦"。理由是若将手指置于脉感最强脉位时，是难感觉出"左右弹"的（其他脉位例4、5部有时探某种病时则需要这样）。这种"左右弹"不是出现在三部脉的左右，而是出现在分部按压的寸、关、尺的左、右方向，即医者手指的两侧（图3）。

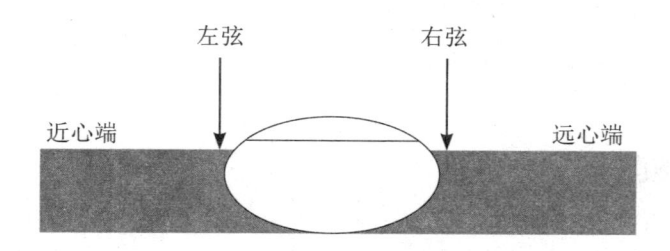

★ 图3 弦脉及左右弹示意图

【脉度（弦脉强度的确定）】脉的强弱各人是不尽相同的，而这不相同的脉度往往预示疾病的种类、患病的轻重的不同。古人云"大小单双有重轻"就是我上述体会之来源。弦脉脉度见图4。

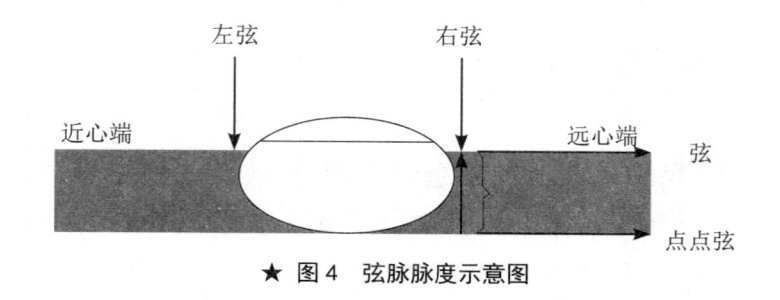

★ 图4 弦脉脉度示意图

发现弦脉后，依照与标准脉度（包括标准脉线或标准脉点）相比的强度（大小）记录当时的脉度感觉，便于分析病情。笔者将弦脉的程度由轻到重顺序表示为：①点点弦；②点弦；③点稍弦；④稍许弦；⑤稍弦；⑥稍略弦；⑦略稍弦；⑧略弦；⑨略微弦；⑩微略弦；⑪微弦；⑫弦。

弦的脉度应和指尖下标准中取强度的脉度相比。

有读者要问，薄薄的皮肉之间能感觉出这么多层次吗？人的手指感觉能像仪器那样精确吗？

问得好！我开始也只能感觉3～4个层次的脉度，长时间的训练、感受后，那不足1厘米的皮肉现在我的感觉好像是一尺。这就像古代人学习射箭，开始看靶子觉得很小，仿佛铜钱，随着不断的练习，渐渐地靶子好像竹筛那么大。

目前对弦脉的脉度分得更细了，在原有12层的基础上因不易用文字描述，所以以"＋""－"号来表示。例如，感觉脉度比点点弦强点，但又比点弦弱，我则用"点点弦＋"来表示。比点点弦还弱一点的我以"点点弦－"来表示。这样详细的脉度标识，对于我们讲述病人应有症状和程度的准确性及病情的轻重转归与仪器实验结果的吻合具有极大的意义。

【讨论】我之弦脉不完全同于古脉法中弦脉，应包括有古人之弦脉：端直以长似丝弦（阳中阴），紧脉：紧则如绳左右弹（阳），牢脉：以重按始得，似沉似伏，实大而长（阴中阳）。

【弦】素问言：弦来端直以长……池氏曰：弦紧而数劲为太过，弦紧而细为不及。代同父曰：弦而软，其病轻；弦而硬，其病重。脉诀言：时时带数，又言脉紧状绳牵。

对池氏、代同父、脉诀所言，濒湖认为"皆非弦象，今削之"。以上辑录说明祖先对弦脉的认识各不相同，而主病诗中所言："大小单双有重轻"，虽知重要，但又让人不知在什么情况下去感知。孰为轻，孰为重？"寸弦头痛、阳弦头痛"是发生在右寸，还是左寸或两寸，皆弦主头痛？祖宗之简洁文字描述往让人搜肠刮肚百思不得其解。多年的实践摸索促使笔者订立了上述弦脉的切脉手法、标准、脉度。并明确左寸右弦为头痛，而右寸怎么弦也不会发生头痛。至于"关,右胃寒心腹痛"，祖宗早将右关定为脾胃，此处所指可肯定为右关。具体操作：右关右侧点弦以下为胃黏膜少许糜烂，点弦则为糜烂性胃炎，点稍弦及以上为胃溃疡，而左弦者为不同

49

程度的胃炎。从而使"大小单双有重轻"有了明确的、可统一操作的程序。正因为我之脉法来源于民族祖先脉法，故从不敢言为王氏脉法。少数同仁认为此法脱离传统，无法辨证施治的观点吾实不敢苟同。

2. 涩脉（阴）

【原文】涩脉，细而迟，往来难，短且散，或一止复来（《脉经》）。参伍不调（《素问》）。如轻刀刮竹（《脉诀》）。如雨沾沙（《通真子》）。如病蚕食叶。

【摘录】《脉诀》言：指下寻之似有，举之全无。与《脉经》所云绝不相干。（体状诗）细迟短涩往来难，散止依稀应指间。

【个人体会】涩脉的确定，通常反映病者所患疾病已经较重，涉及的疑难杂症多。因此涩脉的掌握与否十分重要。能切脉准确发现涩脉者的诊断水平比不会摸出涩脉的人远远高出一个层次以上。而能切出极微涩脉并能结合其他脉象一起思考判断病情者，其确定、治疗连现代科学仪器也查不出之疑难"未病"的水平更可能达到顶峰。在时间稍长后西医才能发现、确诊的癌症结果，往令西医惊讶！这无疑继承和发展了中医的诊断水平。

【涩脉的确定】切诊出涩脉的感觉：其初来似细，渐而粗，突然重，似停顿，继而散。

终其感觉与《脉经》"短且散"或"一止复来"相同。故《濒湖脉学》所说：脉诀言：指下寻之似有，举之全无。"与《脉经》所云绝不相干"之言当非正确。当然，我也不完全同意"细迟短涩往来难"。对体质差、脉率快的患者，可有细迟短涩，此时涩脉脉度难定！而不会有往来难的感觉，更不会出现后世描述的脉率歇止。这种望文生义，将涩脉"一止复来"注释为"脉律不齐，时有一止"是不实际不科学的，是没有实践体会的揣测释意。不宜将"参伍不调"作为判断涩脉的广泛定义，此类患者除具有脉率参差错杂外，亦有"一止复来、短且散"存在（图5）。获取涩脉，必须要有一个安静的环境，医者宁心静气，全神专注于脉动的形态变化。"指下寻之似有，举之全无"正是形象勾画涩脉获取的难度。无论单按、总按，必须让指下感觉的脉动处于最强的中取脉位，除芤脉、涩脉同在外，一般稍举或重按，涩脉的感觉就会消失。

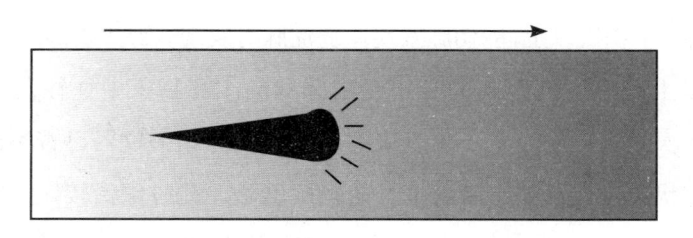

★ 图5 涩脉"短且散,一止复来"示意图

【脉度】在确定涩脉后,欲再确定其患病的部位,则必须实行单按,而要确定其脉度(尤其尺脉),则通常要使用总按。简言之:单按以确定部位,总按以确定脉度,寸涩则无法总按了。

那么涩脉的脉度又是如何确定的呢?在实践中的标准又如何去定立呢?

探寻涩脉的脉位,亦需要置手指于脉感最强的脉位。其短且散的"散"与"复来"的距离长短决定涩脉的脉度(图6)。

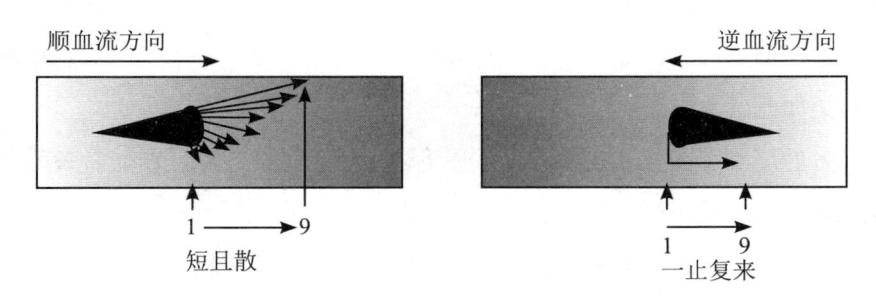

★ 图6 涩脉脉度示意图

由轻①到重⑩顺序:

①点点涩→②点涩→③点涩→④点涩＋→⑤点稍涩→⑥稍许涩→⑦稍涩→⑧略淫→⑨微涩→⑩涩。似点涩＋以下见下表。(大多仪器已查不出来)

能准确确定涩脉脉度,对判断病情的轻重、瘤体的大小、预后、治疗效果具有非常显著的意义。

【讨论】涩脉如按"如雨沾沙容易散,病蚕食叶慢而艰"去感受时,需注意与"微脉、濡脉、迟脉、沉脉"相区别。按"短且散"感受时,需顺血流方向去感受。而按"一止复来"去感受时,可顺血流方向,亦可逆血流方向感受,尤尺部涩脉可总按逆血流方向,关部涩脉可同中取寸关部逆血流方向感受。

涩脉的准确切诊非常重要,故言:能准确切脉发现涩脉者比不能切出涩脉者的诊

51

断水平要高出一个档次以上,能切脉发现微弱涩脉对发现、治疗"未病"意义十分重大。

点点涩以上是有不同距离的一止复来感觉的,在临床中往往发现随着治疗的进展,涩脉逐次减轻直到没有一止复来的感觉。虽然相关仪器已查不出,但是患者仍有轻微不适状况,此说明患者病情并未彻底消除,此时停治较短时间易"复发"。此时的脉象就没有"一止复来,短且散"。在指下那是一种什么感受呢,近三年有了新的比较成熟的感受,反方向感受时无复来感觉。按顺血流方向感受,脉从指下过、距离已达正常长度,但在血流通过全指时则有轻重不同的停顿感(粗大点),稍重者定为似点涩,稍轻者定为似点点涩。感觉其尾端粗大,笔者称之为"似点点涩"。而在脉通过全指时除尾端有明显的粗大感觉外,且紧贴指外有向上距离高度不同的跳动,笔者定无甚高度的为似点涩一,稍高点为似点涩,更高一点为似点涩+。

在实践中笔者认为此脉度已不足以描述病情轻重,例如点点涩,当感觉比点涩明显轻又强于点点涩时,笔者会在点点涩字样右上角打上"+"符号,反之比点点涩轻但又强于似点涩时,笔者会在点点涩字样右上角打上"—"符号。在弦脉,弱沉脉上也是如此。

涩脉各脉度实感图像(初学者先掌握上述由轻到重前5项,精研者参考图7)。

顺血流方向一指感受(短且散)—逆血流方向二指感受(一止复来)—顺血流方向一指感受(脉行长度正常,有粗大点,脉度在似点涩+以下时应用)。

图7基本表达了笔者现实对涩脉的真实感受,为了对患者负责,确定涩脉尽力不出现误差,在同一人脉上运用一指、二指、三指切一止复来时都应使用。

当到似点涩+以下时就不存在"短且散、一止复来"感觉了,尤似点点涩+以下只在脉长度合格时,在脉线某一点上有粗、向上凸跳的感觉,精细到如此地步决不是吹毛求疵,掌握它可观察从重到轻的治疗效果,癌症治疗不达似点点涩—5以下脉度就未达治愈效果,大多可能复发。切不出似点涩+以下脉度,靠脉诊就难发现萌发期肿瘤,"诊治未病"就成了一句虚言。将脉诊与望诊,问诊密切结合,尽力不产生误诊。

3. 浮脉(阳)

【原文】浮脉,举之有余,按之不足(《脉经》)。如微风吹鸟背上毛,厌厌聂聂

（轻泛貌），如循榆荚（《素问》）。如水浮木（崔氏）。如捻葱叶（黎氏）。

【摘录】浮脉惟从肉上行（体状诗）。浮如木在水中浮，浮大中空乃是芤。拍拍而浮是洪脉，来时虽盛去悠悠。浮而有力为洪，浮而迟大为虚，虚甚为散，浮而无力为芤，浮而柔细为濡。（相类诗）

涩脉脉度名	实感图		似点涩十以下	
	短且散（顺）	一止复来（逆）	脉度名	实感图
涩			似点涩＋	
微涩			似点涩	
略涩			似点涩－	
稍许涩			似点点涩＋	
点稍涩			似点点涩	
点涩＋			似点点涩－	
点涩			似点点涩－1	
点涩－			似点点涩－2	
点点涩＋			似点点涩－3	
点点涩			似点点涩－4	
点点涩－			似点点涩－5	

★ 图7 涩脉各脉度实感图

【个人体会】浮脉是一个常见脉象，但与此相似的尚有虚、散、芤、濡等脉。

【脉象】什么样的脉才是浮脉呢？我的体会初时似如水漂木，但是随着受凉外感时间的长短，浮脉是有变化的。

【脉度】受凉在 24 小时以内多为双寸不同程度的浮，当寸浮后关也较低脉度的浮起时，受凉多在 2 天以内。此后尺位亦浮时，受凉时间当在 3 天左右。记录为浮 1、浮 2、浮 3。由于受凉程度的轻重不同，浮脉力度亦有不同。脉虽浮，但绝不是最强脉力部位。那种认为浮脉是整个血管部位趋于表浅的认识，本人不敢苟同。因为虽然是浮脉，中取脉位仍在下部（图 8）。本人感受初感之时，浮脉无须轻按，稍触即得，次而关尺亦随之而浮。随着时间延长浮脉开始逐步下降，本人称之为浮下。随着浮下程度越低，可预计受凉时间的长短，记录脉度为浮下 4～30。随受凉程度的不同，虽不同个体同时、同环境受凉，其脉浮强度并不相同。

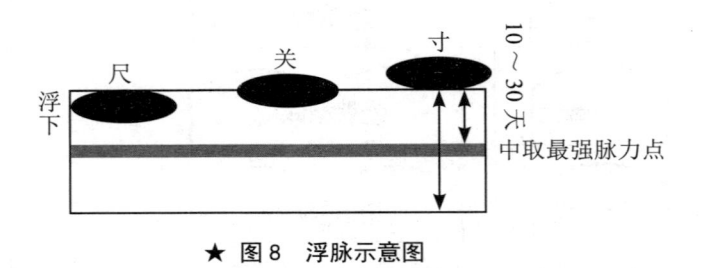

★ 图 8　浮脉示意图

同时应认真地将与浮脉相似的"虚、芤、散、濡"等脉加以鉴别，避免诊断错误，意义巨大。

虚脉——来势迟缓，脉体宽大，但举之无力，一息三至为迟。

散脉——大而散。有表无里，至数不齐，涣散不收，久病逢之，多难治。

芤脉——浮大而软，按之中央空，而两边实。虽其亦是稍按指端两侧动，有点类似我们的弦脉，但前者浮取时稍按即得，再按无。后者沉取到刚好指下无脉感止，才可能有单侧或双侧脉动。

濡脉——极软而浮细，轻手相得，按之无有。

【讨论】无论受凉时间长短，浮脉均应出现在中取标准脉度之上。那种注释为浮取显得搏动有力，下压就显得没有力量的说法，缺乏正确理论依据和实践的证实。而"如捻葱叶"更是强将芤脉当浮脉的错误之见。

而注释"浮脉属阳脉，多主表证。浮脉兼见迟缓，多见风为病。浮数并见多主风热。浮紧并见多为风寒。浮脉搏动有力，多为外感风热。浮而无力，又可见于血虚的里证。"的说法是符合实际的，这无疑是对我们对症治疗可以起很大作用的。我们探索浮脉浮下的时日，摒弃仅认为浮脉一定是轻触、轻取即得的观点，对治疗是有利、有意义的。

出现两指或三指浮脉，其中左关洪大浮较寸、尺高时，病人肝火旺易发火生气。有时寸、尺不浮仅左关浮更是如此，不能视其为受凉，应联系其他脉象，病况确定病情和治疗方案。

受凉（4～9天）患者，轻触浮脉逐渐减弱，舌苔逐步变为白、白厚，白苔表面变点薄黄。尤达10天以上者，轻触感觉不到浮，轻轻压一下表皮才得，即为受凉时间超过10天脉浮情况下移，简称浮下，仍应适量用解表中药。

4. 弱沉脉（阴）

【原文】沉脉（阴）：重手按至筋骨乃得《脉经》。如棉裹砂，内刚外柔（杨氏）。如石投水，必及其底。弱脉（阴）：极软而沉细，按之乃得，举手无有。

【摘录】沉脉法地，有源泉在下之象。《脉经》言缓度三关，状如烂棉者，非也。沉有缓数及各部之沉，烂棉乃弱脉，非沉也。弱脉为沉细应指无力之脉。主气血两虚，血虚脉不充，气虚脉无力。沉帮筋骨自调匀，伏则推筋着骨寻。沉细如棉真弱脉，弦长实大是牢形。沉行筋骨之间，伏行骨上，牢大有力，弱细无力。

【个人体会】沉脉非难寻也，实难辨也。虽此章节对沉、伏、弱、牢脉描述清晰，主病明白，但严格加以区分，实有一定难度。但它们有一共同点，即均弱而沉，且根据实践，沉脉不一定非沉行筋骨间才有诊断意义。例如分部诗曰："寸沉痰郁水停胸，关主中寒痛不通，尺部浊遗并泄痢，肾虚腰及下元悃"等。如右寸稍沉，我称之为弱沉，且右侧不弦时，病人原来多得过肺部重大疾患，如肺结核、肺炎、肺气肿等。而左关稍弱沉时，病人可时有胆囊炎的症状出现。但若其同时右侧又出现点点弦、点弦以上时胆结石多已经形成，时有疼痛。尺脉逐层下沉时，可出现不同程度的前列腺炎，泌尿系统感染，结石或下痢等。为了使自己和初学者容易掌握，笔者将此特点多相似、难区分的四脉突破有关概念统归于弱沉脉，同时也根据弱沉的层次与病情的关系，将各层次脉的强度定出脉度的命名，以便和病情诊断及其轻重划分产生明确的相关联系。需要坦诚地告诉大家，在统一四脉临床之时并没有剔除牢脉、伏脉的记载，因为脉的弱沉现象出现之时，部分病人又可出现牢、伏脉象，记载下来有利为其开方时特定药物的使用。此可说明笔者定的弱沉脉的确来源于传统，并不十分影响按传统脉象开传统药方。

【脉象】凡是低于标准脉度，即相当于低于中取脉动的状态，皆称之为弱沉，此弱沉为手指缓慢下压至不同层次上大多相当于标准脉点的最强脉动。不代表沉取，因沉者必近筋骨，另外沉取至骨但脉动强度仍达不到标准脉点时，可非常正常的、正确的、无须质疑地定为伏脉（图9）。

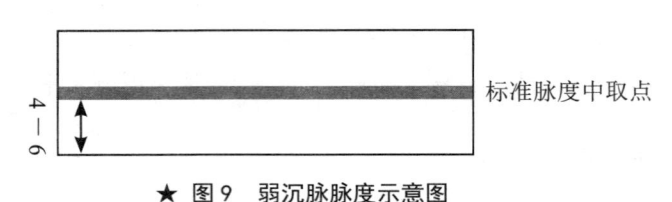

★ 图9 弱沉脉脉度示意图

【脉度】①弱沉；②较弱沉；③较极弱沉；④极弱沉；⑤极极弱沉；⑥沉；⑦沉弱（似伏脉，牢脉）。

【讨论】沉弱，即在沉取至骨时仍感脉动弱至不及标准脉度。包括"伏脉"（伏行骨上），"牢脉"（牢大有力）、"弱脉"（弱细无力）。除牢脉为阴中阳外，余皆为阴。

弱沉，比标准脉点的脉动强度稍弱，较弱沉……更弱，依次类推。

此弱沉脉已不是传统意义上的弱脉、沉脉，它包括了比标准脉点稍弱脉和伏脉、牢脉、沉脉、弱脉。

有同仁会怀疑，如此将四脉混为一谈，能准确判断和治疗疾病吗？笔者认为是可以的。但是必须与笔者感知的弦脉脉度、涩脉及脉度相结合。若能有机结合在一起分析和判断，准确率更高。

例如：右关，其主脾胃。病人能感知的是胃部的症状，当右关弱沉时病人已经患有胃炎。如上左侧（近心端）有点点弦、点弦、点稍弦、稍许弦及以上时，胃炎症状加重，但绝无痛感。从胃镜检查结果看也查的出为浅表性胃炎——充血性胃炎。但若在弱沉的同时哪怕仅右侧（远心端）发生点点弦脉度状态，此时就可能是小面积充血性黏膜糜烂性胃炎，在饥饿时病人会感到胃部隐隐作痛了。但右关若在上述脉度范围内，患者胃部有剧烈痛感时，多并非为胃溃疡导致的疼痛，而有可能是胆囊炎或胆结石引起（如胆汁反流性胃炎），此人多存在左关脉弱沉的同时右侧有不同程度的弦脉存在。但是无论右关左侧弦否，只要右关右侧弦脉脉度在点弦、点稍弦以上者，该人一定患上了较重的糜烂性胃炎或不同程度的胃溃疡，这时就与"关主中寒痛不通"吻合了，不同条件下胃部会有疼痛感发生。

在治疗上的指导意义，在临床上高血压、高脂血症等病症，在通常意义上讲应属阳病，附子使用量不得过大。然而当患者左寸弱沉，尺较弱沉以下，且手、足畏寒冬日怕冷时，适量运用阳药附子对患者无碍，且能迅速、显著地改善其某些症状，缓解病情，对高血压肾病患者尤其如此。

5. 促脉（阳），结脉（阴），代脉（阴）

【原文】促：来去数，时一止复来《脉经》。

结：往来缓，时一止复来《脉经》。

代：动而中止，不能自还，因而复动（仲景）。

【摘录】数而时止名为促，缓止须将结脉平，止不能回方是代，结生代死自殊途。促、结之止无常数，或二动、三动，一止即来。代脉之止有常数，必依数而止，还入尺中，良久方来也。

促：促脉惟将火病医，其因有五，细推之，时时喘咳皆痰积，或发狂斑与毒疽。（促主阳盛之病，促结之因，皆有气、血、痰、饮、食五者之别，一有留滞，则脉必见止也。）

结：结脉皆因气血凝，老痰结滞苦沉吟，内生积聚外痈肿，疝瘕为殃病属阴。

代脉：代脉之因脏气衰，腹疼泄痢下元亏，或为吐泻中宫病，女子怀胎3个月兮。

【个人体会】促、结、代脉有一个共同特点，在我们切脉感受脉动时，无论时间长短，总有脉动停止的现象。就好像在一条绳索之中，加上了一个结。开始切脉时我总将三者统称为结脉，但是三者之间确有区别，治疗方法与预后大不相同，因此我们应该搞清楚其脉象。

① 促脉：在指下多发生在中取部，在切诊中轻者可偶然发现（一二次，稍重次数增多）甚者发生次数频繁无规律。促脉为脉来急数，时而一止，止无定数。用听

诊器听诊心脏，促脉的"一止"不同于结脉，在两次脉动之间明显的少了一次脉动。

② 结脉：多发生在中取偏下，脉速较缓弱，止无定数，脉结之时，紧接在上次脉动之后，心脏的扩张、收缩几乎极无间隔时间就完成了，稍停一段时间后才开始发生下次脉动。而结脉间正常脉动次数不一，听诊器听诊时在第一或第二听诊区，可听到收缩与舒张几乎在极短时间内连缩完成，二区发生次数往往不相同。心电图可查出室性早搏。

③ 代脉：一般脉动感较弱，它决不会出现短时间内连跳两下而停的感觉，而是连续脉动后无任何感应的停一下。再启动脉动相同次数后，又有规律性的停一下。心电图可查出：窦房结或房室传导阻滞等问题，预后多差，但不是绝然无治。

【讨论】在实践中我多次发现促脉者多患反复发作的咽喉炎，运用清热除湿宣肺的中药治疗一段时间后，咽喉病情好转，促脉完全可以消失。此后若注意不再受凉或食用发物，就不复发。而用炙甘草汤时病情反而恶化，促脉者主阳盛之病。我见某医用炙甘草汤治疗一患者，5剂药后，扎脉、涩脉同时出现，该患者反卧床不起。复用大剂量多味清热、滋阴、活血药5剂，基本恢复，继续边用中药边上班，10剂而愈，促脉停，从此例即可证实切脉辨准脉象，才能下准药方，治愈病人，否则将事与愿违，雪上加霜。

结脉者的治疗比促脉者难度大，视当时情况开方，亦能治愈。但其治疗方案决不能等同单纯促脉者。

有代脉者，病情重，少数亦不表现濒危症状。本人在白血病病人身上多次发现过此脉，近期治疗一个脉动8次停一下的急性白血病患者，除此之外还同时有涩脉、扎脉出现。医院拒绝化疗，我用中药治疗也只维持了3个月。但对另一急性白血病患者李某，医院认为半个月内必死，只发现了扎脉、涩脉而无代脉，本人用中药治疗活了一年零四个月。2010年治疗的一位81岁老太太，脉二动一止，服中药10剂代脉消失，病情显著好转，自做饭无大碍。对此古人云："四十一止一脏绝，四年之后多亡命。三十一止即三年，二十一止二年应。十动一止一年殂，更观气色兼形证。两动一止三四日，三四动止应六七，五六一止七八朝，次第推之自无失。"这对有此类脉者预后不乏意义，但发展至今环境变了，认识亦有变，使用中药治疗倒往往导致古人所录之"次第推之自无失"规律发生极大变化。

6. 浊脉，硬脉（阳）

【四诊抉微】浊脉者，腾涌满指，浮沉滑实有力，不似洪脉之按之较阔，实脉之举之减小，滑脉之往来流利，紧脉之转索无常也。浊脉为禀赋昏浊之象。

【个人体会】我感知的脉象理念不知如何命名，翻阅有关手头脉诊书籍亦无类似记载。无奈之时，仍用"濡"脉代之。但濡脉与之不同。授徒14人无人纠正，后授两徒陈嘉彬、刘超月余，二人认为与浊脉相似，查之近似，心窃喜，言外露，谢二人，真教学相长也。

【脉象】见图10。

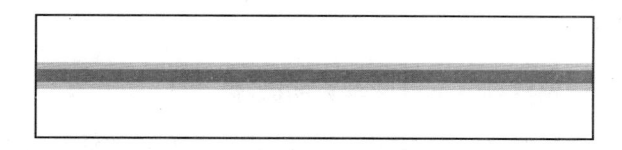

★ 图10　浊脉脉象示意图

（1）浊脉

此种脉象的指下感觉是在总按时，似有一脉动主流现于指下，其两侧似又有比主流强度较弱的血流，似缓似黏黏乎乎的跟进呈"禀赋昏浊"之象。与实、洪、滑、紧脉不相同，类似江河主流之旁又有浊流跟进，故称之为浊脉比较恰当。

（2）硬脉

某些年岁较高或老人中，取其脉如按在硬变后的软塑料管上，隐隐挺指，其脉管硬度显然高于常人。查书未获此类脉象，暂时取名硬脉。

硬脉也有脉度的差异，暂时以点点硬、点硬、点稍硬表示脉度的差异。而浊脉与硬脉多同时出现，近些年已经成为较常见的脉象。有此脉象者，多患有原发性心血管疾病，如原发性高血压病，其血三酰甘油、胆固醇，血黏度呈现不同程度增高。我发现的最小年纪患者仅21岁，血黏度、三酰甘油、胆固醇均显著增高。亦有浊脉单独显著者，血压大多不高，此类病人血检时多血脂中三酰甘油增高，高密度脂蛋白下降，低密度脂蛋白上升。但血中查出胆固醇不一定超标。

而单独出现硬脉者，虽然血压升高，但血中三酰甘油通常正常，但胆固醇超标。近来有一位47岁的女性患者，切脉发现有硬脉，血压160/100mmHg，嘱查血脂一组，结果胆固醇为 5.43，超标，三酰甘油正常，高密度脂蛋白为 1.83，反超正常最高值。

因而切诊探知浊脉与硬脉的存在为发现心血管疾病和相关疾病提供了较明确的证据。对此类高血压患者，在老师们讲到降压药时就对咱们学生说：降压药依病情，血压高低不同使用降压药或剂量有所不同，但需终身服降压药。现在西医观点仍基本如此，但我现在冒着必遇质疑的局面真实地告诉大家，能切出硬、浊脉及其脉度和实施超越现行治疗此类高血压性心脏病药物治疗方案时，大多可治愈此疾病，免终身服用的降压药。

7. 变脉（阴）

要写此脉我自然想提到《濒湖脉学》的微脉。

【原文】微脉，极细而软，按之如欲绝，若有若无《脉经》。细而稍长（戴氏）。

【主病诗】气血微兮脉亦微，恶寒发热汗淋漓。男为劳极诸虚候，女作崩带下血医。

【分部诗】寸微气促或心惊，关脉微时胀满形，尺部见之精血弱，恶寒消瘅痛呻吟。（微主久疟气血弱，阳微恶寒，阴微发热。《脉诀》崩中日久肝阴竭，漏下多时骨髓枯）。

【个人体会】临床中多次发现有患者的脉度，在安静无任何外界影响的情况下，忽强忽弱。强可致较弱沉脉度，弱可致极极弱沉地步，以致在记录该脉时无法确定其脉度。在脉象上有点类似微脉的"若有若无"。在主病下面，又多与微脉的主病诗描述类似。故以前我勉强将其作微脉对待。但与浊脉早先我定为"濡"一样，实乃无奈之举。因为此脉绝不等同于"微脉"，它的脉度虽是忽强忽弱，但不是若有若无，而是处于相对的较稳定状态，更无"极细而软，按之欲绝"的境地。它脉体较宽，哪怕是在极极弱沉时亦可基本趋相应脉度的强度。

针对此脉"忽强忽弱。强可致较弱沉脉度，弱可致极极弱沉地步，以致在记录该脉时无法确定其脉度。"故定名为变脉。

对变的认识，加上有可能同时出现的如涩、浊、弦脉。通过综合分析就容易确定病情及治疗难易程度，在临床上具有一定意义，根据我多年的临床体会，患者出现变脉多出现在尺脉上，应与其元气的亏损有关。

8. 芤脉（阳中阴），虚脉（阴）

【原文】①芤脉，浮大而软，按之中央空，两边实《脉经》。中空外实，状如慈葱。②虚脉，迟大而软，按之无力，隐指豁豁然空。

【主病诗】①寸芤积血在于胸，关里逢芤肠胃痈。尺部见之多下血，赤淋红痢漏崩中。②脉虚身热为伤暑，自汗怔忡惊悸多。发热阴虚须早治，养营益气莫蹉跎。血不荣心寸口虚，关中胃胀食难舒。骨蒸痿痹伤精血，却在神门两部居。《脉经》曰："气来虚微为不及，病在内。曰：久病脉虚者死"。

【相类诗】中空旁实乃为芤，浮大而迟虚脉呼。芤更带弦名曰革，芤为失血革血虚。

【个人体会】芤脉出现时患者病情多重，因而在它出现时，医者定要综合诊治不敢懈怠。芤脉一定要与浮脉区分开，否则有可能延误病情，耽误治疗。然而芤脉极易与虚脉混淆，导致用药失当！在指下两者皆有"浮"的感觉，但比浮脉宽，且不像浮脉指肚按下去仍有本脉存在。芤脉稍按指肚下就没脉感了，反在指头两边同时有向上跳的感觉。虚脉稍按仍有微弱脉动，再按指肚下脉感消失，往在指头近心端出现脉的跳动感，同时虚脉脉率数往小于每分钟60次，芤脉脉率次数多于每分钟60次。

有的具有芤脉患者，同时舌上完全无苔，体阳似欲外越，但若温中且下引阳气入肾，则苔复病症缓解。

七部脉法各部对应人体具体部位

七部脉法各部对应人体具体部位见表9。

★ 表9 七部脉法各部对应人体具体部位

部位	七部	三焦	具体器官
头、胸	寸部	上焦	左寸：心、脑、脑血管、鼻、眼、耳。右寸：肺、脑
颈	四部		颈椎、上肢、手。血糖。颈部相应器官，例如：甲状腺、咽喉、乳腺
上腹	关部	中焦	左关：肝、胆、胰、胸主动脉、胸骨髓。右关：脾胃
腰	五部		腰椎、腰椎间盘、腰肌、部分胸骨、腰骨髓

（续　表）

部位	七部	三焦	具体器官
下腹	尺部	下焦	泌尿系统、生殖系统、肠道（左尺为小肠，右尺为大肠、直肠）、肛门
下肢	六部		下肢、膝关节、臀
足	七部		足、趾、踝关节

注：寸部（第一部）、关部（第二部）、尺部（第三部）

各部切诊

在本条中我将逐部介绍寸、关、尺等各部切诊时可出现的具体情况，以及相对应出现病人可能直接感受到的各种症状。当我们在不问诊前综合切、望、闻所获信息，能准确说出患者症状时，患者的首肯实际上就在检验我们诊断正确与否，包括切、望、闻施行的准确程度及我等综合分析判断能力。此后的不问先讲并非为卖弄自己技术，而是排除问诊时病人非主观性的诱导，如其言胃部疼痛，不会切脉者可将部分胆囊有病向胃部放射之人当胃病诊治，当然也有胃、胆同时有病者。讲述症状后随将向患者讲明其病的病名，这时有的患者会拿出已作检查的结果，当完全吻合时病人对医者的依从性将显著提高。中医的科学性、神奇性将展露无遗。而当少部不吻合甚至错误时，将给我们反省、仔细研究、再提高的鞭策力。我从不敢故步自封，只有在老老实实继承中医祖先宝贵遗产前提下，不断深入研究、不断提高我们的诊疗技术为群众排疾解难，古老的中医诊疗技术才会焕发出更灿烂的光芒。

在下面汇报中我也将近两年的对寸、关、尺部新体会糅合其中，另外将其他后发现有诊治意义的四部即颈（四部）、腰（五部）、下肢（六部）、足（七部），按从头至足的顺序续于原各部之后，总称为七部脉法。有关糖尿病的切诊办法，实践病例已经很多了，尤其是对血脂高、血糖也逾越临界值的临床治疗具有显著意义，也附在七部后让我们一起去实践。

由于本脉法来自于个人对濒湖脉学的学习、研究与实践，而濒湖脉学是李时珍老前辈对古脉法的系统继承与研究，因此本法与古人脉法联系较紧密，因而在有利于诊断的同时，也有利开方治疗，本人弟子中有机地将此脉法运用于临床诊断与开方治疗者已不乏其人，言此不为炫耀，只为鼓舞读者信心，共同继承、深研、发展、发扬我中华民族中医药技术，造福于广大人民。

1. 寸部

（1）左寸

寸口脉法之左寸，祖宗认为主心，囿于当时解剖学、生理学等学科研究的滞后，导致发生"心主神明"的认识，应该体谅。但现实研究，包括本人的体会，左寸脉的变化涉及心脏、血管、脑部，甚至包括人的意识、内分泌状况。从这个层面讲，左寸的"心主神明"的功能基本正确，因而对中医祖先的认识的确存在一个继承并同时提高的过程。攻其一点，不及其余那不是对历史的正确认识态度，实不足取。那么左寸脉象、脉度可能发生什么样的变化，每种变化与有关疾病及其转归又存在什么样的关系呢？如果把这之间的状况有机联系起来，并经现代科学仪器不断证实，那么展现在我们面前的将是一种更新、价廉、神奇的方法，祖国中医脉诊技术和学术理论将向前大步迈进。在这方面我作了一些工作，也取得了一些令人振奋的进展，下面我来具体讲述给大家参考，以求抛砖引玉之效果。

① 体验一：左寸与睡眠状态的关系

左寸近心端，以下简称左或不写，按我弦脉确定之法，以其强度即脉度，可分为点点弦、点弦、点稍弦、稍许弦、稍弦、略弦、微弦、弦，八个脉度。当熟练掌握后，针对每个脉度而言，我往往有稍强一点但又不及上一个脉度的感觉，记录时我会在该脉度右上角作上"＋"的符号。反之，感觉稍弱但又比下一个脉度强时，我会在记录该脉度的右上角作上"－"的符号（其他脉象脉度记录也有此类似情况，不再赘述）。如此更能准确描述病情、指导用药，并非画蛇添足。

有点点弦者、睡眠基本正常，偶尔做点梦，醒后多记不到梦境了。这不能囊括所有诊疗对象，有时我切诊后述其梦少难记时，病人立即言此不对，主动反映梦境多，且有噩梦出现。同为点点弦脉象怎么梦境迥异呢？我认错后百思不得其解。近两年来才发现此脉象、脉度患者的梦境与颈椎有患关系密切，尤第二、三颈椎歪曲者，采取相应治疗达正位后，就可印证前述状况了。但同时发现似点点涩脉出现时则梦境会发生变化，即偶尔会做噩梦。点弦患者会有间断短时梦境出现，醒后在短时间内可述梦境如何。但是当左寸弱沉时，此人弦脉虽同样在点弦及其以下脉度，但其梦境状态则不同了，表现夜夜都有梦，甚至偶尔做噩梦，醒后梦境记忆犹新。因左寸弱沉时心脏多已有相应疾患。有点稍弦者，梦增多醒后能记得梦境，但时间稍长就难记清大部分梦境。稍许弦、稍弦患者梦多或难入睡、易醒睡眠质量差，醒后梦境如何能较清楚地叙述。略弦以上者，噩梦连连，时梦呓，有时出现大叫惊醒，体出冷汗之状。

上述点稍弦以上患者，若脉率在每分钟 80 次以上者，随脉率的增加，心慌发生的次数和时间与脉率数成正比的关系，与气虚、气滞亦成正比，确诊病情后开方疗病时，提示我们要作相应补气、行气、活血化瘀等治疗。

② 体验二：左寸与脑部病症的关系

左寸远心端，以下简称右。其脉度可分为似点点弦、点点弦、点弦、点稍弦、稍许弦、稍弦、略弦、微弦、弦。

似点点弦者，其左寸右侧在指肚下脉动无感觉时，依稀有极微弱跳动，似有似无，指稍压即无，正确判断必须在指肚下压至脉动刚无之时的感觉，否则虽指肚下脉动无，实已过，切记。此类患者多可出现白天头部感觉昏昏然，记忆力减退，暂时性遗忘或偶尔出现极少次数的轻微头痛，脑电图不对称，脑血流图正常或稍有单侧血管少部供血不足。此类患者多有滑、浮脉同时出现，经解表、祛头风往往可解除症状。

点点弦者有较少次数的轻微头痛，点弦者头痛次数增多，此类患者往往可出现脑血流图不对称状况，经辨证治疗，如解表、祛湿、通络、祛风而治愈。少数患者虽有定点头痛发生，但并无左寸右似点点弦、点点弦脉象、脉度出现，以前让我百思不得其解，近两年发现颈椎点弦时（尤第 2、3 节颈椎）可出现上述症状，当扶正时颈椎点弦脉消失，头痛亦停，病人瞬间自感头部清晰。

点稍弦者，头痛感明显，无需提示即言头痛，大多数患者伴有不同程度失眠状况，按点弦者治疗方案可奏效。但时日延长，有一部分患者无效或不明显，此类患者多同具涩脉，浊脉，部分患者寸部脉出现分叉，当另论。

稍许弦、稍弦者，头痛明显，发作次数增多、增强，按点弦者治疗方案难奏效，需引起重视，仔细用多种方法给予明确诊断，临床需要具体辨证施治。少数脑瘤患者就有此脉出现，并伴有涩脉，灰舌苔，故不可忽视而致延误病情。

略弦以上者，头痛欲裂，危矣！脑血管痉挛者，头疼剧烈，有轻度涩脉，问之不语者有之，脑血管外因所致出血者有之。初时可有犰脉，但无涩脉，中后期才出现。脑出血昏迷者有之，多伴有涩、浊、硬脉。

反而脑瘤患者有涩脉而未见此弦脉脉度，但脑瘤患者可出现脑部占位性病变引起的头痛或精神状态失常，可能为病例太少未遇到之故。此类患者病情凶险，仅用中药治疗难控制，多需中西结合救治，后期治疗可以以中药、理疗为主，此乃本人一孔之见。

③ 体验三：左寸与心血管疾病关系密切

当总按出现不同程度浊脉，左寸左右点弦强度时，患者血脂一组、血黏度会出现一定程度异常。似点点浊时血脂检查结果多在正常指标内，但逐向临界值靠拢。点浊时三酰甘油略超标，强度在此上同时有硬脉时则三酰甘油、胆固醇超标，高密度脂蛋白数下降或低于正常值下限，低密度脂蛋白上升，血液黏度上升至异常或偏高水平。

时珍曰："濡脉，极软而浮细，见于寸部，现阳气亏虚。洪脉，指下极大，来时拍拍然，如洪涛拍岸，来盛去衰，主阳盛血虚。实脉，浮沉皆得，应指幅幅然。指其脉体宽大，为阳火郁成，我上书之浊脉实与上述三种脉象有相似之处，无师承教诲，不知定何为好，难也。"我之感觉其脉在中取之时，主导脉细，但两侧同时有强度弱，且有些黏黏糊糊脉动相伴而行，中央主线细，加两侧脉动又呈宽大脉体，既不一定浮，也不一定沉取，实中取而得。临床治疗上滋阴、温中、补肾、降火措施往疗效甚佳，虽无明确定义标准，但其结果屡与上述。经与陈嘉彬等弟子探讨，特定脉名为"浊"。

总按或单按左寸，当指肚感觉脉硬挺指时，此脉本人暂定为硬脉。查濒湖脉学未见与此相同之叙述，此脉之形成估计为现代医学认识的属血管壁胆固醇含量增高而致硬化相似。故有此脉者，无论血压高低与否，心血管疾病已上身。此类患者心率快，脉有力者往血压高过正常值。而心率正常或稍慢力弱者，血压反较正常，其中大多因服用降压药量大或心功能差造成，此类患者血压可大致正常，但大多脉压差偏少，甚至低于30mmHg。

同时具有浊、硬、涩脉者，血检血脂一组结果异常，预后：心率快血压高者易致脑溢血；心率正常或稍慢、血压偏低或正常、脉压差低于30mmHg的患者易出现脑梗死或心肌梗死。

④体验四：左寸与高血压肾病的关系

对高血压病患者，西医大多认为只能终身服用降压药。（少数同时服用降脂、降胆固醇的药，疗效多缓慢难见显效。）长时期服用的后果：

一是不能从根本上解决此类心血管疾病。

二是稍有疏忽如忘记服药、在没认真观测血压时乱服药，都可能造成异常现象发生如脑出血、血压过低昏厥等。

三是长时期用降压药维持用药，左寸与其他部硬脉、浊脉越来越重，致三酰甘油、胆固醇越来越高。甚至尺脉也趋弱，涩，下肢水肿逐步加重，尿液检查可出现尿蛋白、肾功能检查出现肾功能衰竭等异常，西医称之为"高血压肾病"。而肾病如尿毒症引起高血压则称"肾性高血压"。这类疾病他们基本上是无甚办法了，只能继续行降压，抗感染透析等对症治疗。但运用中医、西医理论，实施相应中药治疗，往往获得相当满意的疗效。

病例1：余某，女，71岁。

[诊断记录] 脉浮2，脉搏每分钟72次，脉点稍浊、点点硬，左寸点弦、点涩，关弱沉点弦右点点弦，尺较弱沉点涩，腰点点弦。右寸点弦+，关弱沉右点弦，尺较极弱沉点弦右点点弦点涩。颈点点弦，腰点弦，五部点弦。血糖点稍高，苔根白点厚，舌质紫，舌下静脉点稍显+、末梢有较多瘀点。悬雍垂水肿，咽部下有一个滤泡，其右侧边缘条状肿。下肢点稍肿。测血压第1次为132/72mmHg，第2次124/64mmHg。

[初步诊断] 高血压性心脏病（高血病），发生心、脑梗死可能性很大；胆囊炎伴小结石；充血性胃炎黏膜性糜烂；高血压肾病；糖尿病待查；颈椎骨增生、腰椎侧弯；咽炎；痔疮。

老人家听完后很高兴地说："是的、是的、是这样的……"此人用中药治疗不同于西医，以治心血管为主，对肾治疗为次，病人症状改善较快，检查结果逐次改善。

用中药治疗前后其肾功能检查结果如下：

● 治疗前（2009年7月11日～9月7日）：肌酐134.1（44～106μmol/L），尿素氮11.25（1.8～7.1μmol/L），尿酸553（90～420μmol/L）。

● 治疗后（2009年9月28日）：肌酐114.6（35～97μmol/L），尿素氮7.59（1.7～8.3μmol/L），尿酸427（124～420μmol/L）。

血脂检查也逐次下降。

[诊断记录] 脉搏次数每分钟62次，点点浊，左寸点点弦，关弱沉点点弦，尺弱沉点点弦。右寸点点弦，关弱沉点点弦，尺弱沉一。苔根中部点点黄，舌下静脉根部点点显末梢有2～3个瘀点瘀丝少。血压154/82mmHg。

老人自感原心区闷痛，下肢无力，睡眠差……症状消失，对治疗很有信心。

病例2：童某，男，42岁。

因不明原因头晕，失眠，多梦，精力差，难以坚持工作，而入我市某医院住院。历时半月余，治疗进展不大，诊断为：自主神经功能紊乱，出院次日由其严姓朋友介绍找我诊治。

[诊断记录] 该人总按脉点点浮、点硬、点浊，左脉寸稍弦，关弱沉点弦，尺较弱沉。右寸稍许弦，关点稍弦，尺弱沉。苔根中部黄厚，舌前有较多红点，舌下静脉点稍显，末梢少许瘀点。咽部充血有滤泡。

据此我叙述症状如下：多梦，睡眠质量差，常感头晕，精力差，食欲差，受凉15天以上，咽部不适，干咳无痰，小便有尿等待、尿不尽现象，脚部睡觉难暖和。

[初步诊断] 慢性咽炎；前列腺炎；痔疮；浅表性胃炎；心血管疾病，血脂高，血液黏度异常。

病人听完后的评价与补充：前述症状完全正确，后述1～4项诊断也没有异议，但住院半月，没说我心血管有问题，医院主治医师解释与诊断为：自主神经功能紊乱导致梦多、头晕、精力差……

我言：无须争论，请查血脂一组和血液流变学试验。

间隔一日，其拿来市中医院化验结果。血脂6.8；血黏度中度异常。与我切脉之初步诊断完全吻合，医患均满意。

中药辨证施治，5日后症状大为减轻，20剂药后再查血，结果血液黏度大致正常，血脂有所下降，继续治疗痊愈。

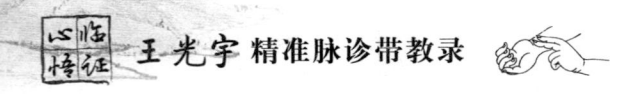

（2）右寸

右寸，濒湖脉学言主肺，言虽简但出自祖先之口，实属不易，如今视之亦正确无误。然经实际多年考证，并经现代医学和仪器不断校正，本人认为其诊断疾病范畴应具体化，并需言明右寸主肺亦主脑为宜。

①主脑

除极少数病人外，当出现右寸近心端不同程度的"弦"时，患者多出现脑部不同程度的头晕现象，本人言右寸能主"脑"理由即出自于此临床发现。

点点弦时，绝大部分患者感觉不到头晕，极个别患者偶尔有时间上极短暂头晕现象。

点弦之时，患者可偶尔在24h内出现瞬时、次数极少的头晕现象，只有极个别患者自我感觉没有头晕的症状。

根据弟子杨小桥观察：当测量患者血压偏低或脉压差低于30mmHg时，虽然患者只有点点弦、点弦脉度，但其可出现明显的、常发生的头晕。

点稍弦者，时感短暂头晕，尤蹲下后再起立时感觉尤为明显。

稍许弦者，头晕次数增多，持续时间延长。

稍弦者，头晕更甚，发作频繁，对日常工作、学习、生活会带来较大影响，表现精神萎靡难振，晨起工作已无精打采。

略弦已上者，彻夜难眠，白天昏昏欲睡又睡不着，表现为西医所言自主神经功能紊乱现象，很难或已不能维持正常工作或学习。

总之，右寸近心端出现点点弦、点弦、点稍弦、稍许弦……时，可出现次数多少不一、时间长短不一的头晕症状。此类患者的头晕与患其他多种疾病之一相关，如心血管病、急慢性咽喉炎、颈椎病等，当消除原发因素后，头晕现象消失，无须使用地西泮等类似药物治疗。我们发现此类情况时，当五诊合参，过细诊查病因，消除之，不能以自主神经功能紊乱之语一言以蔽之，误人病情徒增烦恼。与颈椎前三节弯曲亦相关密切，此类病人当解决颈椎前三节弯曲时，大多头晕症状迅速消失。

病例1：赵某，男，45岁。

沙市某办事处处长，在我市某医院住院治疗，诊断为自主神经功能紊乱。治疗无效，无奈出院，头晕症状未减，出院次日找我诊治。

[诊断记录] PE：脉点硬点浊，P8，左寸稍弦，关弱沉点弦，尺弱沉。右寸稍弦，关点弦，尺稍弱沉。咽部充血有滤泡，舌苔根部稍黄，舌中前部红点较多而色暗，舌系带下略肿，舌下静脉稍显。

[初步诊断] 慢性咽炎；前列腺炎；痔；胆囊炎；心血管疾病，血脂血黏度异常。

据五诊结果叙述症状，病人言正确。

以中医辨证施治，开中药10剂，增元液10天量同服。1个星期后带来4人让我诊治，并言头晕等症状已消失。该人办事处书记讲："他以前上班就趴在桌上，现在快活了啰，唱进唱出的。"

病例2：苏某，男，22岁。

武汉大学学生，现在本市公安局工作。

上大学三年级时，日夜难眠，神昏不清，无法学习，服地西泮亦无效，欲休学治疗。返家后找到我给他诊治，其右寸略弦，与上述右寸略弦项下症状相符，究其根本病因为"慢性咽喉炎"，开中药5剂，在家服用，5天后症状控制，复开5剂带回学校服用，圆满完成学业。

②主肺

右寸主肺，千真万确，但需细化。气管炎，支气管炎，肺炎，肺结核，肺癌均可通过对右寸的脉诊初步探明。脉诊非但不虚，而且经过细化后，使这门古老的脉学焕发出了更灿烂的光辉。

右寸远心端即我通常标的右侧，发现不同程度的弦时，通常才与"肺"相关。

右寸右点点弦、点弦时，多因受凉而致患气管或支气管炎，大多有咳嗽或频繁咳嗽、咳痰等现象。

右寸右点弦以上到点稍弦以下脉度时，除有咳嗽症状外，听诊肺部往可发现湿啰音，亦可同时闻及干啰音，此患者已患轻重不同的肺炎。

右寸右点稍弦以上到右稍许弦以下脉度时，不管其是否有咳嗽咳痰现象，均需拍片查痰，因已患肺结核需确诊以及时治疗，而今几次发现右寸右侧比点稍弦强，但比稍许弦弱时，我怀疑为肺结核者，胸透西医诊断为肺炎，拍片即确诊为一型结核，行抗痨治疗痊愈，故提请大家对此类比点稍弦还强的患者的注意，千万不可掉以轻心。

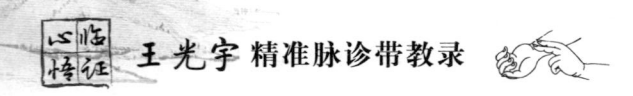

右寸右稍弦、略弦及以上者，肺结核病情已较重了。

右寸右稍许弦以上，单按右寸又具有涩脉者，可说明该患者已患上肺癌，需催促病人或者其家属去确诊，以赢得及时治疗的宝贵时间。钱如粪土，生命宝贵，千万不要消炎治疗，赚钱而耽误病人生存下来的机会。

右寸发现弱沉脉其右侧并无弦象者，这类患者应有曾患过肺部较重或重大疾患病史，例如，支气管哮喘、肺炎、肺结核病史。

病例1：患者王某，男，4岁；患者朱某，女，35岁。

两患者均有右寸右点稍弦强的脉象，因次于右寸右稍许弦的原规律，又不像肺炎症候，但都有神疲力乏之症状，因而我均怀疑患上肺结核，故在"初步诊断"肺结核病名后打了个问号，嘱患者家属及时拍片确诊。

无巧不成书，王某在某医拍片诊断为肺炎，复嘱持该胸片到市结核病院找专家确诊为一型结核。而近日朱某亦同样结果，先胸透诊断为肺炎，我脉诊后不同意该诊断，复又去该院拍片，确诊为肺结核。

病例2：患者张某，男，58岁。

该员随其爱人严某来我处，切脉为右寸右弦，初步诊断为肺结核，我未开方，直嘱去结核病院确诊。9天后严某登门叙述离后经过说："从离开你家门后，他就骂你'什么医生，我没有痰，又不咳嗽，说我得了痨病？'但我们几姊妹劝他说，王医生不赚你分文，他的脉摸得准，你还是查一查好。"

他俩到市结核病院一查，严说："医生看了检查结果后说，肺癌，你最多能活7个月。"我听其无端背后骂我，已是气愤，此时忍不住了，大声说：肺结核，不是肺癌。严不怪我，反接着说："是的，我们又到武汉同济找专家，又查了一通，结论还是肺癌。检查费两地累加用了几千元，最后一博士生导师把相关检查资料看完后说："虽满肺病灶，但不是肺癌，是粟粒性肺结核。"抗痨治疗后病愈，时过4年有余现仍存活。

病例3：患者汪某，男，48岁。

右寸右微弦。初步诊断：肺结核。每吐一口痰均带血丝，子午潮热，拍片确诊为六型结核，行一二线用药，同时服用中药制剂"增元液"。6个月后拍片病灶钙化。

病例4：患者李某，男，63岁。

右寸右弦，单按右寸点稍涩。我对其讲："我不用药了，下午请直接到胸科医院去就诊,你不是你处卫生院诊断的气胸,但肺部确有重疾。"当时不敢也不愿直言是肺癌。

几天后其女找我说:"谢谢您,王医生,那天下午按您嘱咐去了胸科医院,检查后确诊为肺癌。"

病例5:患者彭某,男,43岁。

右寸弱沉点弦、右点点弦、似点点涩,右寸脉分叉……血压110/80mmHg。鉴于其右寸弱沉右点点弦我先言:你原来患过肺结核……他回答:"是的,1985年我患过肺结核"。(此患者其他情况以后还要谈到)

病例6:患者张某,男,36岁。

右寸弱沉点弦点涩,初步诊断之第1项为肺癌。当我讲述完毕后,小张掏出了在武汉某医院CT检查报告书(2009年5月1日,住院号1075303),报告意见为:右上肺肿块影,多考虑肿瘤性病变;双肺多发小结节影,多考虑转移;左下肺泡性肺气肿。

2. 颈部(四部)

(1)颈椎

颈椎的切诊部位在左右寸、关之间,单用食指缓慢平压。可以从以下情况判断:

①右点点弦时多为颈椎骨质增生,少数患者亦有颈椎点歪现象出现。

②右点弦或稍强点脉度时为颈椎侧弯。多为向对侧弯,如在右手颈椎点切得此脉象、脉度,颈椎向左侧弯。少数人则向同侧弯曲。此类患者多有发作次数较少的同侧上肢或手发麻现象出现。

③右点稍弦以上者,除颈椎有侧弯现象外多有椎间盘突出病症出现。此类患者手、上肢或肩部可出现发麻、疼痛甚至肌肉萎缩情况。

④自诉或曾被诊断为肩周炎的患者,多为前②、③项所述病情导致。当将其颈椎牵引复位后,其症状即刻消失,再切其该脉点时病脉不复存在。

⑤颈部出现涩脉者,应关注在此部位已出现肿瘤,如:甲状腺癌、咽喉癌、食管癌等,喷门癌,鼻咽癌。

（2）血糖

这里需要特别说明一下，在 2009 年 6 月前，我从不掩盖本人无法通过切诊发现血糖高的情况，在 2009 年 6 月 13 日山东济南的学习班上，我就自行讲到自己的不足。演讲中途休息时，青岛的韩医师主动找我说，他能摸出血糖高，并愿告诉我。我深受感动立即回答非常想学。韩医师 3 次主动找到我住处，但因我处人多，未交流成。15 日我起了个早床登门找到韩医师求教，同室尚有 3 人，韩医师一点也不保守，当众将其方法讲出来，现将韩医师教授内容汇报如下："在血糖高的人左手的左寸与左关之间（A 区），表皮以下血管之上有一块死肉，具体操作方法：食指中指轻触寸关部皮毛，再上扬后轻轻下降，手指平伸去感受（A 区）有一块高而不动的'死'肉。"

恕本人愚钝，回来后在糖尿病人该部位，我认真反复按韩医师的方法去体练，但没有这个资质与天分感受出来。失败的我并未气馁，顺着韩医师的思路，不到 1 个月我终于也能摸到血糖高低了。

（3）切诊与感受部位

切诊部位在左寸与左关，感受部位在左寸与左关之间部位，相当于颈椎脉点之处。

（4）切诊与感受方法

法一，将食指按在左寸处，中指置于左关处缓慢下压至两指肚下尚有些许脉动感止。

法二，将食指按在左寸处，中指置于左关处缓慢下压，中指按至指肚下尚有些许脉动感时止，食指按至指肚下刚好无脉感时停。

感受（判断）：在左寸与左关之间（两指缝间），血流有向上突突跳动的感觉，法二尤为明显。点点高者血糖偏高，点高者血糖较高，稍高者血糖高，没上述感觉者血糖值正常。

实践患者已达几百人，按统计学上的语言讲，其中样本数已够，有明显差异。但仍感不太成熟，需继续实践，不断积累经验，摸索规律。先告诉大家、求共同验证，同时以此表示感谢韩医师教授之恩。

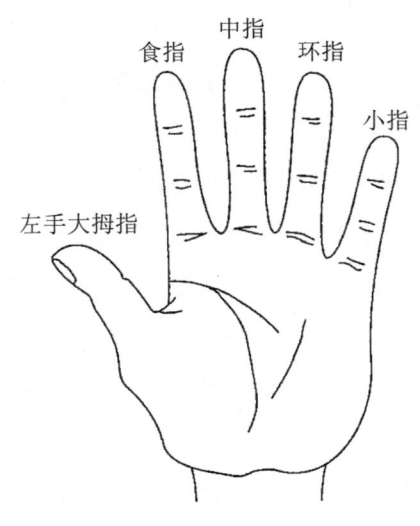

★ 图11　左手手指示意图

3．关部

（1）左关

左关，先人曰主肝，不错是能反映肝脏的一些问题，但同时其变化亦反映胆囊和胰腺的一些病况。实践中反复考证，胰腺炎、胰腺癌患者的病况，是在左关位上反映，与右关不沾边，那么在左关位上怎么反映的呢？切脉如何感知肝、胆、胰的变化呢？下边就此谈谈本人的体会和认识，供大家一起研究。

①胆囊：胆囊常见之疾病有胆囊炎、胆结石、胆道蛔虫、胆管阻塞和极少数癌症。怎样从脉诊上探知，又怎样去明确诊断呢？其病脉象多为：

左关弱沉；左关弱沉右似点点弦。

无论指右侧是否弦，只要有左关弱沉脉象存在，定胆囊炎应无问题，至于右似点点弦出现，则说明病情更明显罢了。

个人体会：偶尔在右肋下出现短暂瞬间即逝的轻微疼痛，尤其容易在受凉、酒后、暴食或者多食高脂肪食物以及鸡蛋，加上紧接着的较剧烈运动后发生。但随着脉感右弦程度的加重，症状亦加重，有的轻微疼痛持续时间延长，有的右后上腰部酸、胀。另有少数患者胃部痛，甚至发生痉挛性疼痛，但反映胃的右关位并无大的变化。极少数患者虽有同样脉象及脉度变化，但自身从未痛过，其后发生上述症状者屡见不

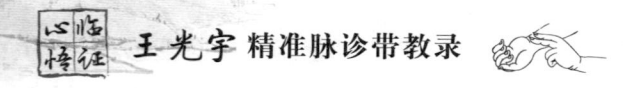

鲜，此展示"未病"可由脉诊在病发前发现。

B超检查，较多的病员结果会发现胆囊壁毛糙或粗糙，亦有较多患者B超检查什么也发现不了，但按胆囊炎治疗，立竿见影。

● 胆结石：其病脉象与胆囊炎相似，但脉度就不同了，一般为左关弱沉右点点弦以上脉度。少数右点点弦时就可有泥沙状结石。病人症状以及诱因与胆囊炎基本相同，唯右肋下疼痛更剧，且多向右背部发展至肩胛骨放射性疼痛，重者会出现冷汗淋漓，面色苍白，甚至呕吐等。B超检查在胆囊甚至胆管内发现大小不等结石，同时胆囊壁粗糙，因而有胆结石的患者通常伴胆囊炎，治疗上用中药利胆排石等煎剂，效速价廉，远比用西药或者西医方法节约患者人力物力。

● 胆道蛔虫：脉象脉度似胆结石，但可有极轻微涩脉出现。胆道蛔虫患者，其疼痛钻心，呕吐多剧烈，甚至可吐出蛔虫，用醋、乌梅、山楂、芹菜子粉末服下，止痛效速。

● 胆管阻塞：脉象为左关弱沉右点弦以上，并有轻度涩脉出现，巩膜黄染，甚者个别患者出现发绿。指甲、皮肤可见发黄，肝功能检查异常。

● 胆管癌：脉象为左关弱沉或极弱沉，右稍许弦以上，必伴有不同程度的涩脉出现。患者会出现不同程度的肝区疼痛，眼睛巩膜甚至皮肤会出现不同程度黄染，大便由黄逐渐转灰，转白，体质每况愈下。

中医诊病离不开望、闻、问、切，能达到"不治已病治未病"境界，是我们追求的较高目标，欲达此目标我自认为不会脉诊不行，尤其是病人虽然真实反映为某一病情，而其他诸多同仁又一致诊断为某病，但又长期无法治愈或作有效治疗时，脉诊的重要性更显得不可或缺。而当现代科学仪器一旦作出检查报告时，没有真本事，要推翻那"科学"的结果更难，但多年的脉诊研究，使我坚信，只要我们不畏艰难，继承中医先人的诊断经验并加以发展提高，在较多疾病的诊断上达此目标并非想入非非、高不可攀。此类实例多矣，今讲1例，以共同破除畏难情绪。

病例1：患者，杨某。

2003年4月21日下午，我与湖北省中医药专科学校副主任中医师杨小桥老师，一起到沙市某药店复诊一位预约的老病友，也接诊了6位病友。其中有1位50岁的男病人杨某某，经过我脉诊后记录如下：

[诊断记录] 脉搏次数每分钟80次，脉点点浮，左手寸脉点弦，关脉较弱沉点弦右点点弦，尺脉弱沉。右手寸点弦，关弱沉点弦，尺弱沉。舌苔根部稍黄厚，舌乳头有红点，色淡。舌系带中、下肿。舌下静脉点显。悬垂体红肿，扁桃体小于1度肿大，咽部有较多滤泡与白黄色假膜。

[初步诊断] ①慢性咽喉炎（因外感复发）；②胆囊炎；③浅表性胃炎；④前列腺炎。

[对话经过] 通常是由我描述病人可能症状，并将初步诊断结果告知，再让病人评判或补充。讲症状时杨师傅不断点头，然而杨师傅在我逐条讲述初步诊断时，不断打断我的叙述，言语冲撞，语声粗大，全盘否定，以致诊断过程达1个多小时。天渐渐黑了，肚子也饿了。杨小桥老师3次插言："不早了，还有病人要看。"意思放弃此病人。但多年的经验告诉我，为病人计，为争取治疗机会，展示咱中医脉诊的实用性，咱要坚持说服不能放弃，不能发火，因为他是我的病人。

杨师傅说："你四条诊断，一条都不存在。我患胃痛多年，看过无数医生，胃镜检查结果为浅表性胃炎，住过院，我同事胃溃疡都好了，能喝酒了。我的胃病医生说是最轻的，什么胃药我没吃过？连进口的外国药我都吃了不少……"

我讲："事实上你讲的情况，都证实我的诊断是正确的，你受凉月余咽喉炎因之复发。"他爱人在旁插言："你原来一凉就干咳，是的。"我又讲："你事先又没告诉我，你是浅表性胃炎，但胃镜结果说明我此诊断没错。你承认有尿等待，尿不尽，诊断你患有前列腺炎又怎么会不存在呢？至于胆囊炎，你说其他医生没说，但此病轻者右肋下隐痛，重者大多反射到腰背疼痛，极少数正好是向胃部引起痉挛性疼痛，你正是如此。"当我逐条解释后，杨师傅终于默认了，不再纠缠，但仍要我按胃病治，这时我真有点"秀才遇到兵，有理说不清"的感触。天快黑了，我不由"火从心中起，恶向胆边生"，我硬压住怒火，努力遵从自己"不向病人发火"的原则。就是如此，我仍不由站了起来，脾气再也抑制不住了，大声说："别人已把你当胃病治了十几年没效，让我当胃病治我就不治了。"说完一想这态度不对，又坐下来近乎是用央求的口气说："杨师傅让我开两剂药试试，有效再继服3剂行不。浅表性胃炎不会痛的，这说明其他医生对你的胃痛病根未找到，所以用胃药治不好。"直到此时他才点了点头，于是我满怀委屈地开了两剂药方。

[要求]不让吃发物,避免再受凉。

晚上8时多了,我与杨老师合骑一辆电动车终于能回家了,天气似乎在考验我们,雨越下越大,风凉嗖嗖的,我掌车把的手不由自主地在抖,在心里忐忑不安的同时,又充满了说服病人后的喜悦,近晚上9时,饥肠辘辘像落汤鸡的我们终于到家了。

4月28日下午,我们又去了那药店,杨师傅的爱人笑吟吟地迎上来,我忍不住关切的心情,急不可耐地问道:"杨师傅好了没有?"她笑答道:"好了,我的子宫肌瘤B超也查出来了。"药店一女店员也挤上来拿出B超结果单说:"我的也查出来了,大小都与你说的差不多,3.3cm×2.2cm×2.4cm。"我高兴了,悬着的心放下来了,尤其是得到与前态度判若两人的杨师傅的肯定后。

咱们医生得到的最高奖赏、最大幸福是什么?我认为:一是当我诊断出难断之病时;二是当我治好病人疾病之时;三是当我治好别人未治好的病的时候。青春的活力仿佛又回到我这个年过六旬的老者身上,对医务人员的理解万岁。

② 胰腺:胰腺的脉象与胆囊相同,因而在未询问病人前,不宜断然确诊,所以怎样从左关位上直接感受,区别胆、胰问题,还需同仁共同深入研究。我现时是在先行切脉发现脉象有类似胆囊疾患之后,询问病人是右侧还是左侧肋下有否相应症状后,才能确定。右肋下无异常而左肋下有痛感出现或曾出现过者为胰腺炎,实验室检查、较多患者血液中淀粉酶有不同程度上升。

病例2:患者,柯某,女,34岁。

左关极弱沉,右稍弦,单按左关涩,经切诊后结合问诊情况,判断其为胰腺癌,已经医院检查确诊。因而当涩脉出现时,应提示病人到医院检查确诊。我遇到此类癌症病例人数较少,只有这点体会,见谅。

③ 肝脏:目前在肝脏上能发生的并能加以区别诊断的疾患已经比较多了,那么我们怎样运用脉诊这个先人留下的方法,去探索,研究,并能基本上辨清各种肝病左关上的脉象与脉度变化呢?这就存在一个实践—实验鉴定—再实践—上升到理性认识—再指导实践的过程,从而发展脉诊,提高脉诊的现代应用技术。

"弦脉主肝",那么到底主肝上什么病?有人会说反正肝上的病,我据此辨证施治就可以了。不对!如果搞清肝到底发生什么问题了,应对的防范和治疗方法针对性就强多了，疗效也就好多了，这里我把本人的观察体会和方法简述如下：

●左关点点弦、点弦，通常受凉即会发生，多无大碍，实验室检查大多GPT轻度升高，稍加对症处理即可。

●左关点稍弦以上，舌后轮廓乳头有不同数量的凸起，舌前菌状乳头红且向上突起，舌下静脉有不同程度瘀滞，提示该患者可能已患乙型肝炎，应督促患者做相应检查。其他如甲型、丙型、戊型肝炎舌尖乳头不凸，但当乙肝病人进入迁延期时，四大特征之一的舌尖乳头红、凸现象将消失。

●左关点稍弦以上，舌下静脉不同程度显现，其末梢为红丝状，无论有否明显的病人自知的感染史，此人感染过血吸虫的可能性极大，一般我初步诊断为"血吸虫肝"。当舌下静脉显露明显，甚至曲张，其末梢紫丝状，有瘀点，下肢水肿较明显，此人患血吸虫肝病已较重了，肝硬化腹水可能已形成，应作血吸虫、肝功能和B超检查。较轻感染者或感染虽重但时间已逾20年者，多不易查出阳性，但B超往往可提示"血吸虫肝"。

如果舌下静脉具上述特点，但左关不弦，左寸脉象异常时则不是血吸虫肝，而是心血管疾患。请注意心血管疾病患者较轻的，通常可有舌下静脉根部不同程度的瘀滞，当心血管疾病严重后瘀滞的舌下静脉开始延长，且会出现与瘀滞的舌下静脉有间隔的末梢瘀丝或瘀点出现，瘀丝或瘀点出现的越多病情越重。反之，通过治疗瘀丝或瘀点逐渐淡化或消失，血脂一组检查各项指标会逐步下降直至正常，病人临床症状得以解除。

●左关点弦，点稍弦及以上，脉点浊，舌下静脉不同程度瘀滞，舌上乳头无异常时，应询问患者有否酗酒史，与危险化学品如二甲苯、甲醛、甲醇等接触史，前者多为酒精肝或脂肪肝，后者可能是药物性肝炎，应做相应检查以确诊。

●左关稍许弦以上，少数病人点稍弦，但单按左关点点涩者，有可能已患肝囊肿。而舌下静脉瘀滞较重，末梢有瘀丝和瘀点，左关点稍涩以上，面色灰暗尤眼下皮肤较黑，下眼睑较白者，无论是否原发病为乙肝或血吸虫肝及其他肝病，此时应为肝癌。可查血液分析，甲胎球蛋白及B超，CT或核磁共振确诊。

从中大家可看出脉诊的重要，同时望诊，问诊亦不可缺。在作出初步诊断后，确诊应以现代科学实验和仪器检查来确定。这会增加病人的依从性，有利治疗，虽然后者亦非万能，不可完全以它的结果定论，实验和仪器也是靠人操作的，也有误差，亦有质量好差之分，但毕竟能细化确定病变，这是发展科学的成果，中医同样可以也应该加以利用，以提高我们的诊疗水平，两相结合，造福人类。切、望、闻、问、查五诊合参诊断疾病应成为我辈共识。当仪器检查与我们脉诊的结果不相符的时候，在确定脉诊准确无误的情况下，更需要坚信自己的手指，嘱咐患者或者家属一定要继续检查，对同意治疗者施行治疗，以免耽误治疗的最佳时机。

病例3：患者，曹某，女，63岁。

该员2008年8月被血防所诊断为血吸虫病致脾大所致腹水4.8cm×2.0cm。此前2008年6月19日在某市大医院住院治疗诊断为：肝硬化；胆囊炎性改变、胆囊结石；脾肿大伴小结节样病变；腹水。

其他检查结果：①乙肝小三阳，乙肝病毒DNA阴性；②血检：艾滋病抗体阴性、血中白细胞数$3.6×10^9$/L（下降），中性粒细胞数$1.5×10^9$/L，（下降）淋巴细胞百分比45.5（上升），红细胞数$3.38×10^{12}$/L（下降），血红蛋白106g/L（下降），血小板$36×10^9$/L（下降），谷丙转氨酶51.6U/L（正常为0～50），直接胆红素、间接胆红素有点上升，肾功能正常，另作过多次心电图、骨穿、B超、胃镜、拍片等，不足两个月费用近2万元。

在该院住院治疗后同年8月4日再作彩超检查结果如下：胆囊炎伴结石；脾肿大伴结节样病变；腹水。

2008年8月3日，曹某与老伴听别人介绍找到我，通过切脉与望诊鉴于其左关较弱沉点弦、点涩，舌下静脉显露明显末端有较多瘀点，我对其作出了肝癌的初步诊断，按肝癌开5天中药，并嘱其在次日血检查甲胎球蛋白，下次就诊时带来。

结果：甲胎球蛋白16.08ng/ml（上升；参考范围小于7.00ng/ml）。

经本人中药治疗近4个月再查甲胎球蛋白结果为7.93ng/ml。

2009年6月1日后，经人上门宣传为血吸虫，不是肝癌，可彻底治愈。曹无声无息离开我另行就医，间隔1个月才又复来找我。

这期间依病人及家属叙述，先是到某血防所行护肝治疗失败，而转入某院住院对症治疗。根据该院出院小结所述治疗经过及效果为：入院后经给予抗感染、利尿、放腹水、补液及支持对症治疗，效果欠佳。

2009年7月2日复来，左关由点涩发展成点稍涩，尺脉由左尺可、右尺弱沉发展成较极弱沉，眼巩膜黄染，腹大如鼓，身体皮包骨，动则气喘。我已无力回天勉力治疗，同年8月初辞世。询问此后来就诊的其媳，其女，死前痛否？答：不痛只胀。

通过如实简述此例，我想广大同仁们一定有诸多感受！

只要我等继承和发展中医诊疗技术，在很多疾病的诊断与治疗方面，中医药绝对不会比"科学的诊断与治疗"逊色。

（2）右关

右手关位脉诊，《濒湖脉学》言主脾胃，根据我的经验对于诊断胃部的疾病，是可以实实在在感觉得到的，且与胃镜等检查结果相吻合。右关脉所主脏器比较单一，因而脉诊准确度极高，虽然本人一直强调五诊合参，但对个别同道反对单一脉诊确定病情亦持否定态度，很多疾病单一脉诊就是能基本确定病情。有人认为切脉为四诊之尾，好像只能作为望闻问诊后的补充，这种认识我个人认为不可取。

从右手关位，依本人手法，可通过脉诊基本判断出下列疾病：浅表性胃炎；充血性胃炎；充血性胃炎加部分糜烂；糜烂性胃炎；胃溃疡，十二指肠球部溃疡；胃癌；贲门癌。

上述胃部疾病的脉象变化：

- 浅表性胃炎——右关点点弦或点弦。患者多无自觉症状。
- 充血性胃炎——右关弱沉点稍弦、稍许弦或稍弦者。在过食之时有胃胀或反胃的症状，杨小桥观察：当患者受凉，舌苔白厚而腻兼见舌质偏淡时常可出现不欲食、多食后则呈饱胀现象。但兼有舌质偏红患者常自诉食欲尚正常。
- 充血性胃炎且胃黏膜较少部位已出现糜烂——右关弱沉点稍弦右点点弦或部分点弦者。此类患者常自感多食则胃胀，延迟就餐则胃部不适或出现极轻微糙痛感。
- 糜烂性胃炎——右关弱沉，脉度为点稍弦以上且右侧点弦或低于点稍弦者。患者多食时往胃胀、欲呕，延迟就餐前胃部多出现轻微痛感。坚持注意饮食及食用规律很多患者症状常可控制甚至缓解。
- 胃溃疡、十二指肠球部溃疡——右关脉度较弱沉右点稍弦以上者。此类患者受凉、饮食偏硬、过食、就餐过迟……均可导致剧烈胃部疼痛。暴食甚至会出现胃穿孔，此时可出现柏油色大便。

● 胃癌——右关弱沉脉度点稍弦，右点弦以上，单按有不同脉度涩脉出现者，此类患者常出现诱因不明、程度不一的胃部疼痛症状。胃镜检查多可发现幽门螺杆菌。

● 贲门癌——脉象，脉度，涩脉等与6项相似，但患者吞咽困难，有时连喝水都难吞下，反复吞咽后水或牛奶等流食才得顺利饮用。

病例1：患者，王某，男，45岁。农民。

右关弱沉点弦右点稍弦，初步诊断：胃溃疡。胃镜结果亦为胃溃疡，服用中药胃痛散近3个月，花钱100多元，痊愈，11年未复发。

病例2：患者，李某，男，61岁。

省农学院教授。在某大医院诊治7个月有余,病情未得确诊,虽经治疗病情逐重，已不能食。吞开水或牛奶前3口都必须反复硬往下咽，此后才能将一杯牛奶顺利饮下，尚日以继夜为所带研究生查资料，修改毕业论文，经人介绍找我10次时，偶遇见面，其脉右关点稍弦右点稍弦。服中药煎剂15剂病情好转，已能食烂饭，无吞咽困难，心率减慢至70次左右，精力恢复，又开药5剂，并嘱胃镜检查，但他不干，我心里急了，因为当他心率减慢至正常时，我切脉发现其右关点涩，加吞咽困难已怀疑为贲门癌，复求其老伴同来，很严肃的正告他："你是我武汉老乡，又是武汉四中校友，你不做胃镜检查就不要怪我不看了。"李教授言："我好多了，不需要查胃镜了吧。"我着急呀，断言："老李，我只治了标，没治本，你贲门出了大问题，非查不可。"次日到荆州中心医院作胃镜检查结果为"贲门癌待查"，经中药治疗显著减轻。复同意其到省肿瘤医院确诊，结果确诊为贲门癌。西医施行化疗不足两个月，患者死亡。

病例3：患者，袁某，女，46岁。

某市民政局干部。其右关点弦右点稍弦，点点涩，故言其胃部问题大，除胃部糜烂性胃炎外，尚有向胃癌发展的可能，其言："我胃很好，吃得喝得也不疼，没蛮大的事。"我转向其母说："回去后一定要边服药边检查，胃镜若发现不了问题还得想法查清楚，千万不可麻痹。"二次复诊带来结果，为充血性胃炎加多处糜烂，幽门螺杆菌（++）。将结果交内科主任看，其说："胃癌的前奏"。无独有偶，其患高血压多年，此次血检，血黏度非但不高反低于低限值，与很多癌症患者有类似之处，该员说："我回忆起来了，有一次半夜无缘无故胃剧烈痛疼过1次，是有问题。"经中药加增元液治疗，病脉消失，复验正常。

其他：右关点点浮而寸尺不浮时，示受凉已久。寸点浮关尺不浮者，示近1日内受凉轻微。寸关尺轻触不浮，而轻按不到中取部位脉浮下者，受凉久矣。

以上为个人研究右关的体会，我自认为还远远不足，还需不断观察总结深化。

4. 腰部（五部），下肢（六部），足（七部）

本人脉诊学习是从一般书籍写的简单的浮，沉，迟，数开始，自学濒湖脉学后，由于没有师承，对书上的一些对脉象的文字叙述是逐个在实践中去体会而得。时常当在患者脉上体验出来后是兴奋多天，逐步积累才有些许进展。当别人能通过脉诊直接言明颈椎、腰椎问题时我除敬佩外，总觉自己技不如人！别人的我又学不了，从什么地方切入呢？我冥思苦索难以入门，根据四言举要："寸候胸上；关候膈下；尺候于脐，下至跟踝。"尺部包括泌尿系统、生殖系统、肠道已让我研究多年，内容繁杂。再把腰、下肢、足按四言举要："尺候于脐，下至跟踝。"加上去，让我实在分清困难！近3年来我开始重视脉人的说法。企图仍沿用自己的老的、简单的方法去解决这些问题。

皇天不负有心人，终于我也能通过脉诊，初步切出颈、腰、下肢、足的问题了。

思路是颈在头下，在寸与关之间就有探索出来的可能吧！腰基本在关与尺之间那么此处应为探索腰部问题的地方。而下肢、足部应在尺以下，有了这个基本思路后我就在病员脉上去感受、去问、去落实，终于获得一定进展。

我真实讲出这思路，这过程，决不是为标榜自己如何聪明，而是我这笨人的探索脉诊的笨办法也有斩获，以破除脉诊研究的神秘感与大家共勉、共研脉诊。

（1）取脉部位

腰部（五部）——在左、右关脉与尺脉之间的地方。

下肢（六部）——依寸与关或关与尺之间定位的同等距离定尺部与第六部的间距，即从尺部顺延定第六部的取脉部位。

81

足（七部）——依据第六部定位的基本原则，从六部顺延定第七部取脉部位。

（2）切脉方法

可分别在以上各部已定好的脉位上，用单指缓慢下压至指肚（目）下刚好无脉感时感受指的远心端（右侧）脉的跳动。

（3）脉度

感受指的远心端的跳动强度与弦脉相似，现在只感受到3个脉度。一，为点点弦，当指肚下刚好无脉感时指的右侧出现轻微的跳动；二，点弦，比点点弦稍强一点的跳动；三，点稍弦，比点弦脉动更强的跳动。

（4）诊断

①腰部（五部）

在此部切诊发现右点点弦时，患者通常可感觉腰部时有程度不一的胀痛不适感，腰椎多有骨质增生现象，部分患者为腰肌劳损。此时六、七部通常无异常脉象。

而出现右点弦时，患者腰椎会出现程度不一，涉及腰椎个数不一的向一侧弯曲的现象。患者通常会感觉腰痛，在腰部作弯曲动作时往往难伸直，稍重者蹲下后难以直立，多需扶墙或扶持它物才能缓慢直立。X射线拍片或肉眼在病人端坐后向前弯曲时可发现腰椎侧弯。此类病人往可同时出现六、七部右点点弦的脉象，大多数病人会出现下肢及足部偶尔抽筋现象。

当出现右侧点稍弦时，病人会出现腰椎间盘脱出，X射线拍片可明确诊断。患者除可以出现右点弦时的症状外，大多有明显的体位受限情况发生，甚至行走都困难。腰部疼痛情况往往在睡眠后反而加重，重者可出现单侧腰肌僵硬如骨现象，同时六、七部脉会涉及异常。

近时发现癌症向腰椎骨髓转移时，第五部可出现涩脉。北京肺癌患者23岁常某，化疗4次后，西医反查出向淋巴结、骨髓转移。腰部疼痛难忍，行中药抗癌治疗不足20剂药，此部涩脉消失，腰部疼痛消失。

②下肢（六部）

本部出现右点点弦的患者，平时大多无甚显著症状，少数人有时下肢可出现霎时发麻现象，有的可能出现夜半时下肢抽筋现象。

当出现右点弦脉象时，可出现单一的膝关节疼痛或下肢其他疾患。

而出现右点稍弦脉象时，应有下肢部位较大疾患，例骨折病情，这点尚在观察之中。

③足（七部）

右点点弦时通常没多大异常。右点弦时则足部可出现不同病情导致的脚痛，我曾切诊发现一位右七部右点弦的患者，言其有脚痛感。他回答道：是的，我右脚大踇趾化脓。另一患者则出现，脚大踇趾和小趾坏死。此部右点稍弦的患者尚未遇到，请同仁们一起观察后确定。

四言举要之（十二）杂病脉象言："腰痛之脉，多沉而弦，兼浮者风，兼紧者寒，弦滑痰饮，濡细肾着，大乃瞽虚，沉实闪朒。"如此之多的兼脉，且又并非专属腰痛，我实难分清，故摸索出上法，以解难。但上述沉、弦、浮、紧、滑、濡、细。应为我等诊断、治疗提供了思路。

从目前观察的情况看，六、七部出现病脉的同时若腰部脉点亦有右点弦以上脉度，此时下肢和足的病情多因腰椎侧弯所致，如有些自感坐骨神经痛的患者，当将腰椎侧弯病情解决后，下肢及足的不适立时消失，再切诊五、六、七部病脉亦不复存在。故此类患者病情，应为腰椎侧弯压迫相应下行神经所致。六、七部有左右之分，故切诊时六、七部的病情应出现在对应的一侧。

因研究及临床应诊核实颈部（四部），腰部（五部），下肢（六部），足（七部）脉象时间不足4年，病例、病种涉及有限，故此类观察是不全面的，今写出意图达抛砖引玉效果。

5．尺部

古人云：左尺、右尺为神门、亦有左神门、右命门之说。具体到脏器归属。《内经》为肾、腹中。《难经》为左为肾及膀胱，右为肾、三焦。《医宗金鉴》为左尺为肾、膀胱、小肠。右尺为肾、大肠。

1964年全国中医交流会议审定的《中医诊断学讲义》规定为左右尺均不关肾与小腹。

根据四言举要："寸候胸上；关候膈下；尺候于脐，下至跟踝。左脉候左，右脉候右，病随所在，不病则否。"以及医宗金鉴对脏腑的分法与自身实践，我将左右尺细分为：

左尺：候左肾、左输尿管、膀胱、尿道、小肠、子宫、左卵巢、左输卵管、左输精管、肛门、左睾丸、前列腺。

右尺：候右肾、右输尿管、膀胱、大肠、阑尾、子宫、右卵巢、输卵管、右输精管、右睾丸、右输尿管、肛门、前列腺。

四言举要言："尺候于脐，下至跟踝"。左右尺脉囊括如此之多的器官，欲分辨确定何器官有病患，仅靠脉诊实属困难。必须同时配以其他诊法，综合考虑。

（1）生殖系统

① 妇炎

尺脉弱沉以下，大部分女性都会患有不同程度的妇科炎症，有程度不同的白带出现。问诊：黏液状者多为细菌性感染，块状、粉末状者多为霉菌感染，而下阴瘙痒者多患有滴虫感染，亦有混合感染者。

② 子宫肌瘤，卵巢囊肿

此类病人尺脉强度在弱沉以下，左尺右尺均有涩脉出现者多为子宫肌瘤或者双侧卵巢囊肿。区分方法：唇下下腭部无黄褐斑者为囊肿。有者为子宫肌瘤，此类患者一侧涩脉明显重于另一侧时，该侧亦同时患有卵巢囊肿。涩脉越重则子宫肌瘤、卵巢囊肿越大。而单侧出现涩脉者为对应侧卵巢囊肿（大小亦依涩脉强度而定。涩脉强度越强通常尺脉强度越差）。

③ 子宫癌、卵巢癌、宫颈癌

子宫内膜癌，此类病人近些年来不断增多，尤其是停经8年以上者。当然未停经，才停经的也有发生的。她们在尺部都有脉度不一的涩脉出现，尺脉大多在较极弱沉以下，停经者大多出现阴道分泌物异常，未停经者月经周期异常，经血量减少。但她们还有一个共同点，其上肢会出现多少不一的黄褐斑。

无论子宫肌瘤或卵巢囊肿，月经大多可以出现以下几种症状之一：

● 月经前2～3天，多数白带增多，下腹隐痛或更重。平时当头部发燥时，大多易生气而口角争吵，少数生闷气。因同患乳腺增生，大多会出现乳房胀痛。

● 月经来潮首日，经血大多量少而色红，次日或第三日经血量增大，血色暗红或偏黑，有不同大小瘀血块出现。经前有人腰部偏下有胀干。大多数女性脸上有黄褐斑出现，经期延长。亦有少数患者月经期缩短，极少数有停经又复来现象，西医对停经女性多服用黄体酮，反复使用4次者，干脆一年都不来，对症服中药有效。

● 除有上述部分症状出现以外，有少数患者会出现长期停经，经期间隔时间很不规律，只几天或十几天又乱来。乳腺癌和子宫癌、卵巢癌有相似症状及脉象，需观察上肢、手背有无黄褐斑，一定让病人作相应科学仪器检查确诊，以免拖延治疗时间。

● 月经停止，子宫内膜移位症（腺肌症）患者亦可能出现涩脉。

④ 输卵管阻塞和不全阻塞

此类患者初时两尺较弱沉以下，有似点点涩或点点涩以下强度的涩脉出现。通常伴有不同程度的妇科炎症。两尺皆点点涩以下强度者，为双侧输卵管阻塞或不全阻塞，单侧点点涩以下者为单侧阻塞。当炎症或气滞血瘀状况未改善，治愈，即涩脉未完全消退，双侧尺脉尚有似点点涩者，虽有可能怀孕，但多易发生流产或宫外孕。单侧尺涩者有怀孕的可能。这类患者大多面部未出现黄褐斑，月经前一般不会发生乳房胀痛，若有时则同时患有小子宫肌瘤或单侧卵巢囊肿，仅患有小子宫肌瘤的妇女往有正常怀孕生小孩的。

⑤ 前列腺炎、前列腺肥大、前列腺结石、前列腺肿瘤

男性患者，两尺在弱沉及以下脉度，通常就患上了轻重不一的前列腺炎，若两尺脉象强度有较极弱沉以下，前列腺肥大就应该存在了。在此情况下，若有轻度的涩脉出现，多已经患上前列腺结石，同时涩脉在点点涩以上时，也不排除前列腺癌的发生。

⑥ 睾丸炎或附睾炎

患者尺脉往在较极弱沉以下，且可出现点涩脉度以下涩脉，输精管、前列腺往往同时累及。患者自感患部胀痛……触诊可扪及硬条状输精管，睾丸肿胀。

化验检查：精液量可多可少，但精子总数减少，一类精子存活率低，亦有精子总数合格，一类精子存活量极少者，均极难受孕。发生在单侧者，多在一侧对应尺脉显现较弱沉脉度加点涩以下脉象、脉度。双侧者两侧均出现上述脉象，实践中采取升肾阳、活血化瘀，祛湿通络多能奏效生子。

（2）泌尿系统

尺脉弱沉以下，双下肢不肿，有尿频、尿急现象。尿检有白血球出现。而肾盂

肾炎患者，重者下肢有极轻浮肿。膀胱炎则尿急现象更重。

① 肾炎

双侧尺脉强度减弱，随着病情发展，尺脉可出现极弱沉脉象，下肢肿胀严重。下眼睑血色减退。面部轻者点黄，重者面黄日深，大多数无涩脉出现。

② 肾病综合征及其后期尿毒症期

病人尺脉多极弱沉，甚至达沉弱脉度。双下肢有不同程度浮肿。面色萎黄，无血色，双下眼睑苍白……此类患者一定有点涩左右的涩脉出现。

化验检查：血中尿素氮、肌酐、尿酸上升，二氧化碳结合率下降。血红蛋白、红细胞有不同程度下降，有部分血压异常，往称之为肾性高血压。

③ 肾、输尿管、膀胱、尿道结石

患者尺脉弱沉以下，当指平压至刚好指目下无脉感时，尺之右侧会出现点点弦、点弦、点稍弦脉度的弦脉时有痛感，可发现大小不一的泌尿系结石。配合相关检验不难诊断，重者如膀胱癌可有点点涩及以上脉度出现。

（3）痔

双侧尺脉脉度不对称基本可以判断此人患有痔疮，不对称差距越大，痔疮越大，症状越趋明显。肛裂、肛漏病人亦有此脉象出现。

（4）大肠

肠道有疾患的病人的脉象，肠炎，溃疡性结肠炎患者，尺脉较弱沉，在其右手尺脉部位可出现左点弦以上脉度，此点已经在较多病员身上证实。

肠肿瘤患者右尺脉弱且涩，大便带血，次数增多。但我遇到此类病人多已经作过相关试验、仪器检查确诊，病例数少，故到目前为止，我尚不能在不问诊，病人不讲的情况下作出明确的诊断，尚需大家共同探索此类病人脉诊的确切规律。

多年以来我已不让病人先讲自己病情，而是通过本人边脉诊，望诊，边记录下切、望的感受后，分析病情，写出初步诊断出的病名。然后主动向病人讲述他可能存在的症状，绝大多数患者会承认与其感受相符合，要我开中药治疗。这样做的目的决不是为了显示自己高明，而是在病人未讲前，客观地去感受脉象、脉度，并用望诊去核实、纠正、补充脉诊之不足，增加了病人对中医的信任，促进中医事业的继承和发展。

有少数病人会补充自己感受的症状，有的还拿出自己携带的西医、中医病历、出院小结、化验单及CT检查结果等。可起到证实、补充、纠正我之不足的作用！我的进步来自中医祖先，来自于病人。

当然我在最后时，对我不明白的地方也主动问诊，这就是我把问诊放到最后写的原因。

上篇 中医四诊篇

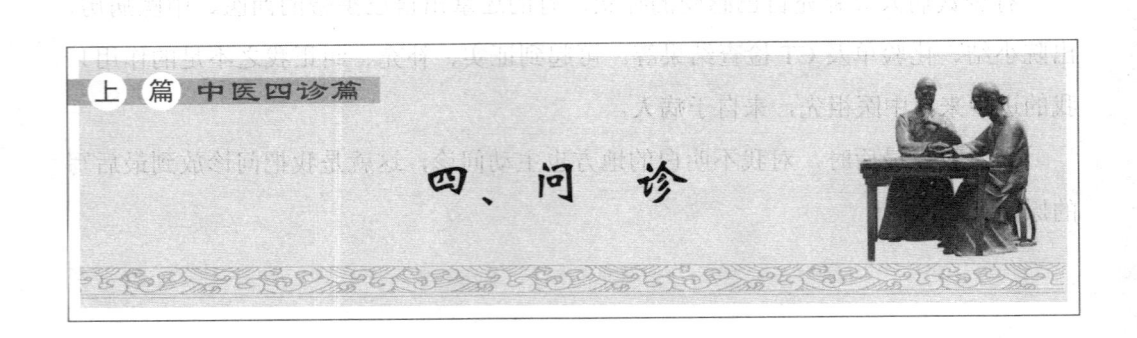

四、问诊

本人在不会切诊前，主要是通过问诊来获取病人相关病证信息。若病人一言不发自行将手腕置于桌面时，我便只有干瞪眼的份！直到现在必要的问诊还是需要的。较多的不太熟悉脉诊的同仁，仍将问诊作为获取病情资料的主要手段。因而问诊仍不失为中医诊断疾病四诊中的重要一环。

问诊可分为四个部分：一是病人基本情况；二是主诉；三是现在症；四是其他相关情况。

病人基本情况

医者问明并记录下病人的姓名、年龄、性别、职业、住址，这些是问诊前必做的事。同时此项也可包括籍贯、既往病史、家族或家属病史、工作及工作环境。

主诉

此项通常在医者一句"您怎么不舒服哇？"问询后，由患者或患者家属自行展开。主诉往往是患者疾病现阶段的主要矛盾所在，它应是现在症或病史中重要部分。有经验的医生的引导往可缩短主诉时间，避免不切题的主诉拖延时间。主诉往往与现在症的问诊交叉进行，多无截然分界线。

对有些患者就是感到身体状况欠佳，通常自己都感觉不到或说不清楚个人到底是怎么不舒服，在这种情况下经常可从望诊、切诊发觉的主要病症入手开展提示性的问诊活动，从而使问诊从漫无边际状态中解脱出来，直切主题。

对于聋哑患者的问诊，多只能从亲属口中问诊，或与识字者笔谈。而不具备上述条件者，手势问诊亦需采用。我之诊断多由切诊、望诊确定，随后用手势与此类患者交流，基本能获得满意效果，得到聋哑患者竖大拇指的称赞。

现在症

现在症的问诊常围绕主诉展开，避免过长时间泛泛而问，这通常会作为证候诊断或病名诊断的重要依据。

1. 问寒热

问寒热的情况，病初起即见恶寒、发热、头痛、身痛、无汗者，多为外感风寒，称表寒证。

发热重而不恶寒或恶寒轻，面红、微微出汗且明显自感咽喉痛、口渴者，多为外感风热，病在肌表，为表热证。稍有发热但恶风，并兼有自汗，脉浮而缓症状者，为风袭表虚证。

恶寒又发热，兼身重疼痛，心烦口渴者，为暑即犯表证。

恶寒又发热，兼头身重痛，胸闷服痞者，为湿邪遏表证。

发热但只微恶风寒，兼有咽干鼻燥，少量咳黏痰者，是燥湿伤表证。

上述为外感表证时的表现。然而恶寒发热原因尚有其他原因，临证当视具体情况去辨别。不能一概而论。

发热较高、口渴、汗出而热不退，大便秘结、小便黄短者，多属实热内盛，病在里，不在表。

往来寒热、胸胁苦满，不欲食，呕恶，口苦咽干，目眩者，是邪在半表半里。

发热日久不退，午后较甚，胸部及手足心烦热，颧红，唇干，舌面有裂纹者，为阴虚发热。

自汗，身倦，恶寒，面色苍白，唇舌色淡，口不渴而感淡而无味者，是阳虚恶寒。

突然寒战发热、呕吐，头剧痛，精神困倦、肢体疲乏、病情急剧，严重的，多是疫疠。

另外，疮疡初起，亦可出现恶寒发热，但局部有肿痛，应注意观察、询问。

2. 问疼痛

疼痛是疾病重要的常见症状，引起的病因病机很多，中医多将其分为虚实两类。

（1）实痛

气滞血瘀、痰饮水湿内停、外邪入侵、食积虫积，阻滞脏腑、经络气机，导致气血运行不畅而痛者，属于常讲的不通则痛。

（2）虚痛

气血不足、阴精亏损导致经络失养而痛者。此属于不荣则痛。

（3）上腹

指剑突下脐以上为大腹。脉诊左关弱沉，右侧多为胆囊炎、左侧为胰腺炎。在脉诊出现左关较弱沉、有的右侧点弦以上且同时出现脉度不同的涩脉，疼痛轻重不同者，可为层次不同的胆管癌、胆囊癌、胰腺癌、肝癌。而左关弱沉右关右不弦但反映胃痛者，实为胆囊炎。胃脘处在食用硬、冷、辣食物，或延迟餐饮时间可有下述情况出现，脉诊右关右点点弦、胃不适者，为一般胃炎但胃黏膜上有轻度、小面积糜烂。脉诊右关右点弦者，多为糜烂性胃炎可出现轻度胃痛。脉诊右关弱沉右点稍弦及以上者，此时可出现胃部剧痛多为胃溃疡。右关弱沉右点点弦以上、同时切诊有似点涩以下脉度出现者，现代科学仪器检查可发现不同程度胃溃疡及幽门螺杆菌阳性，实为胃癌前期。此类病人脉在点点涩及以上涩脉者，多为层次不同的早、中、晚期胃癌。

（4）下腹

脐以下耻骨以上为小腹，小腹两侧为少腹。小腹胀痛，小便频急，多属膀胱湿热。多为泌尿系统炎症、急性肾炎症状。少腹痛而欲泻，多为肠道气滞，往往患上了急性肠炎、痢疾。小腹在月经前隐痛、胀痛、刺痛、剧痛，多属胞宫气滞血瘀，此类患者多患上了子宫肌瘤、子宫癌或卵巢囊肿、卵巢癌。

其他相关情况

本人诊断疾病是将切诊置于首位,望诊、闻诊置其后。总结、分析所获资料,得到初步诊断的西医病名书写于后。然后根据上述诊断及其轻重,向患者讲述其应有的症状与病名,最后询问患者:"对否"。目前大多数人无异议,少数患者有补充症状叙述。本人脉诊技术来源于传统中医之脉诊,虽然在细化方面取得了一定进展,但对某些重叠于同一部位的疾病,不明确的地方仍需实施问诊或运用科学仪器确诊。

1. 头部

有人左、右寸脉上并未发现头晕、头痛脉象,但出现上述症状时其颈椎前3节往往侧弯。此时我会询问病人相关颈部症状的有无。

2. 颈部

当发现颈部脉有涩脉时,因涉及的病多,例如:颈部淋巴结肿大,甲状腺肿大,甲状腺肿瘤,咽喉癌,食管癌,初步诊断前一定会加上问诊、触诊。颈部脉出现右点点弦以上脉度时,颈椎一定有弯曲,我往往问他肩部有否"肩周炎"的诊断,因为很多"肩周炎"就是颈椎弯曲导致的,当我们将其颈椎牵引归位后,"肩周炎"症状瞬间就消失了。

3. 关部

此次(2011年11月8日)发现某病人有肝癌,结果:病人拿出来的是腹主动脉肿瘤。看来今后仍需研究此类脉诊,且少不了相应科学仪器的检查。当发现左关弱沉右点点弦及以上脉度时,因涉及胆囊、胰腺,我会问其是右肋下,还是左肋下有时有痛感,右肋下有痛感为胆囊炎及大小不一的胆结石,左肋下有痛感则是胰腺炎。两肋下均有则同时患有胆囊炎、胆结石、胰腺炎。胰腺癌患者左关会出现涩脉。

4. 尺部

有的患者左寸弱沉、涩、浊、硬,应有心血管疾病。往往血脂高、血压高,心阳亢盛。哪怕尺极弱沉时也不怕冷。但当其下肢肿,心率趋缓,问其怕冷与否,其回答"怕冷"时，我会让他去查肾功能。西药扩管降压加阿司匹林，虽然能控制改善症状，但久治多导致高血压肾病。

5. 腰部，腿部，脚部

这三者有时候是联系的，腰部（五部）右点弦以上脉度时，除腰椎弯曲外（椎间盘突出），有较多会影响到坐骨神经，导致坐骨神经痛。此时腿部（六部）多会出现右点点弦，六部出现点弦及点稍弦时，与其相对应的下肢会出现不同病情，例如下肢痛、关节肿痛、下肢骨折、小儿麻痹症遗留下肢变形、下肢缺如。

第五部出现涩脉时，病人腰脊骨亦可患上了癌症，北京一位常姓肺癌患者此部点涩，仪器即诊断出肺癌已向腰椎骨髓转移了。

当足部（七部）出现右点弦时，可出现腿抽搐脚也抽筋。同时还可出现甲沟炎、脚指头坏死等情况。

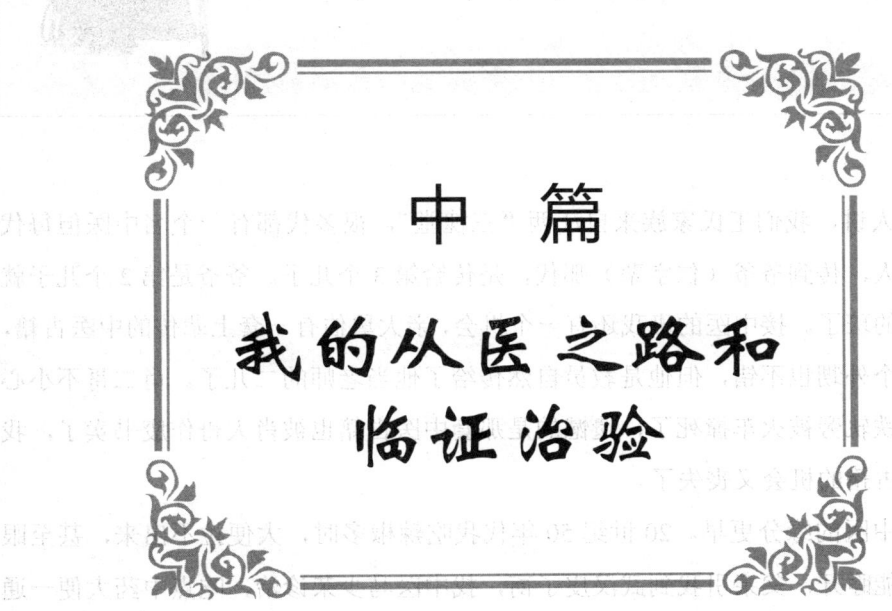

中 篇
我的从医之路和临证治验

中篇 我的从医之路和临证治验

一、我的中医缘

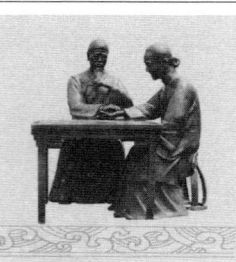

听老人讲,我们王氏家族来自江西"三槐堂",很多代都有一个名中医但每代只传一个人,传到爷爷(仁字辈)那代,是传给第3个儿子。爷爷是第2个儿子就没接中医的班了。接中医的班我还有一个机会,亲大舅伯有一套上辈传的中医古籍,虽对我这个外甥也不错,但他是教员自然传给了他当老师的二儿子。肖二哥不小心走在一侧铁轨旁被火车撞死了,遗憾的是那套中医古籍也被肖大哥作废书卖了,我接触中医古籍的机会又丧失了。

我与中医的缘分更早。20世纪50年代我吃辣椒多时,大便拉不出来,甚至眼睛发炎不能睁开,父亲引我到武汉皮子街,找中医马少荣诊治,吃点中药大便一通就好了。抓黑蜂被叮,手指到肘关节肿痛,大哥引我到新合村,找中医陈先生敷2次中药粉痊愈,使我对中医留下了深刻印象。大嫂生第1个侄儿,生产时发子痫,经西医抢救,嫂子、侄儿都得到平安,当时对西医也留下了极好的记忆。

1958年我跟随班主任方幼民老师,从武汉水厂路小学转到了新建成的皮子街小学(现名长征路小学)。我的作文、图画经常受到方幼民老师表扬,作为范文贴在黑板旁。但有一次被方老师叫到她宿舍,她指着我写的《我自愿当个知识分子》的作文,你这次写的什么名堂?我让你们写自愿,要写长大后,自愿干什么具体职业,你写自愿当知识分子,那是具体职业吗?我回答道:老师我不是写了愿当工程师、医生、老师吗?方老师更烦了,吼道:几个职业哪是具体的?你怕当知识分子蛮好!我急了哭着离开了她。后来我才明白了她的真意。

初中毕业时,因家大口阔分家已在所难免。书我是读不长了,没人管的我下决心不读收费的高中,在志愿表中有8栏,根据本人的优势,我填了当时能填的四个学校，即：湖北武昌药检专科学校，武汉粮食工业学校，湖北机械工业学校，武汉船舶工业学校。我成功了，被湖北武昌药检专科学校药学专业录取了，成了工资比一般中专生高一级的高级中专生。1965年分到马山区卫生院，在艰苦条件下开展针、片、粉、膏、丹、丸、散制剂工作。1969年县里准备安排我当药厂厂长建药厂，没料到为我带来了3年不明不白挨整的日子。1972年才被派往新场公社东桥大队医务室驻医疗试点一年，后安排我当防疫医生。因表现优秀，1973年送我到荆州地区卫生学校学习了中西医对常见病、多发病诊治。1975年送武汉医学院学习流行病、传染病的预防与诊治，奠定了我用西医方法诊治疾病的基础，对中医诊治疾病有了新的认识。那个年代中医书刊不像现在这么多，《中医学新编》（1971年广东中医学院编）、《常见病中医临床手册》（1972年江苏新医学院第一附属医院编）、《中药临床手册》（1977年上海中医学院编）都是我学习中医的宝书，就是它们进一步让我走进了中医神圣的殿堂。

中 篇 我的从医之路和临证治验

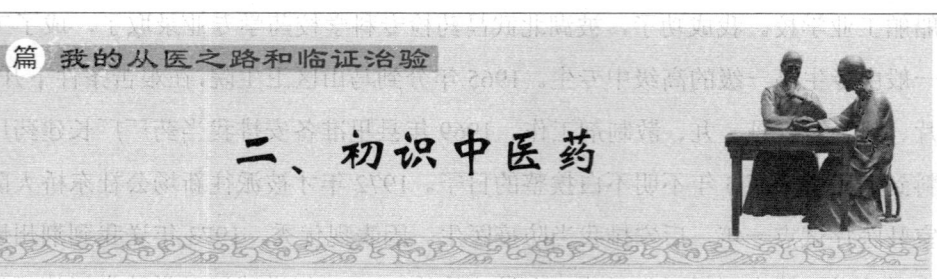

二、初识中医药

中药治愈了"运动员"的胃病

1963年在药检专科学校时，我喜欢长跑运动，准备参加武汉大专学校运动会。学校为运动员每天加一个大麦馍，但仍经不住强运动的消耗，我终于发生了心慌、气短、失眠、腿脚乏力症状退出了运动队。校医务室余英老师给我苯巴比妥片、三溴片，维生素B_1片，服用无效。甚至有一天口服苯巴比妥3片（当时的极量），晚上反而睡不着觉。到操场上跑到精疲力竭，才能返回寝室睡2个小时。一天下午我在操场边看运动队集训，中医涂老师问我怎么不参加运动了，我说明了原因后，他就主动为我切脉，并开了张中药处方，嘱咐我抓2剂，每剂掺半只母鸡煎服。我回家遵医嘱服了2剂，身体状态有了显著好转，这使我直接感受到了我当时的病情，口服中药比西药作用好。回忆处方上中药有党参、黄芪、炙甘草、阿胶珠、枸杞子、柏子仁……应该是炙甘草汤，那切脉与开方有什么联系呢？

1965年上半年，我与学友谌章彪和同学杨杏芳、张宝缺在武汉市第二医院实习。后面二位女同学，时间一到就脱工作服下班。我与学友谌章彪每天必定要帮接班老师，把堆积处方药发得快完近下午2点，才下班去吃饭。终于使自己每到中午胃就痛，老师们要我服用普鲁本辛止痛，虽在药房实习不用给钱，但侵公之事我决不干，自己也没钱就只能不服用，我因此患上了胃溃疡。毕业参加工作后，有了公费医疗，我开始服用维生素U片、氢氧化铝凝胶、普鲁本辛片、干酵母片，效果并不显著。喜欢我的胡盛政老师给了张治胃溃疡处方，让我自己配制服用。

处方： 延胡索100g，青木香50g，砂仁30g，乌贼骨200g。

制法：将延胡索、青木香炒至略焦，乌贼骨去掉硬壳，四味药粉碎后过80目药筛，将细粉装入大号胶囊，每100片装一瓶即得。

服法：每天3次，每次服3～6粒，饭前15～20分钟服用。

我每次服用6粒，2～3天后疼痛完全消失，服用3个月后到现在，再没有复发。服用此方极少患者效果差些，我根据西药理论将此方稍加调整，修改剂量到每次3粒，40多年来对胃溃疡、糜烂性胃炎患者的治疗从来没失败过，我尝到了中药治疗胃病的甜头。用中药治疗胃溃疡疗效比西药快、好，且药费比西药低很多。

首次"偷艺"

1969年正是我研究中西药制剂的鼎盛时候，有一天，1位烫伤病人来买紫草，问她买去干啥？她说：买到卫生所让袁师傅替我配烫伤药，他配的烫伤药效果很好。我尾随而去，想看其配方与配制方法。到后一言不发，看到袁师傅用适量麻油煎过紫草到稍黑即停，嘱冷后用油擦烫伤处。回去后我如法炮制，并过滤后装瓶贴上紫草油标签，卫生院用此治一度烫伤，疗效还不错，但天热而易出汗时效差。

现学现用对付爱人孕吐

阴历1969年12月底，我爱人怀孕了。很长时间孕吐不止，无适当西药治疗，乱用药又怕伤了胎儿，让人束手无策。我在一册中草药书上看到了用"灶心土"能治孕吐，不放心又去问中医陈仰之先生，他表示赞同。这使我下定了配制决心，我从别人家灶里剥了一大块灶心土，称量了200g，煎煮3次后过滤，浓缩到1000ml加入白砂糖600g煮沸，让她每次服用50ml，2天后孕吐完全停止，食欲增加。此后此方解决了不少孕妇呕吐问题，仅一名顽固孕吐者效差。她孕吐天数很多，呕吐物中带血，喝糖水都引起呕吐。为解决她的顽固孕吐，我拟方如下：

处方：灶心土500g，墨旱莲500g，马齿苋500g，白糖100～150g，水适量，尼泊金0.25g。

制法：诸药洗净捣碎，煎煮3次，过滤浓缩，加入白糖，再煎沸15分钟，最后加入尼泊金。成品制成 500ml。

服法：一天 3 次，每次 20～50ml。刘医生服用一次后孕吐、吐血状况基本终止，为稳固疗效继服 3 天。此后一直用此方，疗效确切。

和潘师傅一起研究制剂

1968 年和 1969 年对我影响很大的是草药师傅潘新材，他年龄比我大，从部队转业后任区卫协会秘书。因家庭纠纷被停职，后转到制剂室配合我配制剂。他任劳任怨，白天晚上与我一起干，从不发牢骚。对他我从不保守，建立了心照不宣的真实感情。那时把离子树脂交换水当蒸馏水，我们不分日夜，生产注射剂、合剂、片剂、散剂、硬膏剂、软膏剂、酒剂、中药剂、糖浆剂，获得了相应疗效，打破了江陵县无制剂室的局面。县上准备办药厂，要我当厂长，反为我招来少数人的妒嫉，导致横祸将从天而降。

以上就是 60 年代，本人初识中医药的经过，这是以后我下决心自学、自研中医药的开端。

中 篇 我的从医之路和临证治验

三、自学、自研中医药

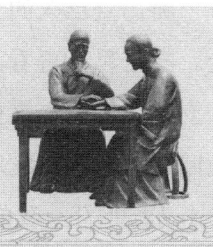

苦难是最好的老师

从1969年底开始,我处于三年痛苦时期。但也导致我有了意外收获!对改变本人生活和奋斗目标起了决定性作用。我就不细细描述当时的苦痛,都是那个特殊年代的印记,使我总是铭记于心的倒是与中医药缘分升华的点点滴滴。

1970年10月份,我一边挨斗,一边"劳动改造",一天我在挖坑修建新厕所,疲劳的我干了一会儿,发现我们家有妇科医生进入,爱人要生小孩了!我急得大哭、大喊、大叫才让回家,我紧紧伴随在无人照顾的、瘦弱的爱人身旁。整个上午分别注射催产素3次,腹痛之后小孩仍生不出来。我建议两瓶催产素一次注入,到下午,皮包骨的大女儿终于出世了。

1971年2月,我们夫妻俩带着面世不久的大女儿和仅12岁帮我们带小孩的么姨妹,来到了枣林大队五小队,区畜牧场劳动,在开山荒、种红薯时,发现了很多株在学校时就已认识了的天南星。困难之中求开心,我把它集中起来吊到爱人、姨妹、小孩和其他众多女"五七战士"居住的草房屋檐下。2个月后,有一位畜牧场的女职工被黄牯鱼嘴边的角刺刺伤,前来求医。贫宣队的老王对我说:"有人找你看病"。针对那管劳改犯似的口气,我大声回答道:"没有药我看什么病?"老王口气软下来了说:"唉!你给别人看一下嘛!"这时那位病人已被她大个子爱人背到了我面前,容不得我赌气,我赶快让他背到兽医工作室。其被刺的地方正在涌泉穴处,从脚趾一直肿到膝盖下。怎么办?我思索了一下,赤着脚被刺伤脚底,虽然拔出了刺洗净了脚,但一定会受到感染,没有消炎的药,仅涂抹碘酒或红汞是不行的。我猛然想

99

到了天南星，以毒攻毒试试看。

将吊置已久的天南星去皮洗净，适量切下一块捣烂敷于伤口处，缠上了胶布固定。次日早上再看，肿胀全消，仅自我感觉伤口还有些痛，如法再敷了一次，第3天女患者自己走来找我，一看伤口愈合，二问疼痛消失，行了，不敷药了，她愉快地回家啰！偶然发现这种中药外敷办法，我内心高兴极了，接着用效不错。但另外一个赤脚医生、我的朋友张自新外敷导致皮肤起疱，原来他用的是才挖的鲜天南星，从此强调天南星要晾一段时间后才能用。1972年夏季，朋友赵丰勤左脚背撞伤感染，敷西药无效，反呈化脓状态，该处适合天南星外敷，但在大队医疗室无货。我认为用天南星科的生半夏也应有效，就与当时大队的赤脚医生马玉言一起替他敷上生半夏，留住过夜。次日上午又重复用生半夏换药一次，3天后返回，赵医生高兴地告诉我："敷2次就好了，真是效果好！"

1973年，我用信笺纸写出"生天南星、生半夏外用疗效观察"一文，投稿到当时的赤脚医生杂志，但一年多无消息。1975年6月赤脚医生杂志社寄给我一封信，大意是"生天南星、生半夏外用疗效观察"一文已被证实疗效确切，准备刊载，打印稿请修改后寄我社。我高兴的无以复加！连夜将打印稿根据以后用了几十人的实情修改完毕，次日邮出。当年8月份正式刊登于赤脚医生杂志第8期上，这是我见于全国性杂志的第1篇文章。

1971年6月份后，大多数"五七战士"已受命返回单位，包括我的爱人。我从窑厂转到了总部与区委赵委员住到一起，晚上可看到《参考消息》了。有一天晚上我打着赤膊，点着灯看《参考消息》。突然一只黑蜂窜进来，围着我嗡嗡叫，用报纸打不着，像小时候一样我用右手抓住了它，拼命捏紧拳头，又以为捏死了，一放开手它飞了起来，刺伤了我的右肩飞走了。下半夜被黑蜂蜇伤处越来越肿痛，想了半天不知用什么药治，用治蛇咬伤的草药行不行？天亮我赶紧跑到附近山上，找到了黄荆叶、棉花叶、蛇倒退、马齿苋，将它们洗净、捣碎外敷于被黑蜂蜇伤处。到中午后肿消、痛止，这便成了本人替别人治被蜂螫伤的草药方。

同年的下半年，我利用输液管、玻璃吸管、玻璃管、铝锅、水泥，制成了一具土造蒸馏提取器。利用它制出了鱼腥草、土木香注射液，对腹痛，泌尿系感染又无钱治疗的患者，进行对症治疗，效果不错！听到快回院的消息后，我把这一套土制剂设备，全交给了附近双林大队的赤脚医生杨典毕。告诉他使用方法的同时，又叮嘱他千万不要告诉卫生院的人是我发明的，避免不必要的麻烦。结果没多久卫生院在双林大队召开了"自治中草药制剂现场会"，将我这一套土制剂设备当成赤脚医生杨典毕的发明，大肆表扬。并说这比王光宇强多了等。典毕讲给我听后，我高兴了，他们不明真相，却间接肯定了我的发明嘛！

1970年11月，"五七战士"这支队伍被撤销了，返回卫生院，安排我的工作是为全院职工及家属和病人打井水，烧开水和洗脸、洗澡的热水。手掌起水疱到硬茧。直到1971年6月，在大搞中草药运动时，又将潘新材与我安排到一起，我们天天挑担上八岭山，采当地产的中草药。实践中发现他对当地产的草药很熟悉，他教我认草药、记疗效近200味。对我后来用中草药治病起了决定性作用，他就是我内心认定的草药师傅。

斗蛇毒

1971年10月，在区礼堂准备开群众大会前，卫生院陈书记对中医黄发玉说："院里来了个被蛇咬伤病人，你去看看。"黄说："我也看不好！"陈书记沉下脸说："那不行，去看一看嘛！"黄医生指着我说："那要王光宇一起去，他不是正在采草药嘛！"尽管潘老师教给了我很多治蛇咬伤草药，我也思考了无数次治疗方法，但没有治过蛇咬伤，有了这首次实施机会我内心非常高兴！当时的农村，被蛇咬的情况比较普遍，现在的情况不太一样，我之所以仍然花一定的篇幅讲述治验，主要是想和读者分享一些心得。

治疗毒蛇咬伤的具体方法：

① 辨别是否为毒蛇咬伤。从烟杆中捅出适量烟屎，加杯开水搅匀让被蛇咬之人喝下去。烟屎是一种比较恶心的东西，如果无大异味感，则应定为被毒蛇所咬，在本地应多是被同时含血液毒和神经毒的蝮蛇所咬伤。

② 清创。用碘酒或碘伏棉球将伤口及周围皮肤擦洗干净，此后可作伤口局麻，接着用已消毒的手术刀，将被蛇咬伤处作十字形切口，并将该处皮肤与肉分开。然后用含有高浓度高锰酸钾溶液的棉球，用较大力在伤口处反复进行摩擦清洗，带出

毒牙，清洗伤口，达到氧化蛇毒蛋白的目的。

③ 外敷。能治疗毒蛇咬伤的草药很多，例如：蛇倒退、半边莲、黄荆叶、棉花叶、水慈菇、野菊花、蒲公英、马齿苋、鸭跖草、一枝蒿……将采集到的新鲜草药洗净捣烂，敷于被处理后的毒蛇咬伤处，每天 1～2 次。

④ 口服。可适量给予上述适宜草药煎服。针对不同病情可加入适当中药一起煎服，以解除已进入体内，血液中的蛇毒。适量肌内注射或静脉注射消炎药物，治疗、避免或预防伤口可能产生的感染。

⑤ 观察。随时观察病人全身症状和伤口处状况，每天随机处理，直到所有症状消失。

这第 1 例毒蛇咬伤的马兰大队的女性病人治疗 3 天后痊愈，使我对治疗本地被毒蛇咬伤的病人充满了信心。但也遇到过 3 例难题，现简述如下：

① 大医院治疗无效返回我卫生院救治 1 例：该病人是我区枣林公社屈桥大队人，男，近 50 岁，被毒蛇咬伤后到城里大医院治疗无效返回。其脉沉、短而迟，全身水肿，双眼不睁，饮食不进，小便少，无大便，神志不清。被蛇咬伤处按上述方法进行了处理，外敷药增加了雄黄、冰片、麝香。内服中药也添加了白蔹休、一枝蒿、党参、黄芪、白术、陈皮、大枣、大黄。嘱煎液浓缩，少量多次灌服。另外每天输液消炎、补充能量。次日病人有所起色，表现为大便通，小便量增，水肿有所消退。不巧的是新来的书记要我去农村驻队，监察当季栽水稻秧。我只得每天下午骑自行车返院，坚持替该患者进行治疗，3 天后他神志清楚，肿胀减轻，饮食渐增，能下床活动一会儿了。在我正高兴时，书记找到病房对我说：院里有医生治疗，你不要回来了。我气愤极了，但却也无法继续替患者治疗。几天后，患者不幸死亡了，导致我非常伤心再不理睬书记。后来我了解到是接替治疗的医生疗法不当加剧患者病情而致死亡，这是一个非常遗憾的案例。后来患者的闺女结婚之日，路过马山街，跑到卫生院，塞我一只杀后洗净公鸡，令我感动同时也伤心！

② 蛇头敷伤口，8 人治无效，区委下命令，一定要治好：这个患者是一名姓高的区干部，她赤脚走在田埂上，被土聋子（蝮蛇）咬伤足背，找不到那时已经在县征兵办工作的我，派人到渔湖大队找到能治蛇咬伤的江师傅。经江师傅清理换了外敷草药后，肿胀再没发展，3 天后肿痛不停，先后换了 6 位治蛇咬伤的师傅仍无进展。

再派人到菱湖农场，请到了年龄大、经验多、效果好、名声响的一位治毒蛇咬伤老师傅。我为了学习老师傅治毒蛇咬伤的技术，提前到了高主任家。近6时许一位身背一只背篓，下巴长一撮胡须，精神饱满的老先生来了。喝茶后即在院子里开始了治疗，患肢及被咬的足暴露后，他老人家用干净瓷片在已闭合的伤口及其周围皮肤上刺，被刺处有黄水带血渗出，擦净后从背篓中拿出了4瓶颜色不同的粉末状药物，调匀后敷到足背，包上后结束。他胸有成竹地对高主任讲：明天即可达消肿止痛效果。我没说一句话，但内心非常佩服这位老人家。

间隔1天后，偶遇许久见面不说话的书记，他对我说："区委决定把高主任交给你，你保证一定要把她治好。"看到那张木匠脸，听他说"你保证一定要把她治好"的话，我气不打一处来地回答道："你去保证一定治好吧，你不能安排我保证治好病人。"当天下午他才带点微笑对我讲："区委又商量了，这段时间你只管治高主任一人，请尽力治好她。"我问他什么时候开始？在哪里治？他说明天住院里来治。我才回答，行。我估计3天应该有效果吧！第2天查看了高主任患肢后，发现经过我佩服的老先生治疗后是没啥好变化，这是否是没用中药煎剂的原因呢！我除用外敷方法外，细心使用了中药口服解毒。3天后无效，5天后高主任用线来量伤肢粗细仍无消肿，这可急坏了我，在我更换外敷药时，每天来观察我的那位老先生之徒弟插嘴说：把我师傅的药敷上去行吗？我心里本来就急，你师傅那样的药我有。下午我按老先生4瓶药的颜色，分析了每瓶药物的组方，加紧时间配制了不同颜色的4瓶粉末药。晚上不断思考失败的原因与该采取的措施。

第6天上午，我用手术刀作十字形切口时，切不开硬如骨头的病灶处，只得扩大面积，将硬如骨头的病灶挖了出来，并由八风穴处用三棱针插入，将此与病灶处同时撒上硫酸镁粉。病灶处不断渗出带淡红色血液，八风穴渗出的是黏稠的黄色液体。近10分钟后我才用生理盐水清理干净伤口处，刚拿出4瓶药外敷时，那位老先生的徒弟又来了，他一看到我那4瓶药就惊呆了，说：王医生的药真的与我师傅的药一样哟，从此他不再来了。4瓶药组方如下：

镇痛除毒：白蚤休30g，白芷30g，青木香15g。

消炎解毒：蒲公英50g，黄柏15g，半边莲15g，大黄15g。

祛腐生新：炉甘石50g，硼砂20g，朱砂10g，雄黄10g，冰片10g，麝香1g。

103

生肌长皮：炙乳香 15g，黄连 15g，炙没药 15g，青黛 10g，冰片 6g。

将适量 1 方，2 方粉末用生理盐水调成较干的糊状，敷于足背创口及周围皮肤，此后视病灶状况调整 1～4 方药粉。次日我刚踏入病房，高主任就高兴地告诉我：王医生我今天一起床感觉开始消肿了，痛也减轻了，并拿出线来量给我看，真短了 1 公分。就这样治 5 天肿疼完全消失病灶已痊愈，但并未停止啊！1 个多月，多个人治疗，已出现患肢肌肉萎缩，现虽能下床活动，患肢仍乏力。我开始用钢针刺穴、按摩、中药熏蒸十多天后终于痊愈出院了。

③ 中医西医各一套，关键还要看疗效：马山小学一位杨老师，冬天修房搬瓦时，被瓦缝中的蝮蛇咬伤了右手食指第一节指肚。经别人治了 8 天，命保住了，但肿痛未止，且遭感染。高主任介绍他找我治疗，我同意了让他来住院。但住院后任住院医生的唐大夫说："不需找别人，我用手术刀一挖就好。就在门诊注射换药室。"让该校秦校长捏住他的右手，将其食指肚挖去一部分，敷上新洁尔灭纱条，并说：打几天针，吃几天消炎药，换几次药就行了。哪知第 2 天、第 3 天无论唐医生怎么用手术刀刮，改药换都不行。没办法的他说：只能把食指全切去掉才行。杨老师听到急哭了，去掉食指今后我怎么教书哇！他哭着找到高主任讲了一通，高主任说：让你去找王医生你怎么不找他？就这样他找我讲了西医的处理前后经过，我介入有困难，住院病人治疗没主管医生同意是不行的，建议你快找老高，让她令周书记把你交给我治。两个小时后，周春银找到我说：区领导让你主治杨老师蛇咬伤行吗？我理所当然的同意了。

我为杨老师换药发现，其创面确实为一层绿色胞膜覆盖，难道是绿脓杆菌感染？我将 1、2、3 方药粉调匀敷上，次日再看也不行，只得外敷后加中药煎剂。痛虽止创面仍无大变化。我开始犯急了，找手头的书没找到好方法对付，但在一本小册子上看到了用鸡毛可脱腐肉。鸡毛难道可起抗菌作用吗？想不通道理！小册子应该不会骗人，试试看行不行。炒了鸡毛研成粉，与第 3 方粉末一起调匀，敷到杨老师创口上，同时加大了中药煎剂处方中消炎中药剂量。第四天效果出现了，只敷了一次，绿色分泌成形物完全没有了，再敷几天后伤口新鲜多了。停用鸡毛粉，单用第四方，表皮逐渐长拢，但让挖去的指肚恢复办不到了。杨老师笑着说：不截去我的食指，创口好得快我已非常满足了，谢谢您了王医生！其实我的愉快之情也不低于他。

医务室的医疗实践

1972年春节过后，当时卫生院领导不愿让我返回原工作岗位，派我去新场公社东桥大队去驻卫生试点。虽然离家远且隔着一个大水库，但反而让我得到了深入基层医疗临床的宝贵机会。白天陪着马医生看病，晚上继续学习厚厚的农村医生手册。很快就掌握了西医对一些常见病的诊断与治疗，把山上认识的某些草药也挖回来，栽到医务室后大队给的中草药地中，例如：半夏、玄参、何首乌、墨旱莲。四小队有一位近30岁的女患者，初诊定为感冒，治疗却无效，发热的温度越来越高，我们感到很奇怪。后相继出现表情淡漠、便秘、相对缓脉、持续高热。在学习农村医生手册时，发觉她与伤寒病的表现非常相似。主动与马医生商量，用西药氯霉素等药进行治疗，病情缓解，最后治愈。当年达到了"大病小病不出队，西药中药都能用，使用钢针不放松，预防治疗齐进行"，每张处方平均费用不到一角钱。群众看到我们很亲近，后来的卫生局长看到很稀奇，要我写了总结送给他，当年东桥大队成了全县先进医务室。

那年10月份，卫生院新来的蹇副书记要我与他一起到新场公社太平大队干粮食征购。第3天早上，我与他一起出门，走到一家农户前，见农户门前搭一小棚。我钻进小棚发现真躺着一个病人，农户的儿子也跟进去了，并说：我父亲在荆州某大医院住院，结果治不好要我们出院的。我问他："医生是说的什么病治不好？"他们认为是严重的肝病，还让带了十多剂中药回来吃试试看，已煎了几剂喝了没有效还是痛，他边说边取下壁上挂着的几剂中药给我看。我打开一剂瞧了一下，包括茵陈、虎杖、五味子等肝病药。尽管我当时脉诊技术差，还是摸了一下他的脉，没发现什么。只得问诊了，病人先指右肋下说这里痛，有时右背下一点也痛一会儿。我似乎豁然开朗，这只怕是胆结石引起的疼痛哟！就对他们说：我开7剂排石中草药，你们到新场卫生所去拿，回来一天一剂煎3次给你父亲喝，喝完看效果。7天后和蹇副书记一起经过他家，发现他家门口小棚子没有了，问他儿子你父亲呢？他回答说已经不痛了，今天去田里挖沟去了。我心想，咱运气好见效啰。

药转医

　　任务完成月底返院，当天晚上全院人员开会。因为当时卫生院的医生不够用，以致门诊的医生都没有，书记让大家讨论办法，但讨论来讨论去都没有什么结果，塞副书记建议让我顶上去。我是心里又高兴又紧张，但下定决心一定干好医生这门工作。

　　当门诊医生我如履薄冰！因为咱可是药学专业人员，所以对任何一个病人都不敢有丝毫马虎。对不太了解的病及治疗方案，初时只敢把农村医生手册，放在抽屉里偷偷地阅，后来病人反倒表扬我这样做是对他们负责，于是就干脆把相关书籍放到桌面。看医书都没把握的，就去把血防组的医生请来会诊。收入院的病人，绝不写什么发热待查，腹痛待查，诊断出来是什么病就在入院单上写什么病，晚上一定到病房查病历。还好与住院部工作的正规医学院毕业的医生的诊断，除一例不相同外，其他病人完全一致。这期间对按西医治疗方法施行治疗，而疗效差和无效者，开始用中医药施行治疗，获得了一定进展。下面汇报一些能回忆起来的小病治疗方法。

中篇 我的从医之路和临证治验

四、在中医药方面的快步成长

组织编书

1990年荆州市卫生局副局长刘秉银、药政科科长王义新提议，让我组织相关人员，将他们收集到的全国相当多药学科技工作者，从1980年到1990年对中药有效成分，超出原药物作用，中药治疗疾病的文章、新理论编成一本书。我接受了这项任务。历经3年终于在1993年4月，由湖北科学技术出版社出版了近30万字的《322种中药及其微量元素》一书。尽管十分艰难、辛苦、工作量大，但收获颇丰。对我后来开展对肝病、妇科病、癌症、肾病、尿毒症、高心病的治疗起到了很大的作用，在这里我衷心感谢那些当年发表这些文章的药学、临床科技工作者。

写书以后，根据专家研究的结论和相关理论的阐述，尤其是顾教授"将相关有效成分络合在一起，药物疗效将成倍增长"这个结论，让我产生了利用食用真菌，将相关中药有效成分、微量元素络合起来，充分发挥增强人体元气的设想。通过在玻璃缸中的日日夜夜的观察，让我配制成功了增元液。在将自己作为试验品，服用增元液半年的经历中，解决了自身心阳不足，胃阳疲乏，肾阳亏虚的问题，使本人从二十几岁开始，"无端"发作倒地休克的病情得到中止，精力旺盛。亦为我治疗肝病、妇科病、癌症、肾病、尿毒症、高心病奠定了理论和物质基础。

1990年后我成了调研员，不需要上班了，我在中医药方面逐步成长的年代开始了。除了中药的合理使用外，我中医诊断的技术不间断地获得了进步。毫无疑问，编书的过程对我诊断水平的提高功不可没，我也由此认识到，作为一个医生，不仅要有临床经验，也需要学术水平，但只有理论和实践相结合，才是有价值的学术。

自开诊所

1994年，老伴工作的江陵县妇幼保健院工作的3层小楼，需拆除重建，由于上级所拨经费少，全院职工的工资完全停发，卫生局允许职工自行开办门诊解决各自工作与生活问题。我帮助爱人办证，在荆州城内荆北路钢窗厂门右侧办了一个门诊部，于当年9月5日正式开张。全天中医诊治1个人，西医诊治2个人。我们准备赔本半年再赚几个工资，可是次日一开门，头天来看中医的钢窗厂叶师傅上门来了："吃中药1剂，一点效都没有，若王医生不是我哥的好友，我会将药摔在你们门口。"我看了他的处方后耐心询问他的病情，然后对他说：你患咽喉炎，中医张院长（我请来的大夫）开的中药没错，就是剂量少了点，于是我将处方中的蒲公英、地丁、大青叶等加量交给他与原方药同煎，次日清早他告诉我，加药服用效好。我总是认为患者就是最好的老师，从此对相应的中草药我开始增加剂量使用。

次日看病者达4人，第3天就诊患者达7人，其中一名为80多岁的老太婆，儿女都五六十岁了。这天上午她的子女4人把她一抬进门刚放到了诊断床上，她就糊糊涂涂开始了频繁的单纯性腹泻。经用适当口服药，大输液4瓶补液后，下午腹泻停止，神志清晰后回家。第2天一早她儿子就送来了所用药费用82元，并感谢门诊救命之恩。开张首月结算不但没亏本且略有节余，但中药毛利仅只有128元。张院长不来了，我只得登门送去300元工资，劝他继续帮忙，他婉转地推辞了。从此22个月的门诊中医药业务，只有自己利用业余时间干了。许多事情就是这样的，越是艰难就越有可能取得突破和进展，因为你无所依赖，就只能无所畏惧地往前闯。

脉诊发端

我和爱人自开诊所的这段时间，也成了本人体会学习脉诊的正式开端，可以想象，如果这个阶段，我是在医院或研究所按部就班地工作，我的脉诊就没有今天这样的结果。

1. 病人逼出了明确肝胆疾病的脉法

1995年一个星期四的下午，来了几个找我看病的人，其中有一个40来岁的王姓男性，眼睛巩膜黄到了发绿的程序。他虽先到门诊部，但就是坐在我当面另一桌子的西南角观察，当我诊治完其他人后，他才将右手摆到桌面上。

我看他眼已发绿，皮肤发黄，手掌也发黄，心想他的肝病只怕太严重了。在他不吭声的情况下置右手于桌面，我就切其右手关脉时发觉没多大问题，不由自言自语地说："哦！不是肝脏问题！"此时他缩回右手，拿出一大堆复印的病历和检查单给我看，说："是的，我不是肝脏问题，是胆总管阻塞。在某大医院，中医把我当肝病治疗了半年，结果越来越坏，转西医内科治一个多月还是不行，花了一万多，最后外科医生会诊，确定虽胆囊已开刀切除，但胆管阻塞导致严重的黄疸和肝功能异常，还要再做手术。王医生，都说您脉准，果然一摸脉就知道我主要问题不在肝脏，请您替我开中药治疗吧！"

天已快黑了，我对肝胆病本来就不治，于是对他说："这么严重的胆囊病，我没治过，你找别的医生去治吧！"他不同意，说："都说您中医治病技术不错，脉也切得准，王医生您给我治治吧，我实在不愿意开刀。"我还是劝他找别人诊治，他不干。天黑了，我到一旁吃饭了，他仍不走。我边吃饭边思考：摸脉摸到右关，说别人不是肝病显然是错误的，吃完饭再切左手、右手看看。

吃完饭，我先左、后右又详细替他切脉，左关较弱沉，右关可，从此左关弱沉以下我就能确定是胆囊炎了。望诊发现，连脚趾甲也是黄的，总胆固醇达900以上，肝功能检查单的结果也非常差，我怎么敢给他治呀！他非要我治，没法我就思考，如果能把他的胆管扩开，胆汁排出就应该会改善他的病情，这才说："我先开3剂中药试试，有效你再来，无效请不要再找我了。"他听后很爽快地答应了我。

如是，我就按吃饭时思考的途径开中药了，即祛湿、软肝、排结石方打通输胆管。3天后的下午，老王又笑着进了门，我一看也狂喜，因为他的皮肤黄基本消失，眼白发绿也只剩中间黄了。

再下了2次3剂药，他去医院检查，黄疸指数、肝功能全部正常。他找到替他治病的中医、西医医生说："你们7个多月用去我1万多元，越治越差，服用别人王

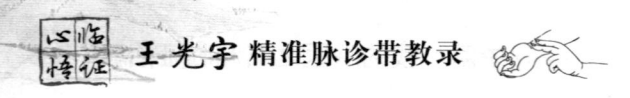

医生 9 剂中药后，我的化验单就干干净净了，你们惭愧吗？"那家医院的医生看到他都很惊奇，却也无话可说。

2. 肺癌

有一个 30 岁左右的妇女在我处看病后，又带来她在李埠区的二老。我先给她妈妈切脉、问诊，后开了方。但接下来替她父亲切脉后，我不敢开方了。他的脉右寸弱沉，脉短，又前后像乱跑似的。该地卫生院拍片诊断为气胸，我分析症状不符，但右寸这脉象我没摸到过，又像乱糟糟的脉，是什么病呢我又说不清，只得很谨慎的对他们说："姑娘，你父亲肺上的病很重，我开不了方，马上直接到东门胸科医院去诊治吧！" 3 天后姑娘来门诊时对我说："谢谢王伯，当天下午我们领爸爸到东门胸科医院，拍片检查就定为肺癌了，说再迟几天来就不收入院了。"

这个病例和检查的结果，导致我对右寸脉象的认识有了显著的进展。以后对支气管炎、肺炎、肺结核、肺癌的辨别逐步有了较清晰的体会和认识。

3. 乙肝

1995 年前我基本上已攻破了乙肝病人诊断方法，但没有治疗经验，不敢进行中药治疗。朋友、中医闵国斌院长对乙肝治疗有显著认识，他研究了一个"乙肝合剂"，商量我在门诊对乙肝病人进行治疗，观察疗效。在这个活动中，我们先是凭乙肝二对半化验单确定病情，服用 1 个疗程后再查，后与某医院化验室协商，详细查乙肝 8 个项目后再治疗，每 1 个疗程完成后再查，观察相关滴度变化等。

乙肝患者有 4 个特征，可提示我们让他们去作乙肝检查。包括：①切脉，左关有点弦以上变化。②舌系带根部轮廓乳头有数量不一的凸起。③患病早期舌尖有稍凸起的红点或色较暗的菌状乳头凸起。④舌下静脉不同程度的显露。

当此类病人去查乙肝二对半不合格，诊断正确后，就按闵国斌院长的安排实施治疗：

口服散剂：炒白术 2.5kg，麻黄节 1.4kg，大黄 1.4kg，白花蛇舌草 5kg，生黄芪 5kg，虎杖 2.5kg，山豆根 5kg，黄芩 2.5kg，大青叶 5kg，青木香 2.5kg，鸡内金 3kg，叶下珠、蚂蚁共 38.5kg，每日 10g 服用。

糖浆剂：生地黄180g，丹参180g，牡丹皮140g，赤芍180g，紫草210g，白茅根180g，大黄68g，鸡血藤200g，肉桂30g，墨旱莲160g，女贞子180g，郁金180g，柴胡160g，黄芪200g，茵陈200g，板蓝根180g，虎杖180g，连翘200g，蒲公英200g，土茯苓200g，草河车160g，田基黄180g，秦艽160g，蚕沙160g，垂盆草180g，藤梨根200g，败酱草180g。

煎2～3遍，浓缩至2000ml，加适量防腐剂，每瓶服用10天，一个疗程（40天）服完。后来处方有所更改，且加进增元液，使得疗效更为显著。

总结对乙肝患者的疗效，有效者，表面抗原下降，大三阳变为小三阳者（即e抗原转阴，e抗体转阳）占90%。彻底治愈者（即表面抗原转阴，表面抗体转阳）占5%。无效者占5%。当一个疗程治疗结束后检查无效者，我们就停止用这种方法治疗，让病人选择别的方法去治疗。

认识涩脉

对于涩脉，本人认识较迟，初见不知何脉，主何病，因为当时尚未得到古脉书。直到1995年长沙新华书店的推销信函，才让我邮购到《传世藏书》，共6大本。其中的脉经、濒湖脉学让我认识了涩脉。现回顾如下：

病例1：当年我大女儿结婚，婚后有一天将近中午11点，她两口子回家让我切脉，刚摸完她的脉，她妈妈叫我们吃午饭，吃完饭他们就离开了。晚上她妈妈质问我说："今天你摸脉后为啥不说话？"我不耐烦地回答她说："我刚摸完脉你就叫我们吃午饭了，午饭后他们就回去了，我向谁讲去？"她才和气地问我："那她怀上了没？是男孩还是女孩？"我躺在床上回忆，说："她是孕脉，左脉大，右脉弱，应该是怀上男孩了，但是她的孕脉又跟别人的不同，她的脉动像我小时候打弹珠，怎么反方向过去后，又顺血流方向轻轻向回弹回一段距离？"她不问了，我们也就休息了。

过了几天大女儿下腹经常感觉不舒服，她妈妈带她找曹所长看病无果，曹所长又带她们去荆州医院找妇科主任诊断。将近半个月之后才在该院查出来是宫外孕。后来找我同单位中医世家的后人，刚从省妇产科进修回来的小罗医生，开了一些中药服用，解决了这次宫外孕。我赶快查刚买到的《传世藏书脉经》和《濒湖脉学》，

111

记载如下:"细而迟,往来难,短且散,或一止复来。"尤"女子有孕为胎病,无胎为败血"。这时我才恍然大悟,原来我感觉到的滚珠脉就是涩脉啦!从此我认定王叔和、李时珍的著作就是我的老师。

病例 2:1996 年,一个老朋友的爱人陈某找到我,要我替她诊治其一直说不出话来的咽喉。在我切脉时发现她的尺脉处也有涩脉,鉴于她的咽喉患病重,我沿用了治咽喉的老方 5 剂,5 天后她终于能清晰地发音说话了,她很感激我,并且说:"每次来月经时,腹痛得我上不成班,这次服药后居然月经不痛了。"听她讲后我不断思考、翻书,原来人的十二经脉有十条直接开口于咽部,治好门户居然对妇科疾患也有间接疗效。因此,这一辈子我在脉诊后总要像西医一样,仔细观察每个病人的咽喉,从不放松对人之门户的重视。

病例 3:百货公司的营业员代某,B 超检查到她有双侧的卵巢囊肿,她不愿开刀,通过别人找到我要求用中药治疗。如是,我运用了治咽喉炎、活血化瘀、扶正祛邪的汤药如下:

[处方] 升麻 15g,炮穿山甲 10g,益母草 20g,白英 20g,山慈菇 15g,白花蛇舌草 20g,乳没 10g,红花 10g,桔梗 10g,麦冬 15g,板蓝根 15g,大青叶 15g,草河车 15g,连翘 10g,甘草 10g,青木香 12g,党参 10g,黄芪 10g,大枣 5 枚,阿胶 10g。

终于 2 个多月后,B 超查不到她的卵巢囊肿了,而且她的月经也正常了。

检查结果:1996 年 10 月 8 日,B 超(荆州医院):右侧附件区可见 1.8cm×1.6cm 圆形无回声暗区,左侧附件区可见 2.2cm×1.6cm 低回声暗区,盆腔囊性包块。

1997 年 7 月 4 日,B 超(荆州区妇保):子宫附件正常。

她成为了我治疗子宫肌瘤、卵巢囊肿的第 1 个病人,而当时我对涩脉的掌握是很不准的,只依据仪器诊断。

病例 4:县政府王会计,也找到我要用中药为她治疗卵巢囊肿,但交流时她说,某院中医给她开了桂枝茯苓丸她服用半年无效,反而还长大了一些。那我用什么方法治疗才有效呢?按活血祛瘀、补益气血进行试治。

[处方] 桂枝 10g,茯苓 12g,牡丹皮 10g,桃仁 10g,红花 10g,赤芍 12g,香附 10g,当归 10g,三棱 10g,海藻 10g,党参 10g,黄芪 10g。

服用后自诉有所好转，但一个月后她就去做手术了，看来上方并无明显效果。陆续又治了几例，有效果，但达不到治愈疗效。

到了2001年，我的脉诊在学习了《濒湖脉学》《脉经》的基础上，有了明显的深入细化，对判断病情的轻重有了进一步的准确性，使我开中药处方更加有明确性。以下为例：

病例5：雷某，女，31岁。

治疗时间：2001年10月24日。中药6剂，11月4日6剂，11月11日10剂，11月23日10剂，2002年1月3日14剂，共46剂。

尚存的诊断记录：2001年11月11日，P6，右寸点弦，关点点弦，尺沉、点点涩，左寸点点弦，关稍许弦，尺极极弱沉，稍许涩，舌苔根部点黄，舌下静脉点显、末梢红丝状，咽部稍充血，滤泡少，舌根有4个轮廓乳头（两边各两个），舌系带根部肿。

[初步诊断] ①咽炎；②胆囊炎；③左侧卵巢囊肿、右侧卵巢囊肿小；④痔；⑤血吸虫肝。

[处方] ①白花蛇舌草20g，白英20g，山慈菇15g，三棱10g，莪术10g，墨旱莲15g，海藻20g，半枝莲15g，郁金10g，木香10g，草河车15g，瓜蒌15g。②增元液600ml，2瓶，每天3次，每次40ml。

注：2001年10月24日除中药方外，尚用：①甲硝唑栓0.1×10粒；②克霉唑栓0.1×10粒；③洁尔阴，外洗。

[B超报告单]

2001年11月11日检查所见：左侧附件区可见3.4cm×2.6cm无回声区，子宫大小形态正常。提示：左侧附件区囊性肿块。

2001年12月5日检查所见：左侧附件区可见2.0cm×1.6cm圆形无回声区，右侧附件区可见2.4cm×1.3cm圆形无回声区，界限较清晰。提示：双侧附件区囊性包块。

2002年1月6日检查所见：子宫切面形态大致正常，其内可见一切面为1.8cm×2.0cm的妊娠囊，无回声区。双侧附件正常。提示：早孕。刮宫术后，咽部疼痛，又找我诊治，记录如下：

[诊断记录]（2002年1月20日）P5,点点浮滑,右寸点点弦,关点点弦,尺弱沉。

113

左关弱沉点弦，尺弱沉、似点点涩。苔根薄黄，舌下静脉点显，咽部有较多滤泡。

[处方] ①柴胡 12g，荆芥 10g，大青叶 15g，草河车 15g，法半夏 10g，桂枝 10g，瓜蒌 15g，山慈菇 15g，海藻 20g，三棱 12g，莪术 12g，墨旱莲 15g，桃仁 10g，白英 20g，白花蛇舌草 15g，茯苓 15g，郁金 10g。②增元液 600ml，2 瓶，每天 3 次，每次 40ml。

病例 6：董某，女 46 岁，诊断日期 2010 年 8 月 20 日。

[诊断记录] P7，脉弱，浮下 8，左寸点点弦，关弱沉点弦，尺较弱沉点弦点涩。4，5 部点点弦。右寸点点弦，关点点弦，尺弱沉点点弦、点点涩。苔根黄白，舌下静脉点显，末有瘀丝，悬垂体有点水肿，咽部稍肿，少滤泡，下肢点点肿。

[初步诊断] ①慢性咽炎；②胆囊炎；③痔；④子宫肌瘤、妇科炎症；⑤颈腰椎（4，5 部）点弯；⑥血吸虫肝。

[既往史] ①2005 年 8 月 3 日：子宫肌瘤（荆医）2.9cm×3.0cm；②2007 年 3 月 3 日：子宫浆膜下肌瘤 4.2cm×3.0cm（荆儿童保健院）；③2010 年 8 月 20 日：子宫前壁小肌瘤 1.6cm×1.2cm（荆州区妇保）（此为先脉诊发现，后 B 超检查证实）。

[处方] 山慈菇 15g，三棱 15g，莪术 15g，石见穿 15g，白芥子 10g，炒蛰蟥 10g，地鳖虫 10g，桃仁 10g，红花 10g，桂枝 10g，茯苓 10g，苦参 10g，蛇床子 10g，熟附子 8g，蒲公英 35g，蛇舌草 30g。另外，增元液 600ml 1 瓶，每天 3 次，每次 40ml。（2010 年 8 月 25 日）

该患者共服用中药 95 剂，达治愈目标。

病例 7：邵某，女，12 岁，诊断日期 2010 年 8 月 20 日。

[诊断记录] P8，左寸点弦＋，关弱沉点点弦，尺较弱沉点点弦、似点点涩，四部点点弦，五部点弦，六、七部点点弦。右寸点弦，关点弦，尺弱沉点点弦、似点涩、右点弦，四部点弦。苔根白上点点黄，点点阴虚，舌下静脉点点显。扁桃体右侧Ⅰ°，左侧Ⅰ°，咽部有较多大滤泡，少白假膜，下肢点点肿。

[初步诊断] ①慢性咽喉炎；②胆囊炎（很轻）；③痔（轻）；④妇科炎症，输卵管阻塞，右侧卵巢小囊肿。

依据初步诊断的结果，完全与患儿不适相符。

[处方] 山慈菇 12g，三棱 10g，莪术 12g，鸡内金 8g，大青叶 20g，金银花

10g，连翘 10g，蒲公英 30g，地丁 20g，桔梗 8g，麦冬 12g，石见穿 12g，炒蜚蠊 8g，地鳖虫 8g。

服用 20 剂后，涩脉完全消失，该少女月经来时，原右侧剧痛症状完全消失，停止了治疗，小孩高兴的跳起来了。

死脉初探

20 世纪 90 年代后期，病人不断增多，本人脉诊技术也不断进步，脉度不断细化，但还不是很成熟，下面就讲述这样的一个病例。

病例：高某，男，46 岁，诊断日期 1999 年 2 月 2 日。

[初诊记录] PE：P7（P 代表脉搏，7 代表一吸一呼脉搏次数，心律次数即 80 次 / 分钟），脉浮，少结脉，左寸双弦，关浮洪微弦点涩，尺较弱沉。右寸右略弦，关右弦，尺弱沉。舌苔薄黄，多裂纹，舌下静脉曲张，呈棕色，末端丝状，血压 152/92mmHg，面色㿠白。

[初步诊断] ①高心病（轻）；②血吸虫肝病，肝癌；③肺结核（六型）、胸膜炎；④胃溃疡；⑤慢性肾病。

建议查：①小便常规、肾功能；② B 超（肝）。

患者是骑自行车到我家求诊的，当我切脉后向他讲述有关症状和可能的病，并要他重点检查肝脏时，他认为自己是有病，但病没那么重。他说："1 月 20 日检查到有六型肺结核，也查出有胃溃疡，住院治疗肺结核。1 月 27 日 B 超检查出有肾病、腹水时，结核医院就要我出院，先治肾病。1 月 29 日出院时，有亲戚介绍，我才找你治疗的。"

我拒绝对他开方治疗，还是劝他一定要去查肝脏。

2 月 3 日 B 超查出肝前区可见 2.1cm 轻度腹水，同时查出慢性肾病综合征。

2 月 4 日其亲戚小周，陪他又来看病开方，我再次脉诊。

[诊断记录]（PE）：脉点浮，P7～8，左寸弱沉微弦，关点浮，洪大，微弦（芤脉）点涩，尺弱沉稍弦，平滑稍涩。右寸极弱沉右略弦，关左点弦右稍弦、极弱沉，尺弱沉。

望诊：贫血貌，消瘦，下眼睑苍白，舌上裂纹多且较深，舌苔㿠白略黄，舌质淡，

115

舌下静脉两条显露、末端丝状如蛛网出血状，有小紫色疱。BP：88/58mmHg。

我认为心脏是有问题，但血压原来高，现在反而低了，高血压性心脏病诊断有误（当时还不会切浊脉），应是肾性高血压。查出肝腹水在肝前区，又切到左关芤，证明肝脏问题是较重，再加上胃溃疡、肾病综合征，五脏都有问题了，其自认为身体还好。我认为芤脉、涩脉同时出现为死脉，强行用中药也难治！而其自认为身体问题不大，到时必吃力不讨好，所以跟他们说，我没办法治疗，你还是去住院吧。

于是2月4日下午他就去荆医住院了，泌尿科医生诊断为消化性溃疡、慢性肾小球肾炎、慢性肾功能不全（氮质血症期），住院2天后饮食不进，全身无力。到2月13日已经花费2400多元，家里本来就穷，无钱继续治疗而出院。

3月3日其爱人和儿子找到我，欲跪求我治疗，我阻拦他们无效后才答应尽力而为，但也只是延长其生命3个月而已。

中 篇 我的从医之路和临证治验

五、新世纪的新征程

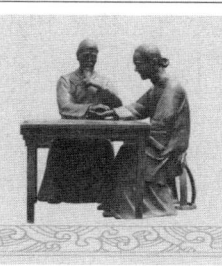

从 1996 年任调研员后,虽然没有开门诊,但是病人上门找我诊治者不断增多,我原来不会诊治的病也有人上门找我治疗,前边也写到了一部分。这些促使了我不断研究中医的诊断和治疗方法。从 2000 年以后,我的脉诊技术在研究中医古书的基础上,又结合了西医的诊断技术,不断取得进展。病人求治于我疑难杂症的经历,又促进了我对相应难治的疾病方面也有了较大进展,尤其是对癌症的诊断和治疗,获得的效果令本人欣喜欲狂。没有他们的求诊,哪有我的进步。因此病人也是我的老师。

敢治西医诊断不明或难治之病

病例 1:童某,男,44 岁,诊断日期:2000 年 1 月 13 日。

[诊断记录] PE:脉较弱,滑,P4～4.5,左寸稍弦,关弱沉略弦,尺沉较弱。右寸稍弦,关弱沉右略弦,尺极弱沉。BP:126/86mmHg,心界稍扩大,苔根花黄,舌上多裂纹,红点多,色暗,齿痕舌,舌质胖,稍紫,舌下静脉显露,末梢淡紫色丝状,扁桃体Ⅱ°,咽部滤泡大,色红。

[初步诊断] ①慢性咽喉炎;②心血管;③胆囊,血吸虫肝;④胃溃疡待查;⑤前列腺炎,性欲降低;⑥痔。

我根据 PE 向他讲述了现有症状,突出了他的心血管症状,他听了感到非常奇怪,说:"我没讲你就能说出我的主要症状,真佩服。我昨天才出院,也只是诊断我是心律失常,自主神经功能失调,开了维生素 B_1 10mg,100 片;维生素 E 50mg,60 粒;施尔康 3 盒。王医生你说怎么办?"我要他查血脂和血液流变学试验。

[处方]①熟地黄10g，法半夏10g，瓜蒌15g，泽泻15g，郁金10g，丹参15g，三七5g，猪苓10g，柏子仁10g，首乌藤15g，杜仲10g，柴胡10g，萆草30g，大白12g，川楝子15g，桔梗10g，麦冬15g，土牛膝15g，萹蓄12g，淡竹叶12g，大青叶15g，蒲公英50g，地丁30g。5剂。②增元液600ml，每天3次，每次35ml。③胃病胶囊100粒：每日3次，每次5粒，饭前服用。

2000年1月14日检查结果：血脂胆固醇4.2mmol/L，三酰甘油1.2mmol/L。血液流变学：中度异常。

服中药20剂后，症状大为好转，同一医院复查，结果如下：

2000年2月4日检查结果：血脂胆固醇6.2mmol/L，三酰甘油2.5mmol/L。血液流变学：大致正常。2000年2月21日复诊，再服中药10剂。

此病例开拓了我诊治高心病的先例。当时对心血管病判断只有初步的模糊感觉，对浊脉、硬脉判断不明。该患者血流变中度异常，服中药后病人症状明显改善；以前睡觉失眠，上班时伏在办公桌上睡觉，服药后心率正常，睡眠和精神状态也显著改善。同时，从血脂检查上来看，未服药前合格，服药后反而增高，这使我后来对少数检查不会绝对相信，往往换另一医院检查后能得到与我诊断相符的结果。我们的质疑不仅仅是在这方面，例如：子宫肌瘤、卵巢囊肿、癌变……在部分病人脉诊与相应检查方面也出现类似情况。

病例2：梅某，女，12岁，诊断日期：2000年2月16日。

[诊断记录]前3天在江陵医院诊断为"过敏性紫癜"，先在胸腹部和双下肢内侧出现红点，脚上也有少量红点，有瘙痒感，现均消退，有残留痕迹。到医院检查WBC（白细胞）$2.8×10^9$/L，N56%，L44%，五医院查为白细胞$3.0×10^9$/L，N60%，L38%，嗜酸性粒细胞2%，食欲、活动均正常，西医诊断为粒细胞减少症，开药维生素C 0.1g×1瓶，每天3次，每次2片；芦丁片10mg×1瓶，每天3次，每次2片。为升高白细胞曾住院两次，无效。

PE：脉诊，P6，左寸点弦，关稍许弦，尺极弱沉。右寸点点弦，关可，尺弱沉。苔根黄，红点色暗，舌下静脉可，扁桃体Ⅱ°＋。

[初步诊断]①感冒；②慢性扁桃体炎；③痔。

[处方]①柴胡8g，荆芥7g，防风7g，蒲公英30g，地丁20g，草河车9g，金

银花 6g，萹蓄 8g，土牛膝 15g，法半夏 8g，瓜蒌 8g，淡竹叶 8g，熟地黄 10g，党参 10g，黄芪 10g，枸杞子 8g，大枣 3 枚，茯苓 8g 共 5 剂。②增元液 500ml，1 瓶，每天 3 次，每次 15ml。

中医辨证：受凉需解表，十二经络门户被阻，需通络，消除扁桃体咽部炎症，苔根黄，则需祛下焦之湿，扶正祛邪，故开上方。

嘱愈后再查血常规。2000 年 3 月 1 日复查：白细胞 5000（5.0×10^9/L，合格基数为 4.0×10^9/L）。此后受凉感冒白细胞不再下降。

病例 3：余某，女，11 岁，诊断日期：2000 年 8 月 8 日。

[诊断记录] 头晕、心慌、气短、厌食、无力，不能上学。荆州中心医院检查后定为 ITP（特发性血小板减少性紫癜），需交 5000 元入院治疗，家长无力负担，经亲属介绍找我治疗。PE：P7～8，左寸右点弦，关稍弦，尺可。右寸稍弦，关点点弦，尺可。舌苔薄黄，红点多、大，色偏暗，舌下静脉根稍显，咽部有滤泡，轻度化脓，下眼睑较白，未发现紫癜。

[初步诊断] ①咽喉炎；②贫血；③肝待查。

[处方] ①红参 3g，白术 8g，茯苓 10g，黄芪 15g，当归 8g，阿胶 8g，炙甘草 4g，炒酸枣仁 5g，大青叶 15g，蒲公英 30g，土牛膝 15g，墨旱莲 10g，法半夏 8g，厚朴 8g。5 剂。②增元液 500ml，每天 3 次，每次 20ml。

[复诊]（2008 年 8 月 14 日）脉点点浮，P7，左寸点弦，关稍许弦，尺可。右寸点弦，关稍许弦，尺可。苔根部和中部较黄，舌质淡，红点多、暗、大。舌下静脉稍显，悬雍垂尖部水肿，咽部上缘右侧有化脓痕迹，下眼睑较红。

[处方] ①桔梗 6g，麦冬 8g，大青叶 15g，草河车 10g，蒲公英 30g，法半夏 8g，厚朴 8g，淡豆豉 6g，柴胡 6g，党参 10g，黄芪 10g，白术 8g，茯苓 10g，阿胶 8g（后下），炙甘草 4g，炒酸枣仁 5g。②增元液 500ml，每日 3 次，每次 20ml。

因服用 5 剂药后病孩自觉明显好转，故基本思路不变，改方 10 剂，并嘱服完后到同一医院化验，确定疗效如何。

治疗前后血检结果见表 10：

★ 表10 血检结果

检查项目	2000年7月27日	2000年8月23日
白细胞（×10^9/L）	8.7	6.1
红细胞（×10^9/L）	3.05	3.92
血红蛋白（g/L）	9.5	12.4
血小板（×10^9/L）	60	114

注：服中药后血小板上升到114（100以上合格），不适症状完全消失。

肾病综合征病人也找上门来了

急性肾炎大多因扁桃体炎引起，及时控制咽喉炎，消除扁桃体化脓等情况，通常可彻底根治。在这方面，本人已取得较多病人的信任。

1997年同城一个年仅19岁的尿毒症病人找上门来。

病例1：熊某，女，19岁，诊断日期：1997年4月2日。

[诊断记录] 头晕、心慌、下肢乏力、耳鸣、呕吐、头痛。PE: 脉略浮，P8，左寸略弦，关强，尺沉弦时无（变脉）。右寸略弱，关弦，尺极弱沉。严重贫血貌，下眼睑苍白，苔黄较厚，中部黄灰色，舌质极淡，舌上裂纹很多，舌系带中下肿如双舌，右侧扁桃体Ⅰ°肿大，中鼻甲右侧有一些出血痂皮，左侧前鼻甲下肿大，BP:150/95mmHg。

[既往史] 感冒就诊，鼻出血。

荆州某医院诊断为：①慢性肾炎（尿毒症期）；②肾性贫血。

[诊断结果] 已于3月28日入院西医治疗，找我之意是想同时吃中药。

[处方] 茯苓20g，陈皮15g，藿香15g，竹茹15g，旋覆花15g，姜半夏10g，党参10g，黄芪10g，大枣5枚，熟地黄15g，黄精15g，太子参10g，阿胶10g，桂圆15g，青木香15g，地骨皮10g，秦艽15g，白芷12g，瓜蒌15g，夏枯草30g。

经中西医一起治疗，病人头晕较前好转，原头痛频发，现偶发一次，晚上能睡但有梦，蚁行感消失，食欲增加，小便量增多（近1000～1500ml），心率减慢，每分钟80次，耳鸣有所好转，黄苔减轻，裂纹减少，BP：130/80mmHg，晚间肢体仍有蚁行感。

当时规定食用食盐量不得超过每日3g，忌生冷食物和相应发物，到4月24日病情有了显著好转。

①尿检结果见表11。

★ 表11　尿检结果

检查项目	1997年3月28日	1997年4月24日
尿蛋白	＋3（4g/L）	＋1（0.25g/L）
脓球	0～2/HP	0～1/HP
尿胆原	＋（0.3μmol/L）	
红细胞		0～1个/HP

②血常规结果见表12。

★ 表12　血常规结果

检查项目	3月24日	3月28日	4月9日	4月24日
白细胞（×10⁹/L）	9.6	7.3	5.9	4.2
白血球分类 L（%）	24.5	34.7	19.2	40
淋巴细胞 N（%）	75.5	65.3	69.7（其他11.1）	60
红细胞（×10⁹/L）	2.27	1.98	1.83	2.07
血红蛋白（g/L）	69	62	53	61
血小板（×10⁹/L）	134	118	101	111

③肾功能结果见表13。

★ 表13　肾功能结果

检查项目	3月29日	4月1日	4月24日	正常值
尿素氮（μmol/L）	32.1	34.92	26.14	1.7～8.3
肌酐（μmol/L）	1138	1100	877.86	44～133
碳酸氢盐（CO_2结合率）	17	15.2	19.1	21～29

5月份出院，到6月份后，她的表现已大致恢复正常，我高兴地对这个收为干女儿的病人说："姑娘你一辈子不要离开我，替我开车，若病复发随时由我治。"她妈妈对我说，就是这句话，她理解为她的病一辈子治不好了，拒绝服中药，就算她妈妈下跪也不行。6月18号我去做她的思想工作，她才又开始服用中药，但病情又重了，6月23日中药服不进了，又住院，7月1日晚去世，送葬时我也伤心留下了眼泪。

与她同时找我治尿毒症的还有武汉的王某，女，40岁，我弟弟的领导的爱人，慢性肾炎进入尿毒症期，服下我3剂中药后，精神好转，食欲大增。复诊时，我开了10剂中药，离开武汉，返回荆州。这些中药服完后，她又找当地一中医治疗，该医定一个星期1000元，钱要的多，但效果差。又找了一个不要钱、不吃饭，只开药方的王老先生，效果还算不错。我在电话交流中，鼓励她就找王老先生诊治。她的情况日渐好转，后来过春节时停服中药，又不注意饮食禁忌，乱吃，8月份疾病严重复发，弟弟要求我去一次会诊。

8月30日到武汉，与王礼中老先生会诊后，当即交流开方，他老人家要用生附子50g，我只同意15g，当时我非常顾忌生附子量大怕中毒，且与十八反中的生半夏同用让我更怕。在听他老人家讲了实践经验后，我才同意。

中午吃饭前后的交谈，让我们产生了深厚的感情。他讲到：年轻时得了尿毒症，将死前要求外出旅游，遇到一寺庙的老道长，老道士说："你不会死，好好吃些中药就能好。"他听进去了，服用老道长的中药后，果然治好了他的尿毒症。他十分感激老师傅，一直孝敬他，最后老道将治疗处方交给了他，他也一直愿意免费替别人治这类病了。我俩越讲越亲热，饭后他突然要我拿出笔记本将相关处方无偿赠予我。

【赠方一】

处方：茯苓20g，陈皮15g，藿香15g，竹茹15g，旋覆花（包煎）15g。

功效主治：渗水利湿、芳香明目、和胃降逆、升清降浊。尤适合尿毒症呕吐患者。

【赠方二】

处方：黄芪20g，党参20g，炒白术20g，当归15g，炙甘草15g，陈皮15g，升麻 15g，柴胡 3g，大枣 3 枚。

功效主治：适用于气虚、乏力、精神萎靡、阳气欲绝者。

【赠方三】

处方：生地黄 25g，熟地黄 25g，女贞子 30g，墨旱莲 30g，知母 20g，夏枯草 30g，生龙骨、生牡蛎各 50g。

功效主治：收涩固阳而滋阴、止呕。适用于黄苔退、舌有裂纹、口渴心烦、血压略升。

【赠方四】

处方：生地黄 20g，山药 50g，茯苓 30g，泽泻 10g，车前草 50g，珍珠母 50g，菊花 20g。

功效主治：滋阴、利水、消肿。

【赠方五】

处方：干姜 15g，大枣 30 枚，茯苓 30g，炙甘草 10g，猪苓 15g，大腹皮 15g，草果 10g，制香附 15g，木瓜 15g，党参 15g，厚朴 15g，白术 25g，生姜 5 片，木香 10g，滑石 10g。

功效主治：利水渗湿、补气血、益宗气。

【赠方六】

处方：炒扁豆 20g，党参 15g，炒白术 20g，茯苓 15g，山药 20g，炙甘草 5g，莲子肉 15g，薏苡仁 20g，陈皮 20g，砂仁 5g，桔梗 5g，大枣 5 枚。

功效主治：健脾胃、补气血。

【赠方七】

处方：制附子 15g，白术 15g，茯苓 40g，芍药 15g，肉桂 5g，大腹皮 20g，生姜 25g，滑石（包）25g，泽泻 15g，薏苡仁 15g（可同服六味地黄丸，每次 1 盏，每天 3 次）。

功效主治：适用于尿毒症虚寒型。

【赠方八】

处方：熟附子（15～50g），制大黄（5～50g），陈皮 15g，茯苓 15～25g，川厚朴 5～50g，制半夏 15～25g，党参 25～50g。

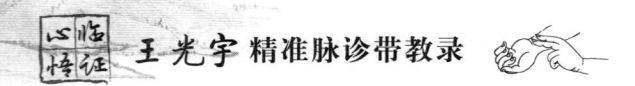

功效主治：适用于尿毒症垂亡者。

我也将我创立的有效方回赠给了他几个。

> **得方有感：** 赠王礼中老师
>
> 1997 年 8 月 30 日
>
> 身患尿毒治无效，只身深山寻老道。
>
> 千年古方显神效，一应症候全去掉。
>
> 感激之情无法表，终养天年尽行孝。
>
> 老道临终留遗言，古方全赠忘年交。
>
> 得方千万莫争利，行善积德讲医道。
>
> 青年已成六旬翁，不取分文驱虎豹。
>
> 秀容顽疾今除掉，我得此方心情表。
>
> 王老就是我师道，诊病救人定仿效。

从此我对肾病，尤其是尿毒症病人单用中药也取得一定的疗效。对于同时进行透析的患者，疗效较差，我现不太愿意接受。

病例2：熊某，女，55岁，断诊日期：2005年10月，病历在车上被盗。

[诊断记录] PE：P6，脉浮下30上，左寸点弦，关弱沉右点稍弦，尺脉极弱沉点稍涩十。右寸点弦，关弱沉点弦，尺极弱沉点稍涩。下肢肿，苔黄腻，舌上有少许裂纹，舌下静脉点稍显，末梢丝状，咽部滤泡稍红，有间断白假膜，BP：150/90mmHg。

医患同时回忆原诊断：①心血管、高血压（主由肾病导致）；②胰腺炎；③溃疡性结肠炎；④胃溃疡；⑤左侧卵巢囊肿，边界不清浙；⑥痔；⑦肝囊肿，乙肝大三阳；⑧胆囊息肉；⑨肾病综合征（尿毒症期）。

[讨论] 此病人心、肝、脾、肺、肾，五脏之中仅肺尚可，在武汉求诊中西医无人敢治。我该怎么办呢？我突出治疗重点为肾，意图恢复肾阳。同时不放松心火，肝、下腹生殖器癌变预防，已解除脾胃阻滞症之胃溃疡，恢复了宗气。其他具体病症连带一起治疗，以此思维而作如下处方治疗。

[处方]①生附子10g,生姜3大片(以上两味先煎1小时),砂仁5g,绞股蓝10g,泽泻15g,银杏叶10g,山楂10g,郁金10g,大白15g,威灵仙15g,熟地10g,木香15g,陈皮10g,益母草20g,大蓟10g,小蓟10g,黄芪30g,茯苓10g,三棱10g,红花10g,当归10g,白花蛇舌草15g,白英15g,大腹皮15g,鱼腥草20g。20剂。②增元液:600ml×5瓶,每天3次,每次40ml。

该病人在我这里诊治了5年,最后于2010年4月底卒于腹腔恶性肿瘤,达到了多活5年到60岁的愿望。

病例3:凡某,女,42岁,首诊日期:2010年1月5日。

[诊断记录] PE:浮下10,P6,左寸点点弦右点弦,关较弱沉,尺极弱沉点涩＋,四部点点弦＋,五部点弦。右寸点弦,关弱沉点点弦,尺较弱沉点点弦、右点弦、点涩＋,4P点弦。糖点点凸。苔根中点点薄黄,舌下静脉点显,末梢有红丝,咽部两侧边条状红肿,咽后壁大片滤泡,悬雍垂红肿,并有较多白色假膜,下肢不肿。

[初步诊断]①胆囊炎;②胃炎(少溃烂);③慢性咽炎;④肾病综合征(尿毒症期),泌尿系统炎症;⑤痔;⑥子宫肌瘤、卵巢囊肿;⑦颈椎增生点弯,腰右弯;⑧血吸虫病肝。

[处方]①生附子10g,生姜20g(以上二味先煎1小时),银杏叶10g,绞股蓝15g,山楂15g,泽泻15g,茯苓15g,大蓟10g,小蓟10g,砂仁10g,山茱萸10g,藿香10g,黄芪50g,萹草30g,鱼腥草30g,大青叶30g,草河车15g,马勃(包)10g,郁金10g。②生附子50g,干姜20g,生姜20g,炙甘草10g(以上四味先煎沸1小时),砂仁10g,桂枝10g,肉桂10g,茯苓15g,山茱萸15g,大蓟10g,小蓟10g,黄芪100g,鱼腥草30g,萹草30g,山慈菇15g,石见穿10g,地鳖虫10g,薏苡仁10g。③增元液40～60ml,每天3次。

血清生化检验结果见表14(2010年)。

★ 表14　血清生化检查结果

项目	参考值	元旦	1月4日	1月15日	1月28日	3月6日	4月30日	6月5日	7月2日
尿素氮（μmol/L）	1.7～8.3	17.87	16.9	18.2	11.54	14.65	13.44	14.46	22.72
肌酐（μmol/L）	53～106	432.4	467.5	446.9	437.1	394.0	279.9	320.1	404.2
尿酸（μmol/L）	120～420	448.0	476.5	422	489	377	406.8	331.6	388.2
CO_2（mmHg）	20～29	19.2	18.7	20.5	18.7	20.3	19.1	27.4	22.3

到目前为止，她与别人同样出现了一个规律，当我们诊治时，她能密切配合，疗效还比较好，但是非常怕她不注意受凉，一受凉化验结果就会呈现出尿毒症情况，另一方面也不能劳累，当她得了孙子，天天要照顾孙子，中药少吃时，检查也会有变化，尤其是在不注意饮食及禁忌，也会复发。

我个人已经治过不少这类病人，尽管疗效还可以，比西医透析费用低，病人的精神状态也不错，但出现上述3个方面的不注意，全部都出现反复，虽然小孩张练7岁就患了尿毒症，慢慢得到了治愈，15岁以后受凉再也不发了，去年20岁已经上大学，但是绝大多数此类病人我没法根治，这就是我应向大家做出的如实交代。

高血脂心血管类疾病的诊治

患这类疾病的人越来越多，年龄越来越年轻，它已经不仅仅是一个老年人易患的疾病了。在20世纪60年代，还在学校学习时，那时老师上课就告诉我们，得了高血压病，只有用药上的改变，剂量、服药次数上的变化，服药到死也不能停。但是现在，大部分坚持按我法治疗者，出现了难以想象的变化，年轻人得到根治，大多数老年人得到了改善，甚至治愈。

病例1：王某，男，43岁，首诊日期：2008年12月3日。

[诊断记录] PE：脉浮下20，P7，点点浊，点点硬，左寸点弦，关弱沉点弦，尺较弱沉。右寸点弦，关点弦，尺弱沉。苔根中白黄，点阴虚＋，舌下静脉点显，悬雍垂水肿较剧，扁桃体Ⅰ°，咽部少滤泡，右上一个又大又红。咽后壁多白厚假膜，BP：136/87mmHg。

[初步诊断] ①慢性咽喉炎；②心血管、血脂高、血压偏高；③胆囊炎；④前列腺炎（轻）；⑤痔；⑥轻度脂肪肝。

依据脉诊、望诊说出的症状，得到了病人的赞许，第二次就带来了其原来查的检查单。

[处方] ①蒲公英50g，地丁30g，金银花10g，连翘10g，马勃（包）10g，萆草30g，秦艽15g，银杏叶10g，绞股蓝10g，泽泻15g，山楂10g，水蛭1g，益母草20g，丹参30g，瓜蒌15g，法半夏10g，熟地黄15g，麦冬15g，桔梗10g。②增元液600ml，每天3次，每次40ml。

服用20剂中药前后检查结果对比见表15。

★ 表15　服药前后检查结果

检查项目	参考值	2008年9月22日	2008年12月23日
总胆固醇（mmol/L）	0～5.17	5.67	2.05
三酰甘油（mmol/L）	1.7	2.33	0.44
高密度脂蛋白（mmol/L）	1.1～1.6	1.89	0.68
低密度脂蛋白（mmol/L）	0～4.1	2.72	1.17

2007年7月30日，B超报告单：①脂肪肝（轻度）；②胆囊炎；③胆囊结石。

病例2：邓某，男，37岁，首诊日期：2010年3月12日。

[诊断记录] PE：P7～8，点点浊，左寸点弦，关弱沉右点弦，尺沉点点弦，第四部点弦，第五部点点弦。右寸点弦＋，关弱沉点弦右点稍弦，尺较弱沉，点点弦，第四部、第五部点点弦。舌苔根部点白，舌质点紫，舌下静脉点显＋，末梢多瘀丝（间隔）。悬雍垂红肿，扁桃体可，咽部右侧边宽条状红肿，左边较窄，有白厚散在假膜，

小滤泡，下肢水肿。

[初步诊断]①血脂高；②胆囊炎、胆结石（胰腺炎）；③颈椎5、6节点歪，腰椎向右弯；④痔疮；⑤前列腺炎；⑥胃溃疡。

[处方]①银杏叶10g，绞股蓝15g，山楂15g，泽泻15g，川芎10g，益母草30g，大白15g，郁金10g，威灵仙15g，海金沙（包）30g，滑石（包）50g，石韦10g，鸡内金10g，砂仁10g，茅根15g，萹草15g，鱼腥草30g。②增元液每瓶600ml，每天3次，每次40ml。

服药20剂后检查结果见表16。

★ 表16 检查结果

检查项目	参考值	3月13日	4月12日
血糖（mmol/L）	3.8～6.1	5.75	
胆固醇（mmoi/L）	2.8～5.2	9.17	5.1
三酰甘油（mmol/L）	0.28～1.8	7.24	1.6
高密度脂蛋白（mmol/L）	0.9～1.8	1.09	1.06
低密度脂蛋白（mmol/L）	0～3.36	6.60	3.10

这两位年轻人都是20剂中药后，血脂基本合格，但后者低密度脂蛋白超标，故疗效比前者差一点，其后期我用四味药（银杏叶、绞股蓝等）嘱其泡服一段时间，巩固疗效。

病例3：王某，男，72岁，首诊日期：2008年8月3日。

[诊断记录]浮3，滑，P5～6，点硬，点稍浊，左寸弦、点涩，关弱沉右点稍弦，尺弱沉。左脉比右脉强，血糖点稍凸。右寸点稍弦、点涩，关点弦，尺较弱沉，BP：150/68mHg，舌质暗，舌苔根部中部黄点厚、点腻，少裂纹，舌下静脉点显，末有血丝分布，咽红，后壁可见较少黄色假膜，悬雍垂水肿，四部点弦。

[初步诊断]①血脂高、血黏度高，脑梗死；②胆囊炎、结石；③前列腺炎；④痔疮；⑤咽炎。

[处方]①秦艽15g，淡竹叶12g，黄精15g，熟附子5g，柴胡10g，银杏叶

10g，山楂 10g，绞股蓝 10g，益母草 20g，川芎 10g，三棱 10g，水蛭 1g，赤芍 10g，大青叶 20g，白芷 10g。②增元液：每天 3 次，每次 40ml。

因 8 月 1 日血脂 4 项结果与脉诊不符，服 10 天中药后坚持要病人到另一医院检查，结果与脉诊基本相符。9 月 3 日结果有所下降，该患者患高血脂、脑梗死已 14 年，坚持服药到症状基本消失。

服药 25 剂前后血液检查结果见表 17。

★ 表 17 血液检查结果

检查项目	参考值	8月1日荆医	8月11日五医	9月3日五医
血糖（mmol/L）	3.9～6.1	8.55		6.5
总胆固醇（mmol/L）	0～5.17	4.77	6.29	6.20
三酰甘油（mmol/L）	0～1.7	1.08	3.15	1.67
高密度脂蛋白（mmol/L）	1.1～1.6	1.35	2.09	2.07
低密度脂蛋白（mmol/L）	0～4.1	2.31	4.38	3.37

病例 4：楚某，女，68 岁，首诊日期：2008 年 7 月 24 日。

[诊断记录] P6，点浊、点硬，脉浮，左寸点弦右点点弦，似点点涩，关较弱沉点弦，尺极弱沉右点稍弦、点点涩。右寸点弦，关弱沉点弦，右点点弦，尺较弱沉右点点弦、点点涩，四部点弦。下眼睑点白，舌质暗紫，舌苔根中部点黄厚，舌面较多裂纹点腻，舌下静脉点显末有血丝分布。咽后壁红，有较多浅黄色滤泡，悬雍垂水肿。BP:160/100mmHg，下肢不肿。（需查血脂一组）

[初步诊断] ①咽炎；②心血管、血脂高、血压高；③胆囊炎；④充血糜烂性胃炎；⑤原患过子宫肌瘤；⑥颈椎侧弯。

[处方] ①柴胡 10g，荆芥 10g，白芷 10g，丹参 30g，银杏叶 10g，泽泻 15g，山楂 10g，绞股蓝 10g，益母草 20g，夏枯草 30g，罗布麻 10g，大青叶 20g，麦冬 15g，肉苁蓉 10g，郁金 10g。②增元液：每天 3 次，每次 40ml。

服中药 40 剂后，前后血检结果见表 18。

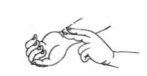

★ 表18　血检结果

检查项目	参考值	7月30日（荆医）	8月11日（五医）	9月3日（五医）
血糖（mmol/L）	3.9～6.1	6.01		
总胆固醇（mmol/L）	0～5.17	7.82	8.81	6.99
三酰甘油（mmol/L）	1～1.7	2.69	3.49	1.52
高密度脂蛋白（mmol/L）	1.1～1.6	1.65	2.93	2.33
低密度脂蛋白（mmol/L）	0～4.1	3.90	4.29	3.97

后继服中药15剂，自觉症状消失，不太愿意继服，BP:148/86mmHg，150/90mmHg，嘱四味主药代茶泡饮。

病例5：余某，女，71岁，首诊日期：2009年7月12日。

[诊断记录]浮2，P6，点稍浊，点点硬，左寸点弦（点涩），关弱沉点弦右点点弦，尺较弱沉点涩，五部点点弦。右寸点弦＋，关弱沉右点弦，尺较弱沉，右点点弦，四部点点弦，五部点弦，六部点弦。血糖点稍高，舌苔根白点厚，舌质偏紫，舌下静脉点稍显＋，末梢多瘀点，悬垂体水肿，咽部下有一个滤泡，右边缘条状肿，下肢点稍肿，BP：首次查：132/72mmHg，再接着查第2次：124/64mmHg。

[初步诊断]①高血压性心脏病、血脂高、血黏度高，血液阻滞严重（双下肢瘫痪）；②胆囊炎、小结石；③充血性糜烂性胃炎；④高血压肾病、糖尿病待查；⑤咽炎；⑥颈腰侧弯、右下肢、脚痛难行走。

其儿子说主要是治肾病综合征，我补充说，肾病综合征是因为长期服用西药降压不行，导致得肾病综合征。我认为主要治心血管病，血压是被降压药强行降下来的，一定要治心脏这个"本"，当然同时肾病作为次要的病也要治。家属同意我的看法后，我才同意开方，并要求检查血脂一组，直到9月7日才查第一次。

[处方]①大青叶30g，草河车12g，射干12g，牛蒡子10g，银杏叶10g，绞股蓝10g，山楂10g，泽泻15g，益母草20g，水蛭0.5g，山茱萸10g，茯苓12g，薏苡仁10g，砂仁10g，瓜蒌12g，厚朴10g，陈皮10g，龙骨10g，竹茹10g，金银花10g，黄芪20g。②增元液：每天3次，每次40ml。

[各项检查情况]

①第三次住院血清检查单见表19。

★ 表19 血清检查

检查项目	2008年5月8日	参考值
肌酐（μmol/L）	134.10 ↑	44～106
尿素氮（mmol/L）	11.25 ↑	1.8～7.1
尿酸（μmol/L）	553 ↑	96～420
总二氧化碳（mmHg）	29.1	22～31

②服中药50剂后血清检查单见表20。

★ 表20 血清检查

检查项目	2008年9月7日	2008年11月9日	参考值
肌酐（μmol/L）	114.6 ↑	99.4 ↑	35～97
尿素（mmol/L）	7.59	9.27 ↑	1.7～8.3
尿酸（μmol/L）	427 ↑	411	124～420
碳酸氢根（mmol/L）	24.8		20～30

③血脂一组见表21。

★ 表21 血脂检查

检查项目	2008年9月7日	10月15日	11月9日	参考值
总胆固醇（mmol/L）	7.54	7.08	7.14	2.85～5.85
三酰甘油（mmol/L）	4.61	3.31	2.64	0.5～1.8
高密度脂蛋白（mmol/L）	1.48	0.91	1.53	0.9～2.2
低密度脂蛋白（mmol/L）	4.57	4.20	4.35	2～3.1

④血糖：2008年10月20日，空腹血糖5.20mmol/L，参考值3.9～6.1。病人初

诊被两人架扶入门，现自我感觉良好，参加每日晨舞，治疗停于12月1日。

病例6：王某，女，86岁，首诊日期：2009年4月22日。

[诊断记录] 浮下8，心率140次/分、180次/分、200次/分，结脉，浊，BP：150/100mmHg，左寸点弦，关弱沉点点弦右点弦，尺弱沉点弦，似点点涩。右寸点点弦，关弱沉点稍弦，尺可。舌卷、胖、厚，苔根中黄厚，舌下静脉点稍显，末梢多瘀点，咽部充血，后壁稍干燥，下肢点肿。

[初步诊断] ①心血管、血脂高、房颤、心律紊乱、心力衰竭；②胆囊炎、小结石；③充血性胃炎；④痔。

当时我拒绝治疗，向其家属告知患者病危。家属说医院检查也是告知病危，要住院治疗，没钱才找我，不论死活，一定要我治，不要我承担后果。这样我才为他开方，并要求检查血脂一组。

[处方] ①柴胡10g，荆芥10g，大青叶30g，秦艽15g，法半夏10g，瓜蒌12g，大腹皮15g，淡竹叶12g，大白15g，郁金10g，威灵仙15g，砂仁10g，柏子仁10g，绞股蓝10g，乳没（各）10g，银杏叶10g，泽泻15g，酸枣仁10g，山楂10g，水蛭0.5g。5剂。②增元液：每瓶600ml，每天3次，每次40ml。

[诊断记录]（2009年4月28日）脉率80～100次/分，结代脉，左寸稍弦，关弱沉点点弦，尺弱沉点点弦。右寸弱沉点弦，关弱沉点弦，尺可右点弦。舌下静脉点稍显，末有瘀点，苔根中黄白点厚，舌面有裂纹，咽部稍充血，下有少量滤泡，下肢点点肿+。

[处方] ①秦艽15g，法半夏10g，瓜蒌15g，银杏叶10g，山楂10g，泽泻15g，大腹皮15g，绞股蓝10g，郁金10g，酸枣仁10g，乳没（各）10g，柏子仁10g，水蛭0.5g，砂仁10g，厚朴10g，益母草20g，川芎10g，杜仲10g，夏枯草30g，黄精15g。5剂。②增元液每瓶600ml，每天3次，每次40ml。

[诊断记录]（2009年5月11日）浊，脉率65次/分，左寸弦（点点涩），关弱沉点点弦，尺弱沉点点弦。右寸点弦，关弱沉点点弦，尺可点点弦，苔根白黄厚，舌下静脉点显+，末多瘀点，咽部多滤泡充血，血压180/86mmHg，开中药5剂。

[诊断记录]（2009年5月24日）点浊，心率63次/分，左寸点弦，关弱沉点点弦，尺弱沉点点弦。右寸点弦，关弱沉点点弦，血压164/76mmHg，苔根黄，舌下静

脉点显，末仍多瘀点，咽部红肿，少滤泡。

该患者四次病历记录说明中药对此类垂危病人抢救也是有作用的。因经济困难，服中药不连贯，但危重症状基本解决，最后又开了5剂中药，自行结束治疗。

癌症病人的诊断与治疗

癌症病人的诊断与治疗到现在为止仍居世界五大难治疾病之首。通过近20年的研究与实践，本人在诊治这类疾病方面，利用中医的望诊、脉诊、问诊与现代科学仪器相结合，已取得了一定进展。治疗癌症病人的目标，也从原来的：①尽力延长已知癌症病人的生命；②尽力减少癌症病人的治疗费用；③降低癌症病人临终前痛苦等三个目标，增加成4个。即：增强中医中药治疗癌症疗效，包括：①终止癌症的发展；②治愈癌症病人转移病灶；③缩小癌症原发病灶；④治愈癌症到科学仪器查不出、脉诊切不到，病人恢复到健康状态。由于这些目标的陆续实现，使我这个已退休6年多的老医务工作者负担越来越重，同时学习中医药，充分运用发挥中医药治癌疗效也越来越有信心。

1. 初识癌的痛苦

我二哥之三女是个勤快、有亲情的女子。80年代末就业于当时的武汉恒器厂，参加用油漆刷秤的工作很受好评。不幸的是1年后，就患上了白血病。虽然经西医化疗等治疗，头发全脱，但痛苦加深，她自己在窗户处上吊离世。

又过几年，其父即我二哥右侧肋下长了一个硬结，经大医院教授诊断为一般结节，不要紧，无需治疗。过了不到1年，右肋下结节处隐痛，他接受我的五剂中药治疗后完全无效。我带他到汉阳武汉五医找学友谌章彪，他找了一个主任医师，就诊后做病灶处切片检查，并让协和医院化验室权威指导，定为淋巴癌，使我心急如焚。初开增元液与中药治疗，不到1年二哥去世，结果发现，为节省我送的增元液，到死还有5000ml没喝，这让我非常痛苦，为什么不能早期发现并治疗癌症呢？

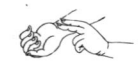

2. 病人"逼"我治疗癌症

这段时间癌症病人全部是西医通过相关检查，诊治无效才找到我用中药治疗的，在这个阶段我对任何癌症都无法提前用脉诊明确，那时对涩脉的脉度还定不准。下面5个病例全是西医不治的病人。

病例1：李某，女，63岁。

白血病，1996年12月18日（首次正式治疗的病人）。

[既往史] 在本人之前治疗1年多，曾住院5次，先将其中3次病历相关内容附后。

[诊断记录] 1996年5月27日荆州某医院入院病史：因渐起头晕乏力、间断发热月余，伴上腹胀痛，呃逆加剧入院，呈慢性病容，贫血貌，表现痛苦。PE：体温（T）39.2℃，脉率（P）88次/分，呼吸：22次/分，血压（BP）130/70mmHg。

血检结果见表22。

★ 表22 血检结果

日期	Hb（血红蛋白）	RBC（红细胞）	WBC（白细胞）	N（中性粒细胞）	L（淋巴）
5月27日	6.1g/L	230万	2.1×10^3/L	60%	40%
5月29日	5.8g/L	210万	3.7×10^3/L	58%	42%
6月5日	5.5g/L	210万	2.4×10^3/L	60%	40%

5月30日骨穿意见：符合增生性贫血。

[入院诊断] ①感染性贫血（TB、伤寒）；②再生障碍性贫血，合并感染；③ MDS（骨髓增生异常综合征）。

[出院诊断] 左下肺合并感染性贫血。

1996年10月22日又入该院住院。

入院情况（病历记录）："一年前以再生障碍性贫血（再障），在本院住院治疗，症状缓解出院，3个月前因两次并发肺炎在疗养院治愈出院。贫血症状间断出现，近十天来头晕乏力加剧，伴咳喘发热，胸闷、恶心、坐立即晕倒，睁眼困难，以再障入院。"PE：体温（T）37℃，脉率（P）84次/分，R：21次/分，血压（BP）

14/7kPa。营养极差，慢性病容，收入病房，强迫卧床，全身皮肤极为苍白。

[治疗]①输血5次，各300ml（10月23日、10月25日、10月28日、11月23日、12月7日）。②药物：地塞米松、林可霉素、果导、输入能量、维生素C、维生素B_6、三尖杉酯碱、阿糖胞苷。"

血检结果见表23。

★ 表23 血检结果

日 期	血红蛋白（Hb）	RBC（红细胞计数）	WBC（白血球计数）	血小板计数	白细胞分类·淋巴
10月27日	3.6g/L	$1.3×10^{12}$/L	$1.9×10^9$/L	$7.1×10^9$/L	
10月29日	4.5g/L	$1.5×10^{12}$/L	$1.8×10^9$/L	$8.0×10^9$/L	43%（网织红细胞0.4%）
12月3日	4.1g/L	$1.5×10^{12}$/L	$1.4×10^9$/L	$8.0×10^9$/L	90%
12月9日	4.5g/L	$1.5×10^{12}$/L	$2.7×10^9$/L		80%

入院骨穿结果：增生性贫血。

1996年11月15日请荆州中心医院非常受人尊重的杨国元主任医师会诊，其意见为：①再生障碍性贫血；②骨髓增生异常综合征；③白血病；④不考虑溶血性贫血。

行第三次骨穿到荆州医院检查，1996年11月18日荆州医院骨穿结果：①原始粒细胞极度增生（54%）；②原始早幼红缺如，中幼红比分减少；③血小板少见，未见血液寄生虫。

意见：急性粒细胞性白血病（M2）。

[出院诊断]急性粒细胞性白血病（M2）。1996年12月12日罗医生因实施化疗1~2次后，病人随时倒地无法治疗，动员出院，预计最多活15天，病历书写如下："今日查房，根据患者病情，诊疗1个多月时间，临床症状无明显缓解，仍头昏乏力，纳差，不能下地行走，PE：重度贫血面容，双肺呼吸音粗，余正常。因经济条件有限（注：此句不实，实催出院，估计半月内死），停药治疗。若不积极治疗，病情发展较快，预后很差，准予今日出院。罗某某"

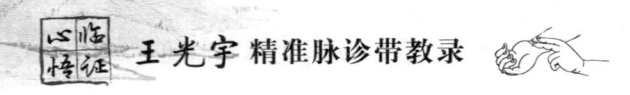

本人治疗经过：1996 年 12 月 18 日，此时已出院 6 天，家属只盼能活过 1997 年春节。

[主诉] 不能进食，只喝少许汤水，头晕、卧床不起，不能自立，双下肢、右臂有瘀斑，呃逆不断，睡眠差、头痛、下肢痛。

[诊断记录] P：93 次/分，脉芤涩，左寸脉微浮弦，关微弦，尺似弱沉。右脉平滑，寸、关弦，尺弱沉。舌苔黄舌面裂纹多，舌系带下粗，舌腹静脉曲张，宽处约 3.5mm 色不深，舌面红点大暗凸，重度贫血面容，面部、下眼睑、口唇苍白，话语声如蚊蝇，便结，大便时黄时黑，生活已不能自理，额头肿。

[处方] ①口服增元液，每次口服 33ml，每天 3 次（亦可不间断）。②党参 20g，黄芪 10g，太子参 20g，枸杞子 10g，阿胶 10g，熟地黄 12g，黄精 12g，白芍 10g，白芷 10g，甘草 10g，柴胡 10g，麻仁 10g，秦艽 15g，瓜蒌 15g，板蓝根 15g，山慈菇 12g，半枝莲 20g，白花蛇舌草 30g，白英 20g，蜈蚣 1 条，延胡索 10g，麦冬 15g。（5 剂，每剂煎服 2 日）

服用中药 40 天后血检，结果基本正常，已令主任丁医师赞扬，但抗癌疗效他认为还是化疗作用，我持反对态度说：化疗仅 1～2 次人就倒了，哪里来的效果？丁医师对其他人讲半年不死就是中药奇迹，而对我说："8 个月不死，疗效与我无关。"刚活到 8 个月，他登我门，对我说："李某某的白血病，疗效与西医无关。"他真是一个重事实讲道理的西医主任医师。

1997 年 1 月 29 日血检结果：血红蛋白 110g/L，红细胞 3.3×10^{12}/L，白细胞 6.0×10^{9}/L，白细胞分类：中性多核 65%，淋巴 35%，血小板 120×10^{9}/L。

出血时间：1 分钟，凝血时间：3 分 30 秒。

维持治疗方（请人制成中药丸剂）：黄芪 15g，阿胶 10g，制龟板 10g，枸杞子 10g，甘草 10g，熟地黄 15g，黄精 15g，红参 10g，桂圆 10g，蜈蚣 1 条，山慈菇 15g，白花蛇舌草 30g，半枝莲 10g，败酱草 20g，田基黄 20g，垂盆草 20g，白英 30g，仙鹤草 15g。

该病人卒于 1998 年 3 月。

病例 2：朱某，女，42 岁。肠癌。

[既往史] 1996 年 3 月先经中医教授明某，作痔疮用中药治疗无效，出现肠出血，

于3月22日入荆州医院作直肠下端多发息肉入院，住院期间查为直肠下段低分化腺癌，且向肝脏、阴道后壁转移。切除术后大便改道，并化疗3次。1997年7月又作粘连性肠梗阻入院，8月出院，经人介绍找我治疗。

[主诉]（1997年8月21日）稍进食，下腹胀，蠕动增加即感腹痛、腰痛。下肢乏力、酸，尿少，不能入睡。

[诊断记录]脉略浮而弱，P6，右寸略弦，关稍弦，尺弱沉。左寸稍许弦，关弦，尺沉。苔黄，舌面多裂纹，舌尖有红点，系带下肿，下眼睑苍白略带红色。

[处方]熟地黄15g、黄精15g、麦冬15g、秦艽15g、瓜蒌15g、法半夏10g、草河车15g、蒲公英50g、地丁30g、制香附10g、木香10g、麻仁10g、白花蛇舌草30g、慈菇20g、蜈蚣1条、田基黄20g、垂盆草20g、黄芪10g、墨旱莲20g、白英30g。

1997年11月11日最后1次诊断。

[主诉]食欲增加，每餐可食2两饭，疼痛大幅减轻，睡眠可，大便可（二天一次），小便少。

[诊断记录]脉较弱，左关略弦，尺弱，右寸弱略涩，平滑，苔略花黄，舌面有裂纹，舌下静脉略显，系带下略肿，咽部略充血。

此病人同时也使用西药消炎药如青霉素、氟哌酸，还有胎盘片，从8月21日到11月11日，间隔就服用中药52剂，自认为疗效尚可。但是当时对涩脉的掌握不牢不准，11次就诊，只切到了3次涩脉，中药的运用只是对症用药。与她爱人关系尚可，但11月11日后他不再让她出门治疗，12月初去世。

病例3：柯某，女，34岁，胰头癌。

1997年9月23日首诊。

[既往史]1996年10月14日手术切除胰头癌，现胃部手术部位疼，下半夜痛得不能入睡，曾在五医、荆医诊治过，胆囊已切除，术后粘连，左背胀痛感，心慌，下肢乏力，人呈皮包骨状态。

[诊断记录]P5～6，左寸稍许弦，关弱沉，尺可，脉略涩，右寸略弦，关弦，尺弱沉，舌系带中略肿，舌腹静脉显露，舌尖红点色鲜，其左侧有1.2mm×2.3mm片状息肉，咽部化脓，齿痕舌。

[处方] 秦艽 15g，延胡索 10g，半枝莲 20g，半边莲 20g，白花蛇舌草 30g，全蝎 2.5g，蜈蚣 1 条，三七粉 10g，慈菇 15g，京三棱 10g，垂盆草 20g，田基黄 20g，粟壳 15g，草河车 15g，大青叶 15g，连翘 10g，金银花 10g，党参 10g，黄芪 10g，郁金 10g，白英 50g（鲜）。

该病人 1997 年上半年复发，且胆总管及胰管扩张，腹部术后改变。有 2 个医院治疗无效，而转找我诊治，从 9 月 23 日直到 1998 年 2 月 20 日，治疗 5 个月，从卧床不起，到了能起床做饭，接送小孩上学，体重增加 8 斤。

但 2 月底到 3 月 26 日，整整 1 个月，其爱人（本人的学生）把她送到武汉找一个宣传善治癌症的医院治疗，结果疼痛加剧，又瘦成皮包骨。3 月 27 日找我治疗，其脉非常弱，已有芤涩脉，开方 1 剂，几天后死亡。

病例 4：宋某，男，59 岁，右鼻咽癌，向颈肩转移。

[既往史] 1999 年 8 月 14 日，五医 CT 发现其为①右鼻咽癌；②左侧胸锁乳突肌肿胀（转移）。荆医住院，术后化疗 1 周，嘱门诊放疗。9 月 2 日出院。到 11 月后，右脸复肿大，颈部结节穿孔收不住口，彻夜疼痛难眠，坐木凳上不停低声呻吟。

[诊断记录]（初诊 1999 年 11 月 25 日，因无法步行乘出租车来我家治疗）脉点浮，芤，心率 80～92 次/分，左寸右点弦，关微弦，尺弱沉，稍涩，右寸略弦，关稍弦，尺较弱沉，略涩，舌后部 20 多个轮廓乳头凸起，舌质红，舌苔薄黄，舌面有裂纹，舌背腹下呈小双舌状。舌下静脉可，悬雍垂红肿，咽部滤泡色红。

[处方] 海藻 20g，山慈菇 15g，三棱 10g，莪术 8g，白花蛇舌草 20g，白蚤休 15g，白英 30g，蜈蚣 1 条，瓜蒌 15g，党参 10g，黄芪 15g，枸杞子 10g，丹参 10g，阿胶（后下）10g，姜竹茹 10g，陈皮 10g，软柴胡 10g，茯神 15g。

直到 2000 年 4 月，治疗约 5 个月，病人症状基本好转，能自由运动、下午打麻将。此后因其家远离开荆州到郝穴。

2000 年 7 月 30 日复诊脉诊记录：脉浮，心率 72 次/分，右寸稍许弦，关稍许弦，尺弱沉，脉点涩、滑。左寸稍许弦，关点弦，尺较弱沉，稍许涩。光苔，舌下静脉点弦，悬雍垂水肿，扁桃体Ⅰ度，下肢点肿，BP：100/72mmHg，因路远，同意让当地老中医汤老先生开中药，另增加增元液 1000ml 辅助治疗。

2000 年 12 月上旬，其女和女婿又找到我，说老人家又不能动了，疼痛难忍，原因是停止了我和老汤医生中药，根据邻居推荐，找湖南一用外敷药治皮肤类肿瘤很行的老先生，颈部转移瘤敷其特效膏药，转移病灶又复发化脓，彻夜难眠。用车接我每5天去一次，但芤涩脉同时出现，病灶流脓再也收不拢了，到2001年春节前腊月28去世，享年60岁。

病例5：李某，男，43岁，肝癌，2001年10月6日首诊。

［既往史］2001年2月在武汉同济医院查出肝癌有2个肿瘤，手术后行化疗，介入治疗，7个多月后又查出4个新生瘤，主治医生认为无法再治，安排他出院，共花费30多万元。听尿毒症熊娟母亲介绍，找到我治疗，要求是能活到明年儿子考上大学就满意了，但我从来不打包票，只能尽力争取。

［诊断记录］脉稍浮，心率102次/分，左寸稍弦，关点浮略弦点涩，尺弱沉。右寸稍弦，关稍许弦，尺弱沉，点涩。苔根部花黄较厚，舌质红，较多裂纹，齿痕舌，舌下静脉稍显，末少丝状，悬雍垂向左呈钩状红肿，齿痕舌，咽部充血，扁桃体小，咽部有白黄色假膜，脉点硬。

［初步诊断］①慢性咽喉炎；②胃炎；③前列腺炎；④肝癌（血吸虫肝＋乙肝）。

［处方］软柴胡15g，熟地黄10g，黄精10g，法半夏10g，瓜蒌15g，茵陈15g，白花蛇舌草20g，半枝莲15g，蜈蚣1条，山慈菇15g，海藻20g，白英25g，虎杖15g，藤梨根15g，叶下珠20g，三棱10g，墨旱莲12g，败酱草15g，大青叶15g，草河车10g。

此病人治疗2个月后，睡眠好，食欲强，体重增20斤，后查4个复发肝肿瘤只剩3个，已消失一个，剩下3个中一个明显偏小，甲胎球蛋白完全合格，我俩都高兴。后期他听别人言，缅甸一当地医生草药方敷1个月就可完全好转，宜昌一公安副局长就是这样敷后都上班去了。他就问我，王伯是继续吃您开的药呢，还是敷那个药好呢？他的朋友已经花1000元钱帮他买回来了5包草药。他将草药给我看，每包大约3两重左右，那草药我不认识，因此我回答道：这我不认识做不了主，由你自己决定。他犹豫2个月后，下决心停我方，用缅甸草药内服、外敷。2002年9月19日又找我诊治，那时他已经皮包骨，走路困难，诊断知大不如从前，开方10剂，家属反映药很难吃下去了，该人11月初去世，未用1支杜冷丁。

1996年到2001年，正是病人逼着我治疗的一段时间，大家可以从我的既往史中看出，①全都是西医凭仪器诊断、治疗又复发的病人；②在运用中药治疗这些晚期癌症病人时获得了一定疗效。③实事求是地讲，虽有一定效果，但并不理想，水平低下。

与本人现在诊治情况相比较，当时的涩脉我定不了位，只是三指同时下压，从整体脉上感觉出"一止复求"的涩脉脉形，另外也不能明确地分清涩脉脉度，从脉上还分不清病人癌症的轻重，更不能确定是否治愈。治疗癌症虽行"扶正祛邪"，但相互不同癌症间没有明显的药物区别。

增元液处方是几个同道共同研究的结果，它增强肾阳的同时，也有增加心阳、脾阳的作用，后来治疗癌症病人时我基本是加倍让病人服用，疗效是显著的，在后面会写到的王小兰，及早期未满月的新生儿余康泰身上单用都能获得一定疗效可得到确认。请同仁注意，后面提到的癌症病人都在使用增元液，我再不作主方写了。

正是在癌症、子宫肌瘤等病人身上，逐渐使我感觉到涩脉的定位与脉度的轻重，甚至从好转、治愈的癌症病人身上，逐步体验出涩脉的下降、脉度就不一样，尤治愈前涩度的形态彻底变了，我们是感觉不到一止复来和短且散了。即点点涩一以后，尤似点涩以下，就不存在短且散和一止复来了。是什么形态呢，前面切诊脉象中我彻底向大家汇报了。

我衷心感谢这些病人，是他们使我逐步感受到了癌症的脉象、脉度，不同中药的组方疗效，使我逐步有了诊断、治疗癌症病人的勇气和信心。

3．癌症诊断

目前癌症病人的诊断大多仍以相应的科学仪器和化验检查来确定，个人认为，其准确性从整体看是可行的、可信的、明确的，其不足也是明显的。首先，其对早期无明显症状者难以诊断会延误癌症的有效治疗期，其检查费用昂贵，突增患者负担。那么对癌症病人治疗前的诊断，采取什么方法为好呢？本人认为暂采取以下方法为妥：

（1）癌症萌发期

此期诊断，依赖仪器的西医很难确定，脉诊若无标准、不能细化，那么中医也难办到，此期适合微观脉诊和传统诊断进一步细化者。本人属于传统脉诊细化者，脉诊已由传统的三部九候细化到七部多候。对发现各部癌症萌发期病人有较高的准确性，例如甲状腺癌、咽喉癌的早期发现，在寸部的涩脉并不明显，而在第四部易发现，早期发现此类患者的似点涩、似点点涩脉象。提前进行抗癌中药治疗效果颇佳。如费某甲状腺癌、陈某、代某肝癌、张某肠癌、周某子宫癌。尤其是山西弟子张某，住院 4 个月查不出病来，我脉诊发现为肺癌萌发期，在我地某院拍片查出为"肺炎"，我按肺癌治疗近 1 个月，再去查，西医再行拍片检查认为"肺炎"已基本消除。

病例 1：陈某，男，64 岁，2009 年 4 月 5 日初诊肝癌待查。

[诊断记录] 脉率每分钟 55～62 次，点浊，左寸弱沉点点弦、点点涩，关弱沉点稍弦、点点涩，尺弱沉。右寸弱沉十、点点弦，关扤右点稍涩，尺弱沉点稍弦，左右桡动脉关部均向外呈半圆形弯曲，右脉弯曲度稍小。舌苔中部根部花黄，少裂纹，苔中间丝状乳头呈钩状向后倒伏（长度 1.5mm），舌体胖大，舌下静脉点稍显，左右末端下有间隔瘀丝，舌下静脉中间淡黄，右扁桃体稍大，左小。悬雍垂稍瘀红，咽后壁有间断的假膜，下肢不肿。

[初步诊断] ①心血管,血脂高,血黏度高,不全阻塞；②肝癌（待查）；③胆囊炎；④胃炎（待查）；⑤前列腺炎；⑥痔疮。

当时我怀疑是否已是胃癌或肝癌，病人吃饭已难以进食，体质极度虚弱，暂不开方，嘱其检查①血脂一组；②肝 B 超；③胃待查。

2009 年 4 月 11 日带来沙洋拾桥卫生院检查结果：① B 超印象：肝内实质性病灶（血管瘤可能）；②血检血脂各项合格，甲胎球蛋白：1.63，合格，血小板 :88，下降。

[处方] 黄精 15g，天冬 15g，熟地黄 15g，龙骨 30g，牡蛎 30g，全蝎 10g，蜈蚣 2 条，炒䗪虫 10g，白花蛇舌草 20g，白英 15g，田基黄 15g，垂盆草 15g，败酱草 10g，茵陈 10g，石菖蒲 10g，虎杖 15g，生附子 10g，生姜 25g（后两味药先煎 1 小时）。

血脂各项合格，应高不高，令我更加确定了治疗方向。

2009 年 10 月 29 日复诊。

[脉诊记录] 心率每分钟 58 次，左寸点点弦，关点弦似点点涩，尺弱沉点点弦。右寸点点弦，关弱沉点点弦，尺弱沉。苔根黄，舌下静脉点显其末端有一个红色瘀点，悬雍垂红肿，咽部少许白假膜。

[备注] 该病人治疗 5 个月有余，服药 100 多剂，癌症脉象消失，弯曲的桡动脉基本趋直，又开 8 味中药 20 剂巩固疗效。

病例 2：姚某，女，62 岁，肺癌（待查）。

[诊断记录]（2010 年 5 月 10 日，初诊）心率 102 次 / 分，浮下 7～8 天，左寸点弦，关弱沉点点弦，尺较弱沉右点点弦，四、五部点弦。右寸点弦似点点涩，关弱沉点弦，尺弱沉右点点弦，四、五部点点弦。苔根中黄，有裂纹，上呈水滑状。舌下静脉点显末有瘀丝，悬雍垂肿，咽部正中全条黄凸起，下肢不肿。

[初步诊断] ①慢性咽炎；②胆囊炎；③泌尿系小结石；④痔疮；⑤浅表性胃炎；⑥血吸虫肝病；⑦肺癌起步期；⑧颈椎点歪，腰椎间盘突出。

[处方] 金银花 log，桔梗 10g，麦冬 15g，大青叶 30g，秦艽 15g，瓜蒌 15g，法半夏 10g，葎草 30g，鱼腥草 20g，百部 10g，橘红 10g，藤梨根 15g，蜈蚣 1 条，白花蛇舌草 30g，砂仁 10g，海金沙（包）30g，滑石（包）50g，石韦 10g，鸡内金 10g，大叶金钱草 30g。

2010 年 7 月 30 日脉诊记录如下：脉率 64 次 / 分，左寸点点弦，关弱沉点点弦，尺弱沉。右寸点点弦似点点涩 4，苔根与中部偏左黄白点厚，舌下静脉点点显，咽部中上宽约 1cm 黄色凸起，下肢不肿。

带来检查结果如下：

① 5 月 11 日胸片显示：右下肺片状高密度影，考虑感染可能；6 月 9 日胸片示两下肺间质性改变，建议复查；7 月 29 日胸片示慢支、肺气肿。

②彩超：示双肾结石。

后记：此病人服药 65 剂，涩脉、症状基本消失。

病例 3：张某，男，44 岁，肺癌起步期。

[诊断记录]（2010 年 9 月 8 日）浮下 7，点点浊一，左寸点点弦，关弱沉点点弦，尺较极弱沉点弦，颈部点点弦，腰点弦。右寸弱沉点点弦、右弦似点点涩，关弱沉右点点弦，尺较弱沉点点弦。齿痕舌，舌下静脉点点显，咽部下有滤泡，舌苔全薄黄，舌面裂纹多，悬雍垂向右肿较明显，频繁咳嗽。

[初步诊断] ①慢性咽炎；②血脂偏高；③痔疮；④前列腺炎；⑤支气管炎待查（肺癌起步期）；⑥胃炎、黏膜少糜烂性；⑦颈腰椎有点弯曲；⑧胆囊炎。

[处方] 柴胡 10g，荆芥 10g，大青叶 35g，马勃 10g（包），金银花 10g，连翘 10g，川贝 10g，远志 10g，橘红 10g，黄精 15g，白花蛇舌草 30g，白英 30g，荜草 30g，鱼腥草 30g，蜈蚣 1 条，藤梨根 15g，法半夏 10g，紫菀 10g。

检查结果：

①血检结果见表 24。

★ 表 24 血检结果

检查项目	参考值	10月12日	10月31日
总胆固醇（mmol/L）	3.1～5.7	4.82	4.77
三酰甘油（mmol/L）	0.48～1.88	2.33	2.02
高密度脂蛋白（mmol/L）	1.03～66	1.1	1.529
低密度脂蛋白（mmol/L）	2.58～3.63	2.08	3.569

② CT：（9 月 19 日）肺 CT 示右肺中叶炎症（少许），右中叶见少许片状影。

CT（10 月 11 日）示：右肺中叶炎症（少许），右中叶见少许小片状淡薄影。

这是我的弟子，在山西曾住院 4 个月什么病也没有查出，但本人日渐消瘦，喘咳不停，每晚 9 点过必无精力，非躺下不可。刚到我家上楼后气都喘不停，当时诊断按肺癌起步期和血脂升高，开了相应的中药治疗，服药 30 天后，在西药完全未用的情况下，根据 CT 结论意见，认为需抗炎治疗的西医也不再开药了，其涩脉已由似点点涩降低到似点点涩－3 了，血脂在两次化验只间隔 18 天的情况下也有明显的好转，此后又继续服药 20 天后停药。

后记： 在其整个治疗的过程中，他的脸上也出现了一个变化，其右脸中部一个桑椹样黑痣，是十多年前开始长期咳嗽后发生的，逐年增大，此次中药治疗从 9 月 8 日开始，9 月 24 日发现其开始缺损。我们开始了测量，9 月 25 日为 1.2cm×1.3cm（同时上边一角有明显缺损和黑色变淡）。10 月 6 日测量结果为 0.8cm×0.75cm，今年 7 月份打电话告诉我，其黑痣完全消失。

病例 4： 费某，女，47 岁，甲状腺癌起步期。

[诊断记录]（2011 年 11 月 22 日）浮下 8，心率 70～82 次/分，脉弱，点点浊－，

左寸点点弦，关弱沉点点弦，尺较极弱沉点点涩，颈部点点弦点点涩！！右寸点点弦，关弱沉点点弦－2，尺沉点点弦、点点涩，腰部点点弦。舌苔后黄厚，前点黄，舌下静脉根点点显，其末少丝、呈紫红色，咽部有一个无色滤泡，下肢不肿。

[初步诊断] ①胆囊炎；②痔疮；③血脂偏高；④小子宫肌瘤、妇科炎症；⑤颈腰点点侧弯；⑥浅表性胃炎；⑦甲状腺癌待查。

[问诊] 要其打开并解下围巾，自诉颈部左边有二硬结连接在一起，上一个小、下一个大，天天痛，医院检查到现在都确定不了是什么病。

[处方] 生附子60g，干姜30g，生姜20g，炙甘草10g（上四味药先煮沸1小时），砂仁10g，白术10g，肉桂10g，北柴胡15g，山慈菇15g，三棱12g，石见穿15g，蜈蚣2条，僵蚕10g，白花蛇舌草30g，白英30g，龙葵50g，菝葜15g，炒蜚蠊10g，莪术15g。

后记： 服药20剂后，颈部病灶疼痛感消失，再服100剂中药后，颈部、尺部涩脉完全消失，而且颈部大小近2cm多的两个硬结也消失了，脸色微红，黄褐斑也一并消失，下肢乏力、畏寒症状显著改善，浊脉已去。

病例5：张某，男，55岁。

[诊断记录]（2011年9月4日首诊日期）浮下10，心率82～93次/分，点点浊＋，点点硬－，左寸弱沉点点弦、点点涩，关弱沉右点点弦，似点点涩－2，尺沉点弦，点涩，左颈部点点弦，左右腰部（五部）点弦－。右寸点点弦，关弱沉点点弦，尺极弱沉点弦点涩。舌中有裂纹，舌苔白，舌下静脉点稍显，有间隔瘀点，末梢有稍粗紫丝、紫点。悬雍垂水肿色紫，左扁桃体有脓栓，咽后壁有白色假膜，下肢点点肿，BP：140/90mmHg。

[初步诊断] ①慢性咽喉炎；②心血管、血脂偏高、血压偏高、小阻滞；③胆囊炎、小结石；④痔疮；⑤肠炎、直肠癌待查；⑥颈椎第三节右弯，腰椎间盘右弯；⑦前列腺炎。

[自诉] 2005年开始血便，每日最多4～5次，西南医院诊断为肠炎，现在每天血便6～7次，坠胀难受。

[处方] 生附子50g，干姜20g，生姜20g，炙甘草10g（以上四味药先煮沸1小时），砂仁20g，白术10g，肉桂10g，厚朴10g，绞股蓝20g，丹参30g，山楂15g，龙葵

50g，炒蜈蚣 10g，石见穿 15g，蜈蚣 1 条，僵蚕 10g，葎草 30g，鱼腥草 30g，川楝子 15g，黄连 10g，黄芩 10g，土牛膝 20g。

后记：从 2011 年 9 月 4 日到 2012 年 3 月 22 日，共计服药 180 剂。大便由每日 6～7 次血便，2 个月后 2～3 次，最多 4 次，再到 2012 年 2 月 12 日大便一天一次，不再带血。2012 年 3 月 12 日涩脉基本消失，浊脉已经很轻了。

（2）癌症早期（初期）

这类病人癌症的原发病症并不明显，科学仪器可能查得出来，可能查不出如武汉的唐某某，用了近 40 万元，查出肿瘤标记物 15-3 超标，应有癌症，但确定不了在哪个脏器，本人脉诊发现在子宫和乳腺，返汉后查出来了。山东某地一老年男性，被弟子高群切脉发现为肺癌，多个医院查不出，3 个月后才被某部队医院查出确诊为肺癌早期。

病例 1：周某，女，46 岁。

[诊断记录]（2010 年 4 月 27 日首诊）点点浊一，心率 90～100 次/分，浮下 10，左寸点弦，关弱沉点点弦，尺较极弱沉点点弦、点涩。四、五部点弦。右寸点弦，关弱沉点点弦，尺极极弱沉点弦、点涩，四部点点弦，五部点弦十。苔根中黄，舌下静脉点显，末端短丝状，悬雍垂肿，扁桃体Ⅰ度，左大右小，咽部多滤泡，下肢点肿。

[初步诊断]①慢性咽喉炎；②胆囊炎（胰腺炎）；③痔疮；④子宫肌瘤（子宫已切除）、（右附件同时切除)；妇科炎症。⑤颈部右弯，腰右弯；⑥血吸虫肝（已治）；⑦血脂偏高。

[处方]生附子 10g，生姜 20g（以上二味先煎 1h），山楂 15g，泽泻 15g，绞股蓝 10g，山慈菇 15g，三棱 12g，莪术 15g，炒蜈蚣 10g，地鳖虫 10g，石见穿 15g，白芥子 10g，桃仁 10g，白花蛇舌草 20g，白英 20g，大青叶 30g，草河车 15g，秦艽 15g，麦冬 15g，桔梗 10g。

到 7 月 21 日服药达 85 剂，按一般子宫肌瘤治疗，应该涩脉基本消失，结果只缩小 0.3cm×0.3cm，试着按癌症萌发期（起步期）治疗，从 7 月 26 日到 8 月 15 日，用中药 20 剂。

[改后处方]山慈菇 15g，三棱 12g，莪术 15g，炒蜈蚣 10g，蜈蚣 1 条，石见穿

145

15g，海藻30g，西洋参10g，大青叶30g，草河车15g，白花蛇舌草30g，白英30g，僵蚕10g，秦艽15g，瓜蒌15g。

8月15日病人自查B超，结果反增大0.6cm×0.6cm。

继续行癌症治疗，8月16日到9月13日服用中药30剂后，查B超，结果示病灶缩小0.04cm×0.7cm，9月15日到10月15日再服中药30剂，10月15日B超检查又增大0.3cm×0.6cm。检查单列表（盆腔囊肿）见表25。

★ 表25 检查单

日　期	5月9日	7月26日	8月15日	9月13日	10月15日
大小	2.4cm×2.2cm	2.1cm×1.9cm	2.7cm×2.5cm	2.3cm×1.8cm	2.6cm×2.4cm
服药剂数		85剂	20剂	30剂	30剂

这些B超单一看真让我头痛，病人又不离开我，怎么办？我思索，夜不能眠，错在哪里？我开始了与小周谈心的活动，她也讲出了心里话：①她爱人喝酒多，基本不管小孩，而且稍有不顺就打人骂人，令她非常难受。②曾向老板放债，如今老板离婚无法还钱给她，当她的本钱和利息还给她时，腹中囊肿缩小。当剩下朋友同额部分没钱还时，朋友又要账，她也很着急，盆腔囊肿又长大。我真心地安慰她，替她考虑方法对付上面两个难题，她听进去了，还买了羽毛球拍与同事们天天打羽毛球，精神一天天好转起来。

另外，我也认为我有些药量不够，开始加量，尤弟子庞学思的附子举肾阳的方法，使我如鱼得水，药物疗效大增。

[最后的处方] 生附子40g，干姜20g，生姜20g，炙甘草10g（上四味药先煮沸1小时），桂枝10g，肉桂10g，砂仁10g，鬼箭羽20g，苍术10g，山慈菇15g，莪术15g，炒蜚蠊10g，地鳖虫10g，石见穿15g，蛇舌草30g，白英30g，蜈蚣2条，僵蚕10g，绞股蓝15g，山楂15g，泽泻15g，夏枯草30g。

直到2011年4月6日又用了中药140剂，前后一共用了305剂。2011年4月6日B超检查结果：子宫切除术后，盆腔内未见明显异常回声。

后记：这个病例使我在诊断上有了新的进步，过去凡尺脉涩我就认为是子宫肌瘤或卵巢囊肿，当按常规2cm多的囊肿85剂中药即可消除完毕，而该员仅缩小

0.3cm×0.3cm 时才试着按癌症治疗，首次 5 剂后，小周一进门就说："王伯，这次疗效非常明显，您看右手跟手前肢上的黄褐斑都开始淡了，大的一个缺了。"对这个特点可用于子宫、卵巢、盆腔、良性及恶性肿瘤的鉴别，直到现在，这已成为这类疾病望诊的一环。

对这类病人，治疗也必须配合谈心，让他们在心理上解除痛苦，坚定治愈信心，配合治疗。在治疗及愈后，我们也要想法解除七情六淫对她的干扰。

病例 2：唐某，女，58 岁。

[诊断记录]（2011 年 2 月 21 日）心率 94 次 / 分，点点浊，左寸弱沉点点弦点点涩，关极弱沉点点弦，尺沉点点涩，四、五部点弦。右寸点点弦，关弱沉点点弦，尺极弱沉点点涩，五部点弦，六部、七部点点弦。苔根中白，舌下静脉点点显末有瘀点，扁桃体Ⅰ度、充血，咽部滤泡红，下肢点点肿，副乳肿胀，有明显剧烈的触痛感。

[初步诊断] ①慢性咽喉炎；②胆囊炎；③颈右弯、腰椎左弯；④痔疮；⑤原子宫肌瘤，现发展成子宫癌，乳腺癌（停经 7 年）；⑥肝待查（查出肝囊肿）；⑦心血管：血脂偏高、不全阻滞。

病人回应："我是癌症，西医已用去我 40 多万元，承认查出是癌症，但查不出来是什么地方长了癌，我很痛苦，白细胞也升不起来。"说完她拿出了相应检查单给我，教授会诊也确定不了治法。

[检查结果]

①血清（2010 年 11 月 22 日）：肿瘤标记物 15-3，31.58U/ml（参考 0 ～ 25），其余 9 项全部合格。

②B 超（2010 年 11 月 23 日）：子宫及附件未见明显异常。

③血检结果见表 26。

★ 表 26　血检结果

白细胞正常值	2010 年 11 月（住院时）	2011 年 2 月 5 日（出院后）	2011 年 3 月 30 日
（4 ～ 10）×10^9/L	$1.3×10^9$/L	$1.53×10^9$/L	$1.99×10^9$/L

④出院诊断（2010 年 12 月 1 日）：A．白细胞减少症；B．糜烂性胃炎；C．十二指肠溃疡；D．胆囊息肉；E．高血压病 3 级极高危；F．腔隙性脑梗死。

[处方] 生附子 50g，干姜 20g，生姜 20g，炙甘草 10g，磁石 10g（上五味药先煮沸 1 小时），桂枝 10g，肉桂 10g，龙葵 50g，白花蛇舌草 30g，白英 30g，藤梨根 15g，半枝莲 15g，蜈蚣 2 条，僵蚕 10g，蒲公英 50g，大青叶 30g，绞股蓝 20g。

服药 30 剂后，病人症状明显改善，从家里走出去参加晨练，叮嘱她一定要查血液血检、阴道 B 超。

①血检（2011 年 3 月 30 日）：白细胞有所上升，1.53 升至 1.99。

②彩超（2011 年 3 月 31 日）：提示：右附件区囊性包块（3.7cm×3.1cm）。

病人将检查结果给同济医院夏教授看了，并阐述了我的诊治经过，夏教授感到奇怪，要求与我见面，因病人多，无时间没有去。病人共开药 70 剂，此后因特殊原因我外出近 4 个月，没持续治疗，实感遗憾。

后记：从此病例中我感受颇深：

①夏教授这样的西医名家我遇到 6 个，都想与我见面交流，他们风格高，尊重实际，值得学习。

②从 B 超两次检查结果绝不相同来看，仅指望仪器判断疾病是不行的，在"科学"的旗子下延误了病人的治疗。

③中医祖先的传统脉诊必须继承并发扬，进一步细化，可使中医逐步在很多疾病的诊断上不断进步。

病例 3：代某，男，44 岁。

[诊断记录] 浮下 9，心率 64～72～83 次/分，点点浊 1，左寸点弱似点点涩，关弱沉点弦，点点涩，尺弱沉点点弦，血糖点点凸，四部点点弦，五部点点弦十，六、七部点点弦一。右寸点点弦，关较弱沉点弦，尺较弱沉点点弦，四部点点弦，五部点弦一，苔根中白上点点黄，齿痕舌轻，舌下静脉点点显。咽后壁滤泡多较红，有较多间断白假膜，下肢不肿。

[初步诊断] ①慢性咽炎；②充血性胃炎；③痔疮；④血脂偏高、血糖偏高；⑤胆囊炎；⑥肝脏→癌；⑦颈椎 2、3 节右弯、腰椎 2、3、4 左弯；⑧前列腺炎（较轻）。

[处方] 绞股蓝 20g，银杏叶 10g，山楂 15g，泽泻 15g，田基黄 15g，垂盆草 15g，茵陈 10g，败酱草 10g，藤梨根 15g，虎杖 15g，龙葵 50g，全蝎 10g，炒蚤蠊 10g，蜈蚣 1 条，僵蚕 10g，砂仁 10g，大青叶 30g，红蚤休 15g，白术 10g，肉桂

10g，熟附子15g，干姜10g，甘草10g。

此病人作肝癌早期治疗，2011年11月11日到2012年3月18日共开药155剂，后因我外出他直接又找药店按最后一次方，要求寄售中药3次以上。

原查肝脏：有0.5cm×0.4cm血管瘤，乙肝小三阳。

2011年7月22日查血清，乙型肝类病毒DNA测定低于检测下限。

2011年10月25日彩色多普勒检查结果：肝内强光团，考虑：钙化灶。

后记：此病人不适已6年，找西医、中医治疗无效，现发展到肝癌早期，按肝癌治疗，病人不适症状显著改善，当得到上述后期检查结果后，欣慰有加，本人也高兴没有辜负这远道而来病人的心愿。

病例4：姚某，女，47岁。

[诊断记录]（2012年2月20日）心率72～83次/分，点点浊，左寸点弦，关较弱沉右点点弦，尺极极弱沉点点弦，点涩＋，四部点点弦，五部点弦。右寸点点弦，关弱沉点弦一、右点弦＋，尺伏，点稍涩。苔根中白厚上点点黄，齿痕舌轻，舌下静脉点显，末多瘀红丝，咽部正中凸一条上黄白，右侧咽部充血稍肿，有滤泡，扁桃体可，下肢点肿。

[初步诊断] ①慢性咽炎；②痔疮；③糜烂性胃炎、轻度胃溃疡；④血吸虫肝；⑤胆囊炎，内有泥沙状结石；⑥颈点点弯，腰较歪；⑦双侧卵巢囊肿（肌瘤？→癌）妇科炎症；⑧泌尿道炎症；⑨血脂偏高。

[处方] ①生附子80g，干姜30g，炙甘草10g，生姜40g，磁石10g（上五味药先煎1小时），砂仁20g，白术10g，肉桂10g，山慈菇15g，三棱12g，莪术15g，石见穿15g，炒蜚蠊10g，地鳖虫10g，蜈蚣2条，僵蚕10g，茯苓15g，山茱萸10g，葎草30g，鱼腥草30g，绞股蓝20g，银杏叶10g，山楂15g，泽泻15g，苦参10g，蛇床子10g；②胃病中药胶囊100粒，3瓶，每天3次，每次3粒，饭前服用。

后记：西医检查，血脂中，三酰甘油2.53mmol/L（参考范围<1.7）。尿液检查：尿隐血（＋＋）。宫颈刮片：此次刮片见均为炎性反应性细胞改变。未对子宫卵巢进行B超检查。

患者是农民，初诊见精神低落，腹部月经来前疼痛，白带多，乳房胀痛，左手内侧有自杀痕迹。经治疗和谈心，与前盼若两人，症状基本消除，涩脉也快消失。作早期癌症治疗，疗效明显。附现在（2012 年 8 月 2 日）诊治记录于后：

心率 69 次/分，左寸点点弦－2，关弱沉点点弦，尺较弱沉似点点涩－2。右寸点点弦－2，关弱沉点点弦，尺弱沉似点点涩－1。苔根白，舌尖红点色暗淡，舌下静脉点点显，末少瘀丝，咽部右侧边短条状淡红肿，下肢不肿，白带极少。

【处方】黄柏 30g，砂仁 20g，甘草 10g，山慈菇 15g，三棱 12g，莪术 15g，石见穿 15g，赤芍 10g，炒蛰螂 10g，地鳖虫 10g，蜈蚣 2 条，龙葵 50g，白英 30g，白花蛇舌草 30g，苦参 10g，蛇床子 10g。

病例 5：刘某，女，57 岁。

[诊断记录]（2012 年 6 月 12 日）心率 72 次/分，左寸点点弦，关弱沉点点弦，尺较弱沉似点点涩－2，四部点点弦一，五部点点弦。右寸点点弦，关弱沉右点弦、点涩，尺极弱沉似点点涩。五部点点弦。舌苔根部黄厚，舌下静脉点点显，咽部红肿，下肢肿，下眼睑苍白无血色，嘴唇仅下唇中上点点紫红色。

[初步诊断]①慢性咽炎；②胆囊炎（轻）；③痔疮；④小子宫肌瘤；⑤胃癌待查；⑥腰部点弯。

[处方]①胃病中药胶囊 100 粒，6 瓶，每天 3 次，每次 3 粒，饭前服用。②附子 45g，干姜 30g，生姜 10g，炙甘草 10g，磁石 10g（上五味药先煎沸 1 小时），砂仁 20g，白术 10g，黄柏 30g，龙葵 50g，蜈蚣 3 条，僵蚕 10g，蛇舌草 30g，白英 30g，石见穿 15g，山慈菇 15g，广木香 15g。

服中药 2 天以后，嘱其一定查胃镜，她虽怕晕车，终于出发到某武警学院附属医院检查。检查结果：① 2012 年 6 月 15 日胃镜印象：慢性胃炎急性活动期 Hp ＋（幽门螺杆菌＋），建议：待病理，治疗后复查。② 2012 年 6 月 15 日胃镜时胃窦取样，6 月 19 日报告：病理诊断（胃窦）中度慢性萎缩性胃炎伴中度肠化。固有层淋巴滤泡形成。Hp（幽门螺杆菌）（＋＋）。

家属电话咨询相关医生，病情诊断到底为何病，回答：初（早）期胃癌。家属又将病理检查报告单，询问北京相关医务人员，回答仍是早期胃癌。

后记：服中药 10 天之后，下眼睑终于有了淡红色，嘴唇颜色亦全面略紫淡红色，呃逆症状基本消失，现已交当地弟子治疗。此病例进一步说明咱们中医脉诊技术只要认真发挥，往往不亚于 B 超、胃镜。大家团结起来共同奋斗吧！

（3）癌症中、晚期

此时西医、中医诊断都比较容易了，但对病种确定西医比中医强。例如 2011 年 11 月份在上海，我切脉发现病人为"肝癌"，实际上他已确诊为主动脉癌症。看来中西医结合对确诊癌症也是有利的。

治疗原则：对癌症的治疗原则，中医、西医的方法是不同的，疗效的差异很大。西医对癌症的基本处理方法归纳起来为 4 条：手术切除；化疗；介入治疗；放疗；对已转移的晚期癌症病人放弃治疗。采用前三条治疗原则的西医，治愈率低下，反加大治疗费用，促进绝大多数癌症病人加快死亡。造成此原因的主要因素是：有些癌症患者在接受手术、放疗或化疗后，癌细胞反而加速扩散。国外有科学家提出：动物体内的原发性肿瘤可能抑制其他肿瘤的生长，一旦原发性肿瘤被清除，其他被抑制肿瘤就可能会因此疯长。在 2010 年，中科院院士、中山大学教授曾益新率领的科研团队首次提出"普通肿瘤细胞在化疗刺激下可能转化为肿瘤干细胞"，认为"肿瘤干细胞的存在被认为是肿瘤发生复发的根源"，"在化疗中使用 DNA 损伤剂，导致 DNA 损伤，一方面消灭肿瘤细胞，另一方面，加剧肿瘤细胞业已存在的基因组不稳定性，加大产生肿瘤干细胞的可能性。"完全可以诱导普通肿瘤细胞演变成干细胞样肿瘤细胞。

但至今为止，尚未发现西医有激发患者消灭癌症的 NK 细胞的药物和有效方法。他们认为能存活 5 年以上者为治愈，如此治愈率也仅为 5%。

中医认为："天地之道，有阴即有阳，阴阳太和之气为正，即真阴真阳浑然一气，人身太和充溢，百体安舒。太和之气有亏，鬼魅丛生，灾异迭见，诸疾蜂起矣。正日衰，则邪日盛，欲复其正，必治其邪。"故而中医中药扶正祛邪的方法，乃是几千年到现在为止治疗癌症的基本原则。扶正即不断提高病人自身的抗肿瘤能力，祛邪则控制甚至消除肿瘤生长。肾阳是人体免疫细胞上升与否的关键。

当前，我之扶正，首要任务是扶肿瘤病人之肾阳。肾阳乃先天之阳，后天的肾阳维持又少不得宗气之弥补。但没有肾气，宗气难生、难维持。故根据脉诊之脉度轻重、暖脾胃通宗气、补肾阳之法则不能丢。上中下焦真阳融合，阴阳太和之气重建，正日盛，邪日衰。扶正祛邪之法是使邪日衰的基本方法，有利于正气的迅速复建。

在主推扶正祛邪之时也不忘临症加减，辨证论治，治疗肿瘤病人体内其他类型疾病。根据以上治疗原则，十几年来，对癌症治疗效果越来越明显。

病案简述：对肿瘤的治疗方法，初期虽是按"扶正祛邪"的基本原则施行治疗，达到了：①延缓病人生命期；②降低治疗费用；③临死前无需注射吗啡、杜冷丁等镇痛药物三项目标，但彻底治愈还办不到。

病案 1：王某，女，63 岁。

[西医诊断]（1998 年 11 月 26 日）膀胱肿瘤。

[诊断记录]（1999 年 2 月 23 日）脉诊：左寸点稍弦，点硬，点浊，关弱沉点弦，尺伏点涩。右寸点弦，关点涩，尺极弱沉略涩。其他：脉率 60 次/分，舌苔黄，上有裂纹，红色乳头多，胖舌，舌下静脉曲张，舌系带下为双舌，悬雍垂水肿剧，声音撕哑，脸微肿，下肢肿。

[诊断意见] 膀胱癌。

[处方]（1998 年 12 月 10 日）①秦艽 15g，瓜蒌 15g，法半夏 10g，党参 15g，黄芪 10g，枸杞 10g，阿胶（后下）10g，制龟板 10g，熟地黄 10g，墨旱莲 30g，茜草 10g，慈菇 10g，蜈蚣 1 条，白英 30g，白花蛇舌草 30g，茯苓 10g，陈皮 10g，麻仁 10g，海藻 20g，杜仲 10g，昆布 10g，炮山甲 3g，三棱 10g，莪术 8g，泽泻 10g，蒲公英 35g，鱼腥草 20g，柏子仁 10g。②增元液：一天两次，每次 100ml。

此病人为本人的亲大姐，1998 年 11 月 13 日在武汉同济医院确诊，由于心脏功能是 Ⅱ～Ⅲ 级，西医教授都动员其出院，并估计最多只能活 3 个月。

出院后，因病人体质衰弱，单服本人在她住院时看她送去的增元液 5000ml，一个星期后，小便带血消失，春节后，精力好于病时，年后 1999 年 2 月 23 日，由幺妹王秋兰和其第 3 个女儿，乘车到我家开始中药治疗，病情好转到能从七楼下底层打麻将玩。

逝世于 2004 年 3 月 13 日，带病生存近 6 年，无痛，半夜 3 点钟去世。

[历年检查结果]（检查单位：武汉同济医院，膀胱镜检）

① 1998 年 11 月 13 日，在膀胱三角区可见两枚约 2cm×3cm 大小带蒂、红色菜花状新生物，左侧壁有絮状物，未见结石，有多个出血点。检查意见：膀胱肿瘤。

② 1999 年 11 月 12 日，膀胱三角区可见一大小为 1.8cm×1.2cm 强光团，向内凸起，

基底部较宽，所在部位膀胱壁尚清晰。检查意见：膀胱壁凸起性病变（肿瘤）。

③2000年8月2日，膀胱左后壁可见1.3cm×1.0cm强光团回声，与壁相连。检查意见：膀胱实质性肿块。

④2001年6月26日，膀胱左后壁可见1.3cm×0.8cm强光团回声与壁相连，边界清晰，后方无声影，不随体检改变移动。检查意见：膀胱内实质性病变。

⑤2002年7月15日，膀胱后壁见一个1.6cm×1.4cm等回声团，呈菜花状，不随体检位改变而移动。检查意见：膀胱内实质性病变（膀胱癌可能）。

⑥2003年8月9日，膀胱三角区左侧，可见1.3cm×1.7cm高回声团，呈乳头病基底部较宽，不随体位改变而移动。检查意见：膀胱内实质性病变（膀胱癌可能）。

后记：大姐就诊第1年服中药260剂后，自诉中药难喝再也不服药了，只口服增元液，每天早服一百毫升，晚服一百多毫升，仅此一药制剂维持。从上述逐年B超检查结果来看，我们研究的纯中药增元液扶正作用明显，尤其食用真菌有明显的抑癌作用。同时它确实也有一定降脂改善心肌活力，补肾阳的功效。因而对癌症病人的治疗过程中，我是加倍使用增元液。

病例2：王某，女，55岁，2005年3月20日。

[既往史] 自诉其2002年12月因右乳乳腺癌入院切除，2003年1月出院，随后施行过放化疗，间断两年半后复发，前来就诊，恳求让她能活到60岁。

[诊断记录] 脉浮下15上，滑，心率92～100次/分，左寸点弦，关极弱沉点弦、右点点弦，尺极弱沉、点稍涩。右寸稍略弦，关点稍弦，尺极极弱沉点涩。舌苔白，舌上多裂纹，红点少色暗，舌下静脉根点稍显，扁桃体可，咽部滤泡小，有大面积白色假膜，右侧有较宽条状红肿。

[初步诊断] ①子宫肌瘤→癌,妇科炎症（右乳切除）；②咽炎；③胃炎；④胆囊炎，小结石；⑤血脂偏高。

[处方] ①（2005年3月20日）柴胡10g，荆芥10g，熟地黄15g，黄精15g，秦艽15g，土牛膝15g，大青叶20g，牛蒡子10g，海藻30g，山慈菇15g，桃仁10g，红花10g，地鳖虫10g，蜈蚣1条半，三棱10g，莪术10g，白花蛇舌草15g，白蚤休10g，当归10g，茯苓10g，黄芪15g。

②（2008年4月6日）蒲公英50g，柴胡10g，熟附片10g，三棱10g，莪术10g，地鳖虫10g，蜈蚣2条，白花蛇舌草15g，山慈菇15g，海藻20g，山楂10g，泽泻15g，银杏叶10g，益母草15，大青叶20g。

③（2010年1月3日）柴胡10g，荆芥10g，大青叶30g，石见穿15g，白花蛇舌草15g，莪术15g，炒蛰螂10g，僵蚕10g，蜈蚣1条，苍术10g，秦艽15g，山慈菇15g，蒲公英50g，黄精15g。

④（2011年3月2日）生附子20g，干姜20g，炙甘草10g（上三味先煎1小时），桂枝10g，肉桂10g，砂仁10g，秦艽15g，炒蛰螂10g，地鳖虫10g，石见穿15g，龙葵30g，蜈蚣1条，白花蛇舌草30g，白英30g，僵蚕10g，大青叶30g，二花10g，马勃（包煎）10g。

就诊开药时间见表27。

★ 表27 就诊开药时间

2005	日期	3月20日	4月10日	4月23日	5月23日	6月19日	7月2日	7月16日	8月7日	9月3日	9月24日	10月8日
	剂数	5	5	5	10	10	10	10	10	5	5	10
2006	日期	1月22日		3月5日		3月18日		4月7日		6月22日		6月29日
	剂数	10		5		10		5		5		10
2007	日期	3月16日										
	剂数	10										
2008	日期	3月30日			4月6日			5月4日			5月25日		
	剂数	5			5			10			5		
2009	日期	1月18日						4月22日				
	剂数	10						5				

后记：患者就诊开药时间见表27。2005年85剂中药，2006年45剂，2007年10剂，2008年25剂，到2009年4月22日，共180剂。她还是不错的，因与她一起就诊的共有三个，都是沙市棉纺厂职工。一个60岁，子宫癌术后化疗一年半复发，但因经济困难，每个月只服5剂药，导致半年后去世。还有一个42岁意志丧失，每月

服 10 剂药，只愿意打麻将消遣，活 1 年死亡。

从主方变化中，大家可以看出在开方理论上我有所突破，从后一方 2 次 10 剂，将其涩脉终于消除完毕，她这个盼望活到 60 岁即满足的病友，已活了 7 年多，达 62 岁了。

病例 3：曹某，女，63 岁。

[诊断记录]（2008 年 8 月 3 日）心率 82～93/ 分，左寸点弦，点浮，关较弱沉点弦，点涩，尺极弱沉。右寸稍弦，关弱沉点弦、右点弦、点涩，尺极弱沉。舌质暗，苔薄黄中部点厚，少裂纹，点腻，舌下静脉点显，有较多瘀点分布，咽部稍红，后壁可见较少假膜，少滤泡，悬雍垂水肿，扁桃体可，下肢点稍肿。

[初步诊断] ①咽炎；②血吸虫肝（乙肝），肝癌；③充血糜烂性胃炎（癌转移）④胆囊炎。

诊断后插曲：未讲述我的诊断结果前，我对病人说："我要方便一下。"然后到家后面的厕所旁，稍停了一下，叫患者的爱人："来一下，帮我一下忙。"我对他说："你老伴得肝癌了，而且转移到胃了，你们查过没有？"他回答："到某医院才住院 1 个月，做了很多检查，没说她患肝癌呀！"我说："我定了，是肝癌。查过甲胎球蛋白没有？"回答："查了很多，没这一项。"我说："那明早不要吃饭了，还是到那个医院查一下这项吧，明天下午送来，包括住院时检查单都复印一份给我。"他答应了之后，我回到病人身边，轻描淡写的向曹讲了我的诊断，并开了药。

[处方] 熟地黄 10g，麦冬 15g，大青叶 20g，秦艽 15g，瓜蒌 15g，法半夏 10g，大腹皮 15g，田基黄 15g，垂盆草 15g，栀子 10g，半枝莲 15g，全蝎 10g，僵蚕 10g，白花蛇舌草 25g，白英 15g，三棱 10g，郁金 10g，虎杖 15g。5 剂。

次日下午，他送来甲胎检查结果和住院检查单 23 份。

2008 年 8 月 4 日：甲胎蛋白 16.08 ↑（参考值 < 7.00ng/ml）。

（住院）2008 年 7 月 25 日肝胆 B 超提示：肝脏非均质性改变，胆囊炎伴结石；2008 年 6 月 19 日肝硬化，胆囊炎性改变胆囊结石，脾肿大伴小结节样改变，腹水；胆囊炎伴结石，脾肿大伴结节样病变，腹水；电子胃镜检查（2008 年 6 月 23 日）食管静脉曲张（重度）。

共 26 张检查结果内确实没有甲胎蛋白检查单。维持中药治疗到 2009 年 6 月 1

日，病人不再来了，但到7月2日整整1个月二老没骑自行车，而是坐出租车来我家。他俩向我讲述了离开经过："血防站一男医生到我家，说她不是肝癌，只是血吸虫肝病，到他那里治疗就行了，结果住了12天，腹部肿胀更厉害，动员我们出院，去县医院住院到4月22日，她受不了才出院来。对不起王医生，你帮我们下药吧。"

县医院出院小结：治疗经过与效果，入院后给予抗感染、利尿、放腹水、补液及支持对症治疗，效果欠佳。

[出院诊断] ①肝癌伴腹水；②肺部感染。

[诊断记录]（2009年7月2日）心率103次/分，左寸点弦，关弱沉点弦＋、点稍涩，尺较极弱沉。右点弦，关弱沉右点弦，点点涩，尺较弱沉点弦、点点涩。苔根黄，舌下静脉不显，舌腹黄，末梢多瘀点，咽部正中有3个滤泡，上腭后及两侧为黄色，眼巩膜黄染，腹胀如鼓难行。

7月13日又就诊一次，两次共开药15剂。

于2009年8月初去世。

后记：此病例说明中医祖先的脉诊细化后，在有些时候，我们中医并不逊色于西医的诊断，个别西医的无知更让我等无言。我仍只能尽力，哪怕遇到这样的病人，我们还是要有同情心才好。

病例4：熊某，男，63岁，首诊日期：2009年9月30日。

[既往史] 自诉2005年下半年发病，手术后化疗、放疗，右手前肢又长，手术、化疗、放疗，过一段时间腋下又发，再手术、化疗、放疗，后手部又发。现在右肢腋下和胸部同时发，这次最大。黄主任说："此次不手术、化疗最多活3个月，就这回事了。"

尚存检查单：

①彩超：2009年9月28日提示：右前胸壁至右侧腋窝实性占位性病变，考虑右侧锁骨下淋巴结肿大（右腋窝处10.3cm×5.8cm，右侧锁骨下2.9cm×2.5cm）。

②出院小结（摘录）：9月18日至10月1日。

[诊断] 入出院复发性右胸壁恶性纤维组织细胞瘤。

住院经过：入院后行对症支持治疗，现患者要求出院。

出院医嘱：①院外对症治疗；②情况不行放化疗；③不适随诊。

[诊断记录]脉较弱，心率102～113次/分，点浊、硬，左寸弱沉点点弦，关弱沉点点弦，尺较极弱沉点弦，点涩。右寸点点弦，点涩，四部点涩，关点点弦，尺弱沉点点弦，似点涩。苔白，舌质紫，少裂纹，舌下静脉点显+，末多瘀点，悬雍垂长尖部有水，扁桃体Ⅰ度，咽部中下有滤泡，其右边条状淡红肿，下眼睑点点白，下肢点点肿，BP：108/68mmHg，病人站立，行走都困难。

[初步诊断]①右胸、腋窝处恶性纤维组织细胞瘤；②心血管疾病；③胆囊炎；④前列腺炎；⑤咽喉炎。

[处方]黄精15g，瓜蒌15g，秦艽15g，山慈菇15g，三棱12g，莪术12g，海藻30g，炒蛰螨10g，石见穿10g，蜈蚣2条，地鳖虫10g，炮甲10g，白花蛇舌草25g，白英20g。

服用30剂中药后彩超报告单：诊断意见，右侧腋下混合性光团待查，请结合临床考虑，右侧腋下可见一大小4.08cm×3.03cm的肿物图像。

胸部肿瘤消失，此后基本按时服药，腋下肿瘤不断缩小至2.6cm×1.5cm，精力恢复，行动自如。春节将至，病人服中药煎剂困难，故将药物缩减至10味。

[再诊处方]（2010年2月8日）炒蛰螨10g，石见穿10g，莪术15g，白花蛇舌草30g，白英30g，海藻30g，蜈蚣1条，炮穿山甲5g，白术10g，厚朴10g。

春节后腋下肿瘤增大到4.6cm×3.6cm（2010年3月6日），为此又恢复到原来的处方。至3月26日，手触肿块又缩小到3.0cm×1.8cm。肿瘤内能摸到3个大小不一的小硬结。到2010年5月7日就诊开药5剂后，不再来治。

2010年6月4日，离开医院又来治疗。

[诊断记录]脉弱，心率122～95次/分，左寸点弦，关弱沉点稍弦，尺较弱沉点点弦。右寸极弱沉点涩，第四脉位点涩，关弱沉点弦，右点点弦，尺极弱沉点点弦。苔根白点点黄，舌上有裂纹，舌下静脉根点显，末有瘀点，咽部右上有白假膜，左右下肢肿。下眼睑淡红色，大便黑，原发病灶增大至7cm×6cm，转移病灶基本复原。右手及上下肢肿如硬皮。自诉中药现感觉太难喝，只得又去化疗了，现在对病人的存活完全不知道。

后记：中药煎剂长服，病人感觉难煎、难服，这是事实，用煎药机，他们通常只煎一遍，就导致中药有效成分浪费，怎么办？能否让中药师制膏、丸、丹、散合法化呢？药监部门多为病人考虑一下就好了。

病例5：詹某，女，43岁。

[既往史] 宫颈癌术后2年复发，反复入院4次（2007年4月、6－7月、8月、9月），行化疗和抗感染治疗，但转移到盆腔左侧下方的病灶并未缩小，疼痛，肿胀难忍，行走较困难。

[诊断记录]（2007年10月20日）脉浮下15上，心率112～123次/分，左寸点稍弦，关极极弱沉右点稍弦，尺极极弱沉点稍涩。右寸点弦＋，关右点点弦，尺弱沉点涩。苔根点黄，舌下静脉点稍显，末有红丝，扁桃体、悬垂体有点肿，咽部上有滤泡，右侧条状红肿，有间断黄色假膜，下肢点点肿，下眼睑中点白。

[初步诊断] ①慢性咽喉炎；②胆囊炎、胆结石（胰腺炎）；③胃炎；④痔疮；⑤妇科炎症、子宫肌瘤待查盆腔炎（子宫颈癌术后复发）。

[处方] 大青叶20g，草河车15g，熟附片10g，山慈菇15g，三棱10g，莪术10g，白花蛇舌草20g，白英20g，蜈蚣1条，僵蚕10g，海藻20g，桃仁10g，红花10g，砂仁10g，郁金10g，地鳖虫10g，三七10g。

[诊断记录]（2008年9月20日）浮下10上，心率102次/分，左寸点点弦，关点点弦，尺可似点点涩。右寸点点弦，关点点弦，尺弱沉。舌苔根点点黄，舌下静脉点显＋，扁桃体小，咽部左侧边缘短条状淡紫红色肿。

[处方] 柴胡10g，秦艽15g，白花蛇舌草20g，白英15g，山慈菇15g，地鳖虫10g，三棱10g，蜈蚣1条，大青叶20g。15剂。

后记： 该病员初诊前期服药大致不间断，2个月后，左下腹痛逐步减轻停止，肿处慢慢消失，中间停服药时间增多，11月后，左尺尚有似点点涩脉象，她不愿意再吃中药了，因而1年后又复发行化疗后死亡就不奇怪了。

这里也说明脉诊重要，包括准确掌握涩脉脉度也非常重要，此后不复发的病人，在这点上，我坚持到似点点涩－4以后停药，基本达到了根治的愿望。

病例6：徐某，女，47岁。

[既往史] 此病人病情复杂，在本地较好的大医院检查出肝、盆腔、肺疾病较重，肺部考虑为肺结核，有乙肝、且基本定为肝癌，盆腔右侧附件区多房性囊肿。

住院检查单择录（第三次诊治时带给我的）：

① 彩超：2010年4月13日超声诊断右侧附件区多房性囊性包块，14.1cm×5.8cm×12.9cm。2010年7月26日超声诊断脂肪肝、肝囊肿、肝右叶异常回声，建议进一步检查。

② CT（2010年7月26日）诊断肝脏多发占位性病变，建议CT增强协诊。肝左叶外侧段及右肾上极小低密度灶，考虑囊肿可能。

③ MSST增强扫描印象（2010年8月2日）：考虑肝右叶多发性血管瘤，建议结合临床查AFP或DSA进一步检查，肝内多发性小囊肿，右肾囊肿。

④ SPECT（2010年8月10日）：A.结核性感染可能；B.肝右叶恶性肿瘤病变可能。

⑤ 血清检查见表28。

★ 表28 血清检查

时间	项目	检测值	参考值
2010年8月11日	总胆固醇	6.15	2.85～6.20
	低密度脂蛋白	3.71	2.0～3.1
2010年4月15日	糖类抗原125	129.5	0～35
2010年7月13日	糖类抗原125	38.1	0～35

[诊断记录]（2010年8月21日）点浊，心率72次/分，左寸分叉、点弦，关浮弱沉右点弦点涩，尺沉点涩，四部点点弦，五部点弦，糖点点凸一。右寸点点弦，关点点弦，尺弱沉点点弦点点涩，四部点点弦，五部点弦。苔根、中白上点点黄，点点裂纹，舌下静脉点显，其末有5～6个小瘀点，悬雍垂水肿，扁桃体Ⅰ度肿，咽部有较多滤泡，少白假膜，下肢点肿。

[初步诊断]①血脂高，血糖偏高；②肝癌、血吸虫肝、乙肝、胆囊炎、结石；③痔疮；④小小子宫肌瘤、左侧囊肿、妇科炎症；⑤慢性咽喉炎；⑥腰椎间盘右弯。

[处方]① 2010年9月29日：熟附片10g，萆草30g，鱼腥草40g，白花蛇舌草30g，白英30g，蜈蚣2条，斑蝥3个，全蝎10g，田基黄15g，垂盆草15g，藤梨根15g，三棱12g，莪术15g，山慈菇15g，石见穿15g，黄精15g。

② 2011年3月21日：生附子60g，干姜20g，生姜30g，炙甘草10g，磁石10g（上五味药先煎1小时），桂枝10g，肉桂10g，柴胡10g，大青叶30g，蒲公英50g，地丁30g，田基黄15g，半枝莲15g，白花蛇舌草30g，斑蝥4个，蜈蚣2条，僵蚕10g，全蝎10g，藤梨根15g，炒蚕蛹10g，龙葵50g。

③ 2012年1月18日：苍术10g，翻白草50g，斑蝥3个，全蝎10g，蜈蚣2条，僵蚕10g，炒蚕蛹10g，菝葜10g，龙葵50g，白花蛇舌草30g，半枝莲15g，田基黄15g，垂盆草15g，绞股蓝20g，山楂15g，泽泻15g。

[中药治疗后的检查报告]

① 彩超：2011年9月13日：右侧附件区包块2.4cm×1.8cm，小型子宫肌瘤1.3cm×1.0cm；2010年10月21日：肝内实质性病灶（考虑血管瘤可能），肝囊肿、右肾轻度积液。

② CT：2011年2月11日：考虑为肝右叶后下段占位性与前面相比其上方病灶略缩小，下方病灶无明显改变。肝左叶多发性小肝囊肿，右肾上极囊肿；2011年10月11日：肝左叶多发性囊肿，肝右后叶异常改变，考虑为不典型血管病变所致可能，建议MP检查。

③ 血清检查（2010年11月25日）：糖类抗原（CA125）14.0U/ml，参考值0～35。

[诊断记录]（2012年3月18日）心率72次/分，左寸、关正常，左尺似点点涩－4。右寸、关正常、尺可。苔根白，扁桃体小，咽部上正中点点肿，下肢点点肿，开方6剂，结束。

后记：此病人服药半年后，精神显著好转，体重增加20斤，颜面微红，准备转让不干了的餐馆，现在干得很好。该病人病情复杂，因肺结核导致西医没手术。该员服药积极，禁发物得力，其病得治有其功劳。

病例7：杨某，女，56岁。

[诊断记录]（2010年6月26日）心率92～124次/分，左寸点弦,关弱沉点点弦,尺较弱沉点点弦、似点涩，腰点弦，颈点点弦。右寸弱沉、点弦、点点涩，关弱沉点点弦、右点点弦，尺沉点点弦似点涩，颈部点点弦，腰点弦，六部点点弦。苔根的中部黄厚，少裂纹，舌下静脉点显－1，末少红丝，有红点，悬雍垂稍红肿，咽部少滤泡，多白假膜，下肢点肿。

[初步诊断]①慢性咽炎；②胆囊炎；③肺癌；④浅表性胃炎、黏膜少糜烂；⑤痔疮；⑥腰椎侧弯；⑦血吸虫肝（轻）。

[处方]生附子10g，生姜20g（上二味先煎1小时），大青叶30g，马勃（包）10g，薜草30g，草河车15g，鱼腥草30g，藤梨根15g，白花蛇舌草30g，白英30g，蜈蚣1条，炒蜚蠊10g，莪术15g，郁金10g，百部10g，龙骨10g，肉苁蓉10g，砂仁10g，田基黄15g，垂盆草15g。

[中药治疗前医院相关检查]

① PET/CT检查（2010年5月21日）结论：右肺团块状占位代谢明显增高，考虑恶性病变可能；肝右中叶条片灶代谢无明显增高，考虑炎性病变可能。

② 病理检查报告病理诊断意见（2010年6月4日）：（右下）肺分化腺癌（中央型肿块大小3cm×2cm×2cm），伴淋巴结4枚转移。

③ X线影像诊断（2010年6月6日）："右肺癌术后"改变，右上肺局限气胸。

后记：服中药65剂后，8月31日CT检查报告诊断结合病史考虑，右肺癌术后改变，右侧胸膜增厚。尽管CT检查结果良好，病人不适症状基本消失。当我切右寸点点弦，似点点涩时，跟她们说，没断根，需继续治疗到彻底治好，才不易复发，病人及其母亲很同意继续服中药，后继服160剂，涩脉症状完全消失。2011年2月25日停药，至今健康。

此病例直接证明，癌症必要手术后，不化疗改服中药效果好，不容易复发。

病例8：叶某，女，46岁。

[诊断记录]（2010年10月23日）点浊，心率92～104次/分，左寸弱沉点弦、分叉、似点点涩，关弱沉点点弦，尺沉点点涩，腰点弦，六部点点弦。右寸点点弦，关弱沉右点弦，尺极极弱沉点涩，颈点弦，腰点弦一。舌大质点紫少裂纹，苔根及中部花黄，咽后壁稍小滤泡色红，少白假膜，扁桃体Ⅰ度，舌下静脉点显末有瘀丝，舌下系带下点肿，右侧较大，系带中部小圆状上有红点2个。

[初步诊断]①心血管、血脂增高、血黏度偏高、有不全阻塞；②胆囊炎、胆结石；③子宫肌瘤→癌（子宫附件已全切2008年2月30日）；④糜烂性胃炎；⑤痔疮；⑥颈左弯、腰右弯、左下肢点痛；⑦慢性咽喉炎。

[处方]生附子10g，生姜20g，（前两味药先煎沸1小时）黄精15g，秦艽15g，

大青叶30g，草河车15g，大白15g，山慈菇15g，三棱12g，莪术15g，炒蜚蠊10g，蜈蚣2条，僵蚕10g，白花蛇舌草30g，白英30g，银杏叶10g，绞股蓝15g，山楂15g，泽泻15g，丹参30g。

[既往史]（第二次就诊带来的复印件及自诉）

① 2008年2月1日超声提示：子宫增大，子宫小肌瘤可疑。宫颈肥大，右侧附件区囊肿（右2.9cm×3.2cm，左侧无）。宫腔内异常回声（增厚内膜待查，其他性质病变待排）。左肾积水合并左侧输尿管上段扩张。

② 病理检查及诊断：2008年1月30日，考虑为子宫内膜复杂性增生伴重度非典型增生并少部分癌变（小枣大一堆碎组织）。建议：手术快检进一步确诊。2008年2月10日标本：手术切除子宫附件。中分化子宫内膜样腺癌伴鳞化侵犯浅肌层。

③ 血清检查：三酰甘油2.33mmol/L，参考值0～1.71。

自诉：开刀后找名中医某某诊断两次，余一年由其女面诊或邮寄中药制剂，服1年。仍精力不济，腿脚无力，通过网上查询到王医生处前来就诊，此次服药3剂，腹痛，腹泻3日后停止，10剂服完自觉有显著好转的变化，继诊。

2011年4月27日B超检查报告提示：脂肪肝、胆囊结石（3.9cm×0.4cm）。

2011年9月10日B超检查提示：胆囊结石。

因其右尺似点涩＋，易复发，病人虽精力充沛，腿已有力，但愿意继服中药，2012年4月1日止。

2012年3月28日B超检查肝、胆、肾、子宫、附件提示：胆囊结石。

后记：叶老师病根之除，离不开她自己的配合治疗与禁食，但对其否认某名医的治疗，我持反对态度。

病例9：佘某，女，54岁。

[诊断记录]（2010年12月8日）：点浊一，心率82次/分，左寸分叉弱沉点弦似点点涩，关弱沉点点弦一，尺沉似点涩＋，第五部点弦，第六部点点弦。右寸点点弦，关弱沉点点弦，尺较弱沉一点点涩，第五部点弦。苔根中白，舌下静脉点显，末多瘀点、瘀丝，咽部少滤泡，多白假膜，悬雍垂肿，下肢不肿。BP：150/90mmHg，糖点点凸。

[初步诊断]①血脂高、血压偏高、血糖偏高；②胆囊炎（胰腺炎）；③痔疮；④腰右弯；⑤慢性咽炎；⑥血吸虫肝；⑦原子宫肌瘤→癌。

自诉：今年正月底入院，7月初出院回家，诊断为宫颈癌，施行放疗化疗，仅化疗就5次，主要是因患糖尿病，医生说不能手术，去除报销部分仅自费部分都已花费6万～7万元。

[处方] 生附子50g，干姜20g，生姜20g，炙甘草10g（上四味先煎煮沸1小时），翻白草50g，鬼箭羽20g，苍术10g，绞股蓝15g，银杏叶10g，山楂15g，泽泻15g，山慈菇15g，石见穿15g，莪术15g，蜈蚣2条，藤梨根15g，白花蛇舌草30g，白英20g，肉桂10g，桂枝10g。

2011年4月9日才向该病人要到检查单，住院病历未见到。

[诊前检查]①电子阴道镜检查报告（2010年2月22日）：阴道镜拟诊CIN-1；②B超（2010年6月13日）：血吸虫病肝声像图改变。

[诊后检查]（2011年3月28日）：①细胞学检查：镜下见多数细胞分化良好，仅见个别异型细胞，符合蜕变的癌细胞；②CT：盆腔CT检查未见异常，双侧腹股沟区淋巴结显示增多；③血检：血糖9.5（参考范围3.9～6.1）；④2011年7月18日彩超（肝、胆、胰、脾脏）：脂肪肝；⑤细胞学检查报告（2011年7月18日）诊断意见：无上皮内病变或恶性病变。

后记：此人2010年12月8日开始找我诊治，到2011年12月5日结束治疗。她虽到我家要求诊治，但并不完全相信我，直到3月28日检查，尤其7月18日细胞学检查结果出现后，才相信了中药治疗她癌症的效果。在她身上，我也动了不少口舌，真诚的态度和疗效才感动了她，坚持治疗到我切不到涩脉才停药。

我的感受是，对病人的治疗效果我从不打包票，但力争以心换心，尤其癌症病人，与其共同努力，好的治疗结果才会向我们招手。

病例10：王某，女，46岁。

[诊断记录]（2012年2月12日）心率72次/分，点点浊，浮3，左寸点弦、分叉、似点点涩，关弱沉点点弦，尺较极弱沉点点涩，四部点点涩，五部点点弦＋。右寸点弦，关弱沉点涩＋，尺较弱沉点点弦似点点涩，四部点点弦，五部点弦。舌根白，中部白上点点黄，舌前多裂纹，舌下静脉点显，末梢有瘀丝和间隔瘀点，下肢点点肿一。

[初步诊断]①血脂偏高，小阻滞；②胆囊炎；③痔疮（轻）；④颈点点弯，腰歪；⑤小子宫肌瘤（已切除卵巢癌）；⑥胃部肿瘤（二医要开刀切除，其爱人不同意，也不化疗）。

[处方]①生附子30g，干姜10g，生姜10g，甘草10g（上四味先煮沸1h），砂仁10g，白术10g，厚朴10g，陈皮10g，绞股蓝20g，山楂15g，泽泻15g，山慈菇15g，石见穿15g，炒䗪虫10g，蜈蚣2条，僵蚕10g，白花蛇舌草30g，龙葵50g，菝葜10g。②胃病中药胶囊：每瓶100粒，每日3次，每次3粒，饭前服用。

[治疗前检查报告单]

① 病理检查报告：2011年8月29日病例诊断：送检胃黏膜组织呈慢性胃炎性改变。2011年9月21日病理诊断：胃腺癌；2011年7月29日病理诊断：（双侧）卵巢腺癌，多系转移性，左右卵巢大小分别为6cm×5cm×3cm和20cm×15cm×10cm；电子显微镜诊断：胃体癌；慢性胃炎；Hp阳性。

② 出院记录摘抄：入院2011年7月26日，出院2011年8月11日。

入院诊断：盆腔大包块，卵巢癌？……切除右侧卵巢送病理检查提示卵巢癌，遂行全子宫+大网膜切除+盆腔淋巴结清扫，手术顺利，术后予以对症治疗，现患者恢复较好，术中切除组织病理结果：双侧卵巢腺癌，多系转移性……胃体低分化腺癌，建议外科手术治疗。

出院诊断：卵巢癌、胃癌。

③ 中药治疗前后检查记录：彩超（2012年4月19日、6月4日）超声诊断血吸虫肝病，左肾囊肿，脾门处等回声团，子宫切除术后，盆腔积液；B超（2012年6月11日）：超声描述腹腔内肠间可见前后径约1cm无回声区，未见异常团块回声；电子胃镜检查报告单（2012年8月2日）内镜诊断慢性浅表性胃炎并糜烂；病理检查报告单（2012年8月2日）病理诊断送检胃黏膜组织呈慢性炎性改变。

后记：卵巢癌，左6cm×5cm×3cm，右20cm×15cm×10cm，西医虽检查出为转移病灶，做出切除手术，我认为是正确的。这么大的包块中药消除困难，原发病灶为胃癌，西医准备切除，家属不干，出院对我们中医药寄予了信任，假设胃全切了，我们下药，患者能喝进去吸收吗？皇天不负有心人，当患者服下140剂中药后，仪器就查不出胃癌了，当我切脉其病灶脉上反应处的右关脉仍有似点点涩时，病人和家属坚决同意服中药到完全消失，对我们中医给予了无限的信任，令人高兴。

病例11：姚某，男，43岁，诊断记录（2010年10月20日）。

[诊断记录]心率92～103次/分，点点浊、点点硬，浮下5～6，曲脉，左寸点弦、右点弦，分叉、似点点涩，关较弱沉一、点点弦、右点点弦、点涩，尺较极弱沉点点弦，四部点弦，五部点弦＋。右寸弱沉点点弦、右点点弦，关弱沉点弦，尺较弱沉一，点点弦。

其他：齿痕舌，舌质淡，舌前有裂纹，舌苔中部白，上点点黄厚，咽后壁多滤泡，色红，有少量白色假膜，扁桃体右侧Ⅰ°－，左侧Ⅰ°＋，舌下静脉根点显，末梢有少量瘀丝，舌系带下点点肿，两眼球巩膜黄染，血压：150/100mmHg。

[初步诊断]①血脂高、血压高、头部有血栓阻塞，导致有时头痛；②胆囊炎、小结石；③肝癌、脂肪肝；④前列腺炎；⑤痔疮；⑥颈椎、腰椎弯曲；⑦慢性咽喉炎；⑧血吸虫肝。

[处方]①生附子50g，干姜20g，生姜20g，炙甘草10g（上四味先煮沸1小时，再加后药煎煮），桂枝10g，肉桂10g，山慈菇15g，石见穿15g，炒虻虫10g，地鳖虫10g，斑蝥4个，蜈蚣2条，白花蛇舌草30g，白英30g，半枝莲20g，海金沙（包煎）30g，鸡内金10g，砂仁10g。②增元液，每瓶600ml，2瓶，每日3次，每次40ml。

[中药治疗前检查结果]

①肝胆B超：2010年9月16日诊断意见：脂肪肝；胆囊炎；胆总管扩张。2010年9月20日诊断意见：肝右叶前上段小囊肿；肝右叶后段小血管瘤可能；肝内外胆管扩张（以胆总管扩张显著，考虑为胆总管下段梗所致狭窄）；双肾小囊肿；双侧少量胸腔积液。

②血检：见表29。

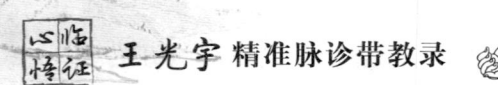

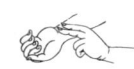

★ 表29　血检结果

检查项目	检查结果	参考值
1. 总胆红素	156.5	2.0～20.0/μmol/L
2. 直接胆红素	44.9	4.0～6.8μmol/L
3. 间接胆红素	44.9	1.7～17.0μmol/L
4. 谷丙转氨酶 ACT	575	5～40U/L
5. 谷草转氨酶 AST	307	9～42U/L
6. γ-GT	1055	0～50U/L
7. 碱性磷酸酶 ACP	175	53～128U/L
8. 乳酸脱氢酶 LOH	278	100～240U/L
9. 谷氨酸脱氢酶 GLDH	73	0.00～7.00U/L
10. 亮氨酸氨肽酶 CAP	201.0	30～70U/L

③ 电子十二指肠诊断报告（2011年9月29日）：胆总管癌，完成 ERCP+ 胆管扩张＋EMBN。

④ 结果：当医生诊断为胆总管癌，已向肝肾转移后放弃癌症治疗，估计只能存活1个多月，要其兄长带病人出院。

[中医治疗后结果] 2011年3月28日。

① 肝、胆、胰腺、脾脏、肾脏、彩超检查报告：仅肝实质回声稍粗，分布欠均匀，胆囊壁稍毛糙。超声诊断肝内胆管积气，符合支架术后声像图表现。

② 血清检查：糖类抗原（CA19-9）14.82U/ml（参考值0.00～37.00）；癌胚抗原（CEA）0.52mg/ml（参考值0.00～10.00）；除γ-GT为88U/L（参考值0～50）仅超过38U/ml外，其他蛋白、胆红素、转氨酶类检查全部合格。

因左关仍存在微弱涩脉，坚持用少量中药治疗到涩脉完全消失，2012年2月20日后停止中药治疗。

后记：2010年10月19日，患者之兄反复打听后找到我家，带来医院检查报告单，并言住院初期，西医对相关检查结果都说问题不大，只要将阻滞胆管置入支架即可缓解。但置支架时才发现为胆管癌，放弃治疗，劝其弟出院最多能活1个多月。我听后再看相关检查报告单，也担心病人死于我手不愿介入，其兄对我签字"绝不扯皮"才决定让其弟第二天来开始诊治。

苍天照应，服5剂后剧痛改变成小痛，再服5剂后疼痛全止此后未发生。15剂中药后，眼巩膜黄染全部消失，直到春节后3月28日才令其做超声、血液检查，得上述结果，一直到2012年2月20日涩脉消失殆尽才宣布治愈，现从事农业劳动而未复发。

［讨论］

癌症（恶性肿瘤）仍居世界难治疾病首位，在科学技术发展的今天，癌症萌发期和早期发现仍存在很大差距，因此癌症的诊断和治疗需要我们去探索和讨论。

（1）诊断

细化脉诊在传统中医脉诊基础上，探索出该脉形成前后的脉形及强弱变化，并与其病情的轻重相关的化学检查、科学仪器检查结论紧密结合起来，从而形成进化中医传统脉诊，使之成为既能辨证，又能辨症、辨病的脉诊技术。

这种细化的脉诊技术，在癌症的诊断、早期诊断、"未病"诊断上意义重大，尤其是与望诊、问诊有机结合起来后，往往可以发现西医临床上尚无法判断的疾病，如武汉的唐某，西医通过化验等相应检查判断其患癌症，但判断不出是什么癌，无法对其进行系统治疗，经本人切、望诊判断为子宫癌、乳腺癌，返汉后就用仪器查出来了。

但本人本领有限，有少数病人疑其患癌，但也有错判。例如2011年11月在上海诊断的肝癌，病人已查出为"主动脉癌"，这就要求我们在诊断上应将中医诊断密切与现代科学仪器和检查方法紧密结合，有利于病人的诊断和治疗。

前面癌症病例的确诊，是西医问诊及利用化验、科研仪器检查得到的结论，当我们探索出相应涩脉明显减弱后，与西医利用相应的方法检查出来的结果和结论往往是对应的。但是仪器检查不出，并非太平无事了，尤其是脉诊仍能发现似点涩以下脉度时，病人症状虽几近消失，但若停止治疗，不要多久时间就会加重，在最后一个病例姚某及多个癌症病人身上就出现过。这让我及众多弟子都有了深切感受，细化脉诊不能丢！

脉诊不细难识未病。脉诊仅辨阴阳、虚实、表里、寒热，不能言具体什么病，是中医在现行社会条件下的不足。脉诊能发展到微观辨病是很大的进步，若与开方结合不起来也有缺陷，但细化脉诊来源于传统中医脉诊，如涩脉的轻重与我开方及剂量大小变化有极大的关联，与疗效的好坏关系十分密切，希望团结起来求更大发展。

（2）治疗

① 对较大的恶性肿瘤，西医的外科手术切除、介入治疗我是赞同的。但术后又同时施行放疗、化疗，通常导致病人治疗费用难以承受，大多加快了病人的死亡和临终前的痛苦。目前，我是持反对态度的。反对理由在治疗原则中已讲到。实践中很多类似病例都反映出这类弊端。

② 中医治疗癌症的总原则归纳起来为"扶正祛邪"，以达"真阴真阳浑然一气，人身泰和充溢，百体安舒"。病例之一王某为我早期治疗癌症病人，其扶正主要代表处方中的党参、黄芪、枸杞子、阿胶、炙甘草等组成，其他则为祛邪和临症加减之药物，其使用不足1年，剩下5年多时间完全由中药补阳之剂增元液维持。这个西医放弃治疗，对家属宣布最多只能存活3个月的病人，用中药治疗，维持生命，尽管癌症原发病灶始终没有消失，却基本正常的活了6年，与我治疗的其他病人一样，死前没有用过一支杜冷丁。

病例姚某，是被西医确诊后，估计只能活不足3个月被放弃治疗的病人。从代表处方上，同仁们会发现后来的扶正药物与早期的扶正药物有区别了。"生附子、干姜、生姜、炙甘草、桂枝、肉桂"重点在扶肾阳。它们的使用剂量随着尺脉强弱脉度的不同，随之是有变化的，方中没有加入任何的止痛药，首次5剂之后，剧痛消失，肝区小痛仍在，再用5剂，疼痛全部消失，15剂后，眼球所示黄疸全退，次年2011年3月28日检查，"除γ-GT为88U/L（参考值0～50U/L）仅超过38外，其他蛋白、胆红素、转氨酶类检查全部合格。"他在兴奋时干了3天重体力劳动，致左寸分叉，肝胆涩脉加重，脉变弱，此时，我加大增元液、生附子的用量，并加入党参黄芪后由于特殊原因，又中断治疗近5个月，自2011年10月16日到2012年2月20日，维持治疗4个多月，涩脉才完全消失，体貌超过正常人才停药，因而这类病人治疗时，必须注意休养与禁发物、避免受凉的措施也是十分必要的。

（3）未病的诊断与治疗

未病的诊断与治疗这是个中国祖先早就提出和相应解决了的问题。国家相关部门也成立了"未病"探索领导小组，很重视这一工作的开展。

那么怎么去发现"未病"呢？个人认为也离不开中医四诊，尤其是脉诊。在实践中，我与弟子们正在不断深化这个题目的研究，现实的体会是离不开脉诊和望诊、问诊。当我们脉诊发现部分脉位于似点涩以下，甚至点点涩及以上，而科学仪器又查不出病情时，只要问诊交流与脉诊、望诊相符，我们实施相应治疗，病人症状就会显著改善，尤其是癌症病人体质将会有显著改善，达到治愈"未病"的效果，例如：

病例1：弟子张某，男，46岁，山西人。

曾因气喘、心慌、频繁咳嗽，住院观察，诊断4个多月，未得到任何结论。但当我们发现右寸似点点涩－时，在我地查出右肺有似肺炎样影像，西医当肺炎治，我们掩饰未按其消炎方法治疗，而作肺癌用中药治疗，20多日后，西医拍片结果认为的"肺炎"基本治愈，无需再用西药了。他本人的咳嗽症状也明显改善，精力较前充沛，脸上凸出的桑椹样黑痣，明显缩小，现已完全消退，脉诊似点点涩－的脉象、脉度完全消失。

病例2：代某，男，44岁，重庆人。

该员因各种症状的出现，已找中西医诊治6年多了，无任何效果。在2011年8月5日找本人初诊，因左关弱沉点弦，点点涩－，我毫不犹豫就做出肝癌萌发期治疗，处方主药不变，陆陆续续治疗到2012年1月9日，再服中药15剂之后检查，原肝血管瘤0.5cm×0.4cm全部消失，原乙肝也检查不出来了，其身体健康也恢复了。

病例3：张某，男，55岁。

就诊前每天频繁排血大便6～7次，病因不明，治疗无效，受代某的影响就来找我就诊，发现左尺沉，点点涩，右尺极弱沉，点弦，点涩－。问诊交流后定位直肠癌，行中药抗癌治疗，大便次数逐渐减少，带血情况逐步消失，现每天只排大便一次，精力逐渐恢复，仅尺较弱沉，似点点涩－4，他的治疗也快结束了。

我没有求名的野心，但愿卫生部门领导能考察我们，推广中医脉诊细化技术，使我实现为中华民族争光的愚愿。

（4）中西结合

中医队伍中，对中西结合持反对态度者较多，有一部分有一定经验者，甚至弃西医相关检查于不顾，只按自己粗略的、无标准的脉象去"辨证"治疗。我有一个病人，西医检查出来患肺癌，但当时替他看病的中医，居然没有诊断出来，还在病人面前打看得好他的病的"包票"。当然也有通过独特脉诊能清楚正确判断癌症的高手，但在治疗上却难着边际。更有甚者当我请教病人姚某当地中医治疗方法时，有3位在中医界颇有造诣的老朋友，居然回答："癌症病人我根本不看""老王，这样的癌症病人放弃算了""治癌症我没有什么好方法"。

反之，西医省级教授5人，在判断治疗癌症方面，却要求与我这样普通中医者见面交流，我认为，中医界也该加强与西医沟通、交流、结合，共同对付一些难治的疾病。

在常见病的治疗方面，虽然我多年不再用西药了，但对较多常见病的治疗，本人在开中药时，将不少西药知识融入，获得了较好的疗效。西医在利用实验报告、科学仪器判断癌症方面比中医强，因此，我希望摒弃门户之见，加强中西医交流、合作，实现中西结合，为病人疾病治疗痊愈共同努力。此仅为一孔之见，不足之处万望同行批评指正。

中篇 我的从医之路和临证治验

六、常见病的特色疗法补遗

　　治病，既要"遵章守法"，又不能过分中规中矩，我从药转医的客观局限，却激发了我钻研的本能，对于书本上没有的东西，要善于活学活用，尤其民间的许多疗法，在我的临床实践中也帮了大忙，获得了一定进展。我这里向读者呈现一些我亲身经历的案例，或许可以帮助读者开启一扇思维的大门。

小儿腹痛

　　[症状] 哭闹不休，虽百般呵护，用奶水亦堵不住其啼哭，又无脓血便，此多为肠道受凉致痉挛引起的腹痛，看医生打针，吃药也不奏效，多在半夜或行进中发生。

　　[方法] 让吸烟之人拔一大口烟，用口腔对准肚脐眼，边慢慢吐烟（口边留一点点缝隙），边用点劲吸脐眼，如此慢吐慢吸待烟尽闲会儿，又吸一大口烟重复上述动作，完毕后再来第三次。此时幼儿哭声渐小，三口烟完往往患儿痛止，不花钱又救急，本人多次运用无不应验。

较轻的流鼻血

　　[症状] 多发生在烈日下暴晒引起，成人、小孩都可发生，虽出血不止，然量不大，有单侧亦有双侧鼻出血的。

　　[方法] 不必害怕，尤在冷水拍打后颈无效时，他人可用大拇指和食指轻提外耳轮，嘱患者用手指夹住双鼻孔，然后医者猛吸一大口气后，用口腔对准患者出血

171

一侧耳道，稍留一点缝隙慢慢吹气。出气量大致相当，气完后再行 2 次，共 3 次，鼻出血可立止。

[注意] ①唾沫不要吹进去了；②出血量大、止不住时，劝患者尽快到医院就诊。

晕车

[症状] 一般症状较轻者，头晕、欲呕，在通风处，不出声，多不呕吐者可用。

[方法] ①用伤湿膏上车前贴住肚脐眼；②口中含一片生姜，此类患者多可免除或减轻晕车反应。

少年或成人下腹痛

[症状] 患者突觉下腹隐痛，紧按腹部稍缓解，遇热更轻松一点。

[方法] ①看准病人手掌宽度置于小腿外侧髌骨下，在胫骨外一指半处选点（即足三里穴）；②用大拇指在双侧足三里穴上逐步顶住向下顶，维持几分钟可止痛。

[注意] ①非肠痉挛者，如阑尾炎、菌痢应到医院及时就诊；②大拇指下顶时，食指要支撑它避免骨折。

小儿单纯性腹泻

[症状] 大便稀溏，次数增多，有不消化食物排出，绿色大便，无其他症状者。

[方法] ①用医用胶布或伤湿膏 2 块，其中心撒上少许白胡椒粉，一块贴脐眼，另一块贴尾骨处；②口服酵母片、复合维生素 B 半片至一片，2～3 天；③禁食或喝适量白糖水内加少许食盐，便次减少后仍需禁生、冷、硬等不易消化食物，可进少量稀饭。

[注意] 腹泻太重，眼眶下陷，体温增高，皮肤打褶者进医院补液治疗。

麦粒肿或霰粒肿

[症状] 眼睑处或其内侧长小颗粒（俗称眼睛长挑针），红肿甚至是尖部化脓，有痛感，消炎药对其无效，更有甚者两眼换着长，经久治疗无效反复发作。

[方法] ①准备一根用碘伏消毒的大号缝衣针或大号注射针头；②暴露背部，在其上寻找出高出皮肤、压之不退色的小红点 1～3 个；③用碘伏消毒痣点（小红点）用食指、拇指夹各点皮肤，用针挑断皮肤表层下一根白色肌纤维，消毒，多一次隔夜消退痛止不易复发。

[注意] 暂不吃辛、辣发物，如辣椒、牛肉、羊肉等。

腰肌扭伤

[症状] 腰部肌肉运动或劳动时被扭伤，腰部疼痛难忍，甚至腰不能直立。

[方法] ①找穴位：双手背部食指与中指，中指与无名指正中间；②用 4 枚钢针直刺腰痛穴，不得穿透对侧皮肤；③用双手大拇指和食指分捏两手钢针，另三指作患者手掌落脚处，开始提插扭转钢针，并让病人配合与医者一起缓慢左右上下扭动腰肌，每 10 分钟 1 次，3 次即可。

细菌性痢疾

我二女儿生于 1973 年，刚一岁时染上了细菌性痢疾，服用西医开的土霉素干糖浆后明显好转。但岳父的"屙稀吃稀，屙干吃干"的原则，导致复发。再服用土霉素，四环素无效，改服氯霉素，注射庆大霉素也无效。当我从下面公社返回后，二女儿已闭眼不睁，血冻大便不停，饮食不进，只喝少量百分之十的葡萄糖水。怎么办？我决定"死马当作活马医"，拿上一只大竹篮，依据草药书采来草药一满篮。

[处方] 辣蓼、八八子草、铁马苋菜各等份。

[制法] 洗净、煎煮 3 次，浓缩，加糖配成了 500ml 止痢糖浆剂。

[服法] 每次服用 10ml，一天 3 次。

在服用前我尝了尝该糖浆有点涩味无苦味，准备按常用原则服用。但她服用后不再接受葡萄糖水，只喝止痢糖浆。爱人问我咋办，我思考后认为该剂无毒，故回答她：随她去喝吧！1小时后大便颜色如药色，大便次数逐步有所减少，第二天大便次数又增多，但姑娘的眼睛竟然睁开了，精神好转，能作语言交流。服中药糖浆剂的第三天，大便次数猛减，不再屙带冻子的血便了，第四天维持少量用药，喝点甜稀饭，她也能下床活动了。从此后遇到同类病人，皆用此法，只随年龄大小不同，身体轻重，增减药量，不论急性还是慢性细菌性痢疾，均可治愈，疗效颇佳。

钢针、爆灯火

（1）钢针治疗

这与中医陈仰之老先生分不开，他老人家针疗范围比较广，小儿麻痹症、面瘫、筋骨痛等。与他老人家交往密切，受益匪浅！处理一般疾病少不了。那时我出差时，也将钢针、酒精盒放在身上，居然在火车、汽车运行途中也发挥了3次急救作用。枣林卫生所唐老医生，把他的拔火铜罐也赠给了我。连同玻璃、竹筒火罐已被美国徒弟吴文卫作纪念品带走了。这方面有经验者颇多，我不敢班门弄斧就此打住。

（2）爆灯火

这种方法民间运用较多，我地三湖农场鲁贤武老先生，曾推广过爆角孙穴治疗流行性腮腺炎方法，我间接听人介绍过。1975年与县防疫站几个人，到本区枣林公社渔湖大队检查返回途中，自行车翻车导致左脚骨折。不巧的是又遇到了流行性腮腺炎流行，西医采用抗生素、病毒唑、板蓝根注射液治疗无甚效果。民间习用羚羊角、青黛、仙人掌等外敷治疗，但往往疗程长，疗效欠佳，治疗费用高。有家属找我治，我跛着脚试用鲁先生办法，用火柴点燃瞬间，直接灼角孙穴处皮肤，一次爆灯火治疗后90%的患者次日痛感消失,高热消除,肿胀2～3天逐渐消退。尚有5%的患者，因就诊迟需进行二次治疗，对成人和体质差的患儿需爆灯火治疗3次。

虽然上述办法价廉效可，灼烧面积比灯草浇油灼穴烫伤面积小，但仍不尽如人意。我回想武汉医学院老师所言："人体具有两大免疫系统，即体液与淋巴免疫系统，后者产生的器官包括胸腺和乳糜池。"流行性腮腺炎属病毒，自然其痊愈离不开淋巴免疫系统功能，仍用爆灯火的方法兴奋相应器官，治疗效果应更好。如是我设定了下述方法。

流行性腮腺炎

[诊断] 流行性腮腺炎其好发于春冬季节，为腮腺病毒所致。在其耳下腮腺处大多可出现红肿疼痛发烧，开始多为单侧，继而双侧。个别的甚至肿到胸部。亦有颌下先肿，后才发生腮腺肿胀者，我就遇到两个小孩，导致误诊。血检多为淋巴细胞百分比超过正常值。

[穴位] 角孙穴，胸骨体中央设胸骨穴，背部胸椎交接处用大拇指探压3个敏感点。

[器具] 小型电焊工具，其尖部磨平成火柴头大小。

[方法] 将已通电致热的电焊工具头，对准已选定的上述6个穴位，逐个迅速接触皮肤，听到"叭"声即迅速离开，不可烫灼太深太久。此后可涂龙胆紫液或涂碘伏溶液防止皮肤感染。

用此法治疗几千人疗效甚佳，通常一次治愈，也不会烧燃头发。但一定要注意有人协助，不让小孩抓到烫灼的电焊工具受伤。当此类疫苗产生普注预防后，病人数大大的减少了，极少数患者仍可运用此法治疗，可避免某些后遗症的发生。

1979年8月，我被调到县卫校任药理、传染病流行病教师，后任教务副主任、校长。这一段时间除加强备课外，任了7个班的班主任。导致个人对中医药学习研究相对减少了。1986年辞去江陵卫生职工中专学校校长，改任江陵药检所副所长，才使我又有时间研究中医药了，从此我更坚定地踏上了学习运用中医知识之路。

烫伤

原菱湖农场场长老崔是我武汉老乡加好友，1986年他也调到县里任纪委副书记，住宅与我距离很近。次年1月他左脚被烫伤，西医治疗致全家痛苦，不谈别的，仅西医安排的左脚置棉被外，保持室内温度，不间断地将新洁尔灭溶液在烫伤上涂擦一项，多天不停就令爱人、儿子疲劳不已。我下午上门到其床边看了一下创面，紧急配制了烫伤膏敷上包扎好将其左腿置于被，他也得到解放，每天换药一次，不几天就好了，从此有了我的烫伤膏。

（1）烫伤膏

[处方]紫草30克，白芷10克，生地榆10克，乳香10克，大黄10克，金银花10克，没药10克，儿茶10克。

[制法]诸药加入麻油中，文火煎搅30分钟，至白芷焦黄时为止。加入蜂蜡适量熔化后用两层纱布过滤，置容器中冷却备用。

[用法]用千分之一的新洁尔灭溶液浸泡之棉球洗净烫伤处，除去水疱，涂抹此膏于烫伤处，外敷消毒纱布块，每天换药一次。

[备注]①适合天凉时运用，天热不宜，易致化脓；②重者可同时临症使用内服中药。

（2）烫伤粉

[处方]氧化锌3克，硼砂2克，炉甘石3克，冰片0.5克，利凡诺尔1克，利福平粉0.3克，大黄粉5克，胶灰灵粉适量。

[制法]将上述药粉混匀即得。

[用法]用千分之一的新洁尔灭溶液浸泡棉球洗净烫伤处，除去水疱，沾干水分。将用生理盐水调成糊状的烫伤粉，敷在已处理好之创面之上，其外用灭菌敷料包扎好即可。

[备注]①尤适热天发生的各种类型烫伤，某些外敷药导致的疱疹亦可；②胶灰灵的使用量必须要视疮面情况决定，太多可致组织过度增生；③大多数病例只需使用一次即可，无需每天换药导致的换药难；④重者适当同用内服中药或西药抗菌药。

一度烫伤除天热外，个人经验用前述紫草油外擦即可。但在1986年替纪委副书记崔某治二度烫伤就不行了，改用自设自配的烫伤膏效果还不错。用于天热时不行，天热时改用烫伤粉效好。

在20世纪80年代我对肝病、妇科病、癌症、肾病、尿毒症、高血压性心脏病等，是不会、不敢用中药进行治疗的。

中篇 我的从医之路和临证治验

七、临证体会

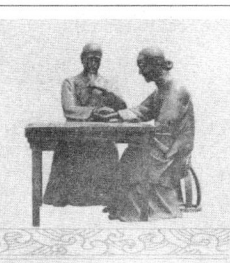

能大能小的咽喉炎

过去找医生看病，总见诊断桌上搪瓷缸或玻璃瓶子的消毒药水中放着竹片或金属做的压舌板，医生总要用它去观察一下病人的咽喉情况。如今有一次性压舌板，不知是否因嫌麻烦，还是咽喉炎这小病不值得重视的原故，我之所见，用之者寡！然而真正用西药能治疗好慢性扁桃体肿大，咽炎者几乎没有！除急性发作用抗生素控制病情外，要么切除扁桃体，要么束手无策实行应对治疗。而西药对付咽峡炎使用抗生素、激素更是难以奏效！我认为中医中药治疗急慢性咽喉炎有明显优势！治此病西药是望尘莫及。咽喉炎虽是小病，但其导致的相关疾病，一般来讲很不易治愈！因此提醒诸位同仁，为病人计，我们应重视对此病的观察诊断与治疗。

1. 咽喉炎可导致的其他疾病

扁桃体炎、咽炎通常共存，单一患者较少。对它们若忽视或预防，治疗不当，将有可能导致：鼻窦炎、中耳炎、乳突炎、咽后壁脓肿。更为严重的可导致：猩红热，肾炎，肾病综合征，尿毒症，风湿性关节炎，风湿性心肌炎、心内膜炎、心包炎，病毒性心肌炎。另外，对子宫肌瘤，卵巢囊肿，以及某些不明原因的血液系统疾病，例如再生障碍性贫血，我亦怀疑与此病或与治疗此病的西药大量无效使用、滥用有关。

2. 中医对咽喉的认识

论曰，咽门者，胃气之道路，喉咙者，肺气之往来，一身之中，气之升降出

177

入，莫急乎是，详考经络流注，则咽喉所系，非特肺胃为然。属手太阳小肠、少阴心、足太阴脾、足厥阴肝经之会，《素问》曰咽主地气，地气通于嗌，太阴脉布胃中，络于嗌，故腹满而嗌干。又属足少阴肾，《素问》曰：邪客于足少阴之络，令人咽痛，不可内食。又属足阳明胃经，《灵枢》曰阳明之脉上通于心，上循咽出于口，又属足厥阴肝、少阳胆，《素问》曰，肝者中之将也。取决于胆，咽为之使。《灵枢》曰足少阳之正，上峡咽，出颐颔。峡咽，属手少阴心、足太阴脾之会。喉在咽之后，属手太阴肺、足阳明胃、少阴肾、厥阴肝经、任脉之会，《灵枢》曰手太阴肺，正出缺盆，循喉咙。《素问》曰喉主天气，天气通于肺，即肺系也，又属手少阴心、少阳三焦经，《灵枢》曰少阴正，上走喉咙，出于面。《素问》曰心咳之状，咳则咽痛。越人曰三焦之气通于喉，喉咙之声则发矣，又属手足阳明大肠、胃、手少阳三焦经之合，手阳明之正，上循喉咙，出缺盆，又属足太阴脾，《千金》曰喉咙者，脾胃之候也。喉咙后，属足厥阴肝、心包络。结喉两旁，应手太阴动脉，属足阳明胃。故孙思邈曰，应五脏六腑往还，神气阴阳通塞之道也，人之气血，与天地相为流通，咽喉尤为出纳之要，故内经曰，喉主天气，咽主地气。

因此，十二经脉皆上循与咽喉，五脏六腑之恙皆与其密切相关。人体仰仗咽喉之天然屏障防御疾病，一旦病邪突破此屏障，牵一发而动全身，病至六腑乃至五脏，终使疾病迁延不愈，易于反复。咽喉之地如此重要，却往往被患者和医家视为小恙而忽视，终至酿成痼疾。所以，临证之中，重视预防和治疗咽喉疾病或者与治疗五脏六腑疾病同时进行，往往可以提高疗效，甚至截断病势发展。

3. 我在实践中体会出的某些规律

小儿多易患咽喉炎，抵抗力日下，食欲亦下降，多动而貌似精力好。但体质差，但稍凉或食发物即病，病亦难愈，使家长揪心，扁桃体炎致肾炎更让家长寝食难安。

患子宫肌瘤、卵巢囊肿者，多同患有咽喉炎。两者同治效比仅活血化瘀好！但在治疗中因受凉、食发物致咽喉炎复发者，该治疗阶段的效果就差！患心血管疾病，同时又患有咽喉炎者，两者同治，症状缓解较快，反之效果不明显。肾病、癌症……等诸多病种均可出现上述情况。因此提请青年同仁注意，我们在任何时候都不要忽视对咽喉炎的治疗。

急慢性扁桃体炎、咽炎的诊断与治疗

扁桃体炎、咽炎，同患时又称咽喉炎，这是一种容易诊断但不易治疗，极易反复发作，发病率高，又不太被医者重视的疾病。其引发的后续疾病极难治愈，往往为患者及其家庭带来极大痛苦与沉重的经济负担，笔者穷40年之研究对此病的中药治疗自认颇有体会，疗效较佳。

1. 病因

（1）中医

外感邪气，当风寒、风热外侵，邪束肌表，肺气不宣，清肃失职，或感受燥气，气道干燥，致咽喉不利，初始多属急性，外感失治迁延反复可变成慢性。

（2）西医

急性扁桃体炎多因感冒而起，此时A组溶血性链球菌侵入，在扁桃体上生存繁殖，激活体内体液免疫系统，体内产生相应的抗体与之结合产生免疫复合物，同时亦产生补体，白细胞趋化因子，巨噬细胞吞噬免疫复合物。并将其排出体外。

慢性扁桃体炎——扁桃体炎反复发作，西药治疗可控制病情。但往往无法彻底治愈，免疫复合物不断产生，导致量变致质变，巨噬细胞无法识别，排除功能丧失，扁桃体由小到大形成慢性病灶，机体抵抗力逐步下降，更易反复发作。

咽炎——多因病毒感染所致，西药治疗难有好疗效。

2. 症状

两种疾病往往同时产生，单独发生者少，往往因受风寒或食刺激性食物复发。

临床症状：急性或慢性扁桃体炎急性发作患者，多可发现有下午病情加重，傍晚畏寒，体温逐步升高，半夜为甚，重者39℃以上，不用药时，凌晨又逐步下降，上午大多症状减轻，体温略高于正常，少数孩子白天都可产生高热，甚至惊厥，此类患者血象通常白血球增高，亦有白血球不高。而白血球分类中性白细胞百分比增高者，医者可见其扁桃体充血。不同程度肿大，有的出现脓栓，慢性扁桃体炎患者与此症状类似，但通常不发生高热，白细胞大致正常，其分类中性白细胞略高或正常，确诊不难。

急性咽炎，通常咽后壁干燥、疼痛，有异物感，干咳无痰或晨起有少许清痰，亦可发热。慢性咽炎患者，大多清晨刷牙欲呕，有不自觉的清嗓式干咳，血象白细胞数不高，而其分类中淋巴细胞所占百分比增高，多为病毒感染。

3. 预后

扁桃体炎有可能导致，①急性肾炎－慢性肾炎－肾病综合征－肾病综合征尿毒症期。②风湿性关节炎。③风湿性心内膜炎－风湿性心脏病。

咽炎有可能导致病毒性心肌炎，大部分病人经一定治疗一般不会发生上述情况。

【治疗】西医对扁桃体炎可用抗生素，如青霉素、先锋霉素、头孢噻肟钠等治疗，对高热者可行对症治疗，如使用解热药、糖皮质激素。物理降温，如冰枕或75%的乙醇擦浴等，达到控制病情的效果。有的医者每日输液一次，也不管药物的半衰期，用药次数不合理。对扁桃体Ⅲ度肿大，反复发作治疗困难者，仍有少数西医施行激光或手术摘除，也不管它是否是体液免疫的重要器官之一。咽炎虽知为病毒感染，抗生素治疗无效，大部分医者仍常规使用大剂量抗生素，加疗效不确切的病毒唑，故有医者言："反正得一个星期才能好，这个好亦无非是高热等症状的消除。"

大多数人认为西医治急性病效快，中医治急性病不行，只能治疗慢性病。我认为不对，在治疗急慢性咽喉炎方面，中医中药远比西药强，对此类高热病人，我用中药1～2剂即可。在服药前先用西药退高热对病人更有利，不必拘泥于单用中药或西药，一切以病人为重。

【处方】基本处方（成人剂量小儿酌减）：大青叶30克，草河车15克，蒲公英50克，地丁30克，萹蓄12克，桔梗10克，麦冬15克，土牛膝15克，马勃（包煎）10g。

辨证加减：①脉浮滑者，加柴胡10克，荆芥10克，防风10克，北方寒冬可考虑桂枝、麻黄，解表。

②舌苔白厚，尤黄苔者：须除湿，我喜用秦艽15克，法半夏10克，淡竹叶12克，对尺脉较弱沉以下者只用熟附片10克。

③舌上有裂纹,阴虚者：加熟地黄10～15克,苔红裂纹多,深者,去②项下中药,

加黄精 15 克，玄参 10 克。

④气虚常深呼吸长叹气，心率快者：加黄芪 10 克，党参 10 克。

⑤入夜梦多或难入睡者：加首乌藤 15 克，柏子仁 10 克。

⑥高热，大便结或多日不便者：另包大黄 20 克，芒硝 20 克，沸水冲泡饮液，见稀便后停用。

⑦头痛者，加白芷 10 克。

上述方药累加太多，可分两阶段治疗，第一阶段可暂不用④，⑤项下之药，待病情控制后作调整，稳定疗效之用，此时有些药视具体情况可减一部分。

上述药方配以"增元液"使用，可明显提高患者免疫能力，坚持调整一段时间的患儿乃致成人往往可致复发次数猛减，复发症状亦减轻，扁桃体三度肿大者可缩小腺体无须摘除。

最后要强调一下：①治愈后患者要尽量避免受凉；②坚持不吃发物，避免食物刺激致复发。具体食物名请见下文。

发物及禁食的意义

初入医门每当中医让病人禁食发物之时，我总免不了窃笑。心想：牛肉与猪肉本质上不都是高蛋白质，辣椒与青菜不都是含维生素的植物……为什么要禁食前者，完全没有道理。有时当面以"请教"口吻问中医老先生什么道理，老先生说："反正要禁"。我想没道理禁什么？太不科学了。岂知如今的我更强调要禁发物，为什么呢？

1．何谓发物

何谓发物？翻了很多书，也不见古今有人明确回答，但现实里不仅很多中医在嘱病人禁发物，就是一些西医经过实践也开始让病人禁食一些食物了。譬如：有肝病者不让喝酒，肾病者不让食豆制品，胃病者不让食生、冷、硬、辣等刺激性食物，高血压、糖尿病病人让其食低脂、低糖、低胆固醇、高维生素食物，在这一点上传统医学与现代医学终于有了一定程度的共识。

因无人为发物定义，为此不揣冒昧，我试作定义如下：

凡食某些食物而导致某些疾病难以痊愈或某疾病愈合后又致其复发的物质，称之发物。

2. 禁食发物的意义

在长期的与疾病作斗争的过程中，我们发现某些食物对某些疾病的痊愈有极大妨碍，它们推迟疾病甚至阻碍了疾病的痊愈，有时可导致疾病的复发。例如：乙肝患者若不禁酒，不论用何种药物治疗，其病情将日渐加重，因为酒中所含乙醇，尤其杂醇油、丙酮对肝脏的损害作用极大，使乙肝病毒导致的肝损害加重，不堪重负的人体重要排毒、生血器官——肝脏，因之硬化、坏死、萎缩、逐步丧失功能，使乙肝病人，肝硬化、肝癌极速形成，维持、痊愈无望，死亡日近。如患者李某，患乙肝、血吸虫肝病均不重，然经常酗酒，有时醉酒可倒卧楼梯间睡一整夜，42岁患上肝癌。武汉西医初治7个多月，用去30多万元，伽马刀切除2个瘤后，虽行介入治疗又长出4个瘤，教授无功停治。复让我诊治1年多，严格禁食，耗中药费1万多元，肝功包括白球比值、甲胎球蛋白完全正常，令原诊教授难以置信。后改服缅甸带回的草药，月余大出血死亡。豆制品含丰富的植物蛋白，对机体的蛋白质补充十分有利，被称之为植物猪肉。然而对肾病病人言，这种大分子的植物蛋白的进入，加重了对肾小管的破坏，临床表现，病人的尿蛋白、红细胞乃其颗粒、蜡状管型增多，症状加重，而肾细胞的不可再生性促使医者要求病人绝对禁食豆制品。那么对蛋类、肉类食品呢？原来中西医也是要求禁食的，道理相同。然随着实践的深入，我们发现绝对禁食蛋白反而对肾病病人不利，因为，蛋白质、脂肪、维生素三大物质是人体的生长、发育、维持须臾不可缺乏的，哪怕是尿毒症患者。我们都让每天进食精蛋白如鱼、猪瘦肉30克，食者血中标示肾功能的肌酐数反低，反之则增高，此即限食，蛋类少食或不食为好。

我曾同时对两个乙肝病毒所致肾病综合征患者张某（8岁）、彭某（20岁）用中药实施治疗，并嘱有关禁食要求。开始均严格遵守，两人病情日轻，肾功能检查结果渐好。后来后者不听，春节前后鸡腿、鸡蛋、鸡蛋糕、不断食之，当面阻止亦不听，马上病症加重，化验结果急转直下。在其另寻医延治，且对不取分文的我恶语相向时我退出。再又求治，因病入膏肓我誓言不再义务看病，避门拒之，很长时间不再义诊。前者从之，经坚持中药治疗，肾功能、肝功能全部恢复正常，今年已20岁有余，稍有受凉不适即来治疗，个高体健未复发，已考入大学。因而禁食发物之重要性可窥一斑。

禁食发物意义重大：禁食发物有利于治疗，促使疾病好转、康复，可避免某些食物即发物诱发已控制或治愈的疾病。反过来说，不禁食针对性极强的发物，不利疾病好转或治愈，对已控制和治愈的某些病疾，又导致恶化或复发，加重了患者经济负担，损害了患者的身体。

3．具体发物（仅供参考）

（1）对炎症患者或大多数有病者建议禁食的发物

①肉类：牛，羊，狗，公鸡及其内脏，猪的蹄爪。然对母鸡、鸭，猪肉及内脏，鸽肉一般人不限制。

②鱼类：鲤，鲫，鲶，黄牯，海鱼，虾，蟹。对草、鳊（武昌鱼）、白鲢、刁子，黑鱼，泥鳅，鳝鱼不限制。

③蔬菜类：辣椒，韭菜，扁豆，香菜，香椿，魔芋，桂皮，八角茴香，小茴，胡椒粉。对大、小白菜等大多蔬菜不限制，但需注意农药附着的危害。

④水果类：橘子，舌苔黄厚者还需禁梨、香蕉、荔枝、火龙果。

⑤酒类：白酒，葡萄酒，啤酒，米酒。

⑥冰制品：如，冰棒，冰水，冰激淋，冰绿豆汤。

除（1）类发物外，下述病人尚需加禁部分发物。

（2）高血压、高血脂等心血管患者、糖尿病人加禁

动物脂肪，内脏，母鸡皮及其汤液等肥腻食物，所有的蛋黄，鱼子，香烟。可多食大蒜等。可少量食用猪瘦肉，鸭肉，鸽子肉，血糖高者少食糖。

（3）肾病患者加禁

豆及其制品，少食蛋类食物。

（4）肝病患者加禁

荔枝，青葡萄，黑木耳，葱，笋，肥腻食物。可食植物油，多食苹果，大枣，

猕猴桃，无花果，泥鳅，白木耳，蔬菜，蛋类，豆制品，蒜。

需要说明的是，上面为参考意见，不能一概而论，如本人原牙龈有炎症时食牛肉还好，但一食鲫鱼不足12小时即肿疼加彻夜不能眠，而另一个胆总管炎性阻塞患者，食鲫鱼尚可，食牛肉，猪蹄即病情复发。

例如：我为三个患者治疗鸡眼，后二人切除鸡眼后，换用外用药三天痊愈上班去了。而第一个正是本人岳母，打针、服药、换药月余不收口，伤口大部愈合，但上一个小眼天天流黄色分泌物，就是不收口。途穷之时才醒悟，问老娘："妈，你吃发物了吧？"她回答："我饭都不吃，还吃什么发物哟！"我反言："难道你老人家成了仙，不食人间烟火了？"老娘笑了，如实回答："自作米酒一脸盆，每天饿了就吃几勺米酒。"我顿时升腾起一阵轻快感，开玩笑说："我的个老娘啊！你可害惨了我哟！打针吃药用了我500多元，还坏了我的名声，快停，快停！"停后三天收口了，真是一盆米酒害我用了500多元，老娘的脚还跛了1个多月。

浅谈上、下肢溃疡的治疗

下肢溃疡中医称"臁疮"俗称老烂腿，上肢亦可发生。成因治疗方法相同，故下面仅书臁疮。此病易发生在劳动人民身上，其他人群亦可发生。一旦形成虽经药物治疗，仍经年不愈，有的拖延数年或数十年，或暂愈而极易复发。耗人钱财，误人生计，我按西医之法治之不能奏效，但用中西药物合治，疗效颇佳，解人苦厄，我心悦愉。我的徒弟小赵有亲身体验，我特别高兴，特做小短文与同道分享。

吾徒姓赵，某院实习，有一老者，上下臁疮，经年不愈。住院治疗，控制病情，反反复复，医者无奈，老生常谈，治疗无法，换药无方，消炎换药，应付而矣。忽有一日，使徒前往，徒弟大喜，精心换药，七日痊愈，告之老师，惊呀不矣。其儿问讯，告已痊愈，儿疑此言，旋即探视，果愈如初，出院返家，普家同庆。同习学生，问我徒弟，你是何法，如此神奇，徒笑答曰：师承之法，如此而矣，治愈顽疾，医者窃喜。

1. 病因

中医认为，患肢受伤，外邪入侵，气血壅滞，水湿积聚，患肢肿胀，黄水淋漓。西医发现本病好发于下肢静脉曲张之人，外伤，疗，疖，痈，湿疹，若治疗不及、不力，往往致感染日重，导致溃疡。此处肉少，溃疡形成，血循更差，使用药物治疗，药量在病灶难达有效血浓，故极难治愈，病情迁延。

2. 症状

多发于小腿下 1/3 胫前或内侧及内踝上方，亦可发生于上肢前臂外侧处。疮面肉芽陈旧边缘高起，不断产生黄色分泌物或夹有淡红血液的脓液，病情时日一长则周围皮肤呈紫褐色，有的还伴有慢性湿疹，每至午后患肢肿胀。

3. 治疗

（1）一般不需内服药，若患肢肿胀明显，病灶周围湿疹，脓液外溢，当佐以内治。

方药举例：萆薢化毒汤加减，萆薢10g，牡丹皮6～7g，牛膝10g，当归尾10g，防己10g，黄柏10g，苍术10g，生薏苡仁30g或三妙丸，每次4～5g，每日2次，亦可加用清热解毒中药。

（2）外用药为主，各家自有妙方。有书记载：法一，黄灵丹或青黛散麻油调敷；法二，盐水洗净病灶，沾干水，撒上一层白糖后再用敷料，2～5天换一次；法三，炉甘石油调外敷。……疗效未考证。

（3）本人首先用千分之一的新洁尔灭清洗病灶；然后将大黄粉20g，黄连粉20g，冰片2g，精制硼砂粉20g，氧化锌粉20g，混匀外敷上盖敷料，每天换药一次。

4. 说明

（1）还有一味表皮增长药忘记了，未写入；

（2）此法效佳，经治多例，虽时日各有长短，均痊愈未复发，表皮增长速度极快，收尾期病灶中央都长白色薄膜状表皮，故此时表皮增长药应减少剂量，以待病灶康复后收口，否则也易复发；

（3）糖尿病人的臁疮此方效差。

病例：1973 年，吴某，男，12 岁。

右下肢径骨前长疖，后成痈，病灶大小 4cm²。

①西药：青霉素注射剂每天 2 次，每次 40U，肌内注射；四环素片每天 4 次，每次 0.5g；外用利凡诺尔溶液，但一星期后病灶增大溃破，停用。

②改中草药，生半夏，黄连……西药口服，肌注未停，无效，其下间隔 2cm 又生一个，化脓后贯通，黄色分泌物产生不断。

③停西药，只用新洁尔灭清洗伤口，敷在上下肢溃疡方之药，二日分泌物尽，每日四周白色薄膜状皮肤长 1.5mm，形势喜人，10 日后中间亦开始长皮，月余痊愈，残留 2.5cm 大小瘢痕，未复发。

1973 年我被送到荆州卫校学习常见病诊治，内科钟老师，解剖课郭老师，中医课唐老师，他们的教学使我对临床有了更深的理解。在中医方面我更进一步了解，如熟记中药十八反："本草明言十八反：诸参辛芍叛藜芦、半蒌贝蔹及攻乌、藻戟遂芫俱战草。"针灸穴位入门之"头项寻列缺、颜面合谷收、腰背委中求，肚腹三里留"。导致我对中药、钢针运用有了较大进步。

1975 年被县防疫站准备调我入该站，送到武汉医学院学习流行病、传染病预防与诊治。班主任王瑞芬、老师叶子雄等对我给予了极大帮助和鼓励，作为该班仅有的 2 个区卫生院防疫医生之一，我历次被老师评为班上第一名。我对西医诊治疾病有了显著提高，使本人达到或超过了常规医生水平，能诊治一些他们误诊的传染病，我忘不了这些敬爱的老师。

面对越来越多的子宫肌瘤、卵巢囊肿、乳腺增生

年轻时为了避嫌，我是从来不诊治妇科疾病的，但是当热爱中医，尤其是逐步知晓了解、掌握涩脉、深入研究涩脉之后，我发现这类病人越来越多，要求诊治这类疾病包括不孕不育症的病人也越来越多，那么到底是什么原因导致了现在这类病人越来越多了呢？

1. 这类病人越来越多的可能原因

从这类疾病的求诊人数上来看，从 1995 年开始，从一个两个到十多个，再到一年百人以上，我诊治的这类病人已达几千人以上。也许是老天爷给予我的本领，以至于我的名声大了引来了这类病人吧。我注意到，确实是从 1995 年以来，求诊者真是越来越多了，而且病人的年龄跨度也越来越大！

刚开始几年人数不多，来者多为三四十岁的女同胞，现在多为 17—50 岁，少数病人年长的可达 60 多岁，年幼的低至 12 岁，甚至一个单位的女职工个个都患上了这类疾病。患不育症的女性达 20%。

囿于我的个人视野并不广，也没有机会进行社会调查，但从与问诊、脉诊的病人交流现状，了解他们的周边环境、情绪、饮食方面的情况，将其归类为以下几条：

（1）风、寒

社会在进步，衣着也越来越讲究，在大冬天上身穿皮衣，下身光着腿的情况不少见；大冷天外出，穿着薄薄的时尚外衣，不惧寒冷的也不少见，哪怕是此类病人来求治时，穿着也令我担心，切脉时手冰凉。这样通常会导致受凉，中风寒，咽喉发炎，致使十二经络直接或者间接的受寒，血流不畅，肾阳不足。

（2）食物

现在的食物总体上看比原来丰富多样，海鲜类、各类肉都很多，但是现在养猪养鱼等各类饲养业都少不了人工饲料，使得这些动物的生长速度大大加快了，但是进入人体后会导致人体的激素水平增高，免疫力下降，无疑是致病的重要因素。另外一方面，蔬菜也发生了变化，在气候较好时，反而更容易生虫，而且用一般的除虫方法已经不行了，不防虫蔬菜就被虫子吃了，我见过菜农三天打一次农药，有时候甚至是今天下午打药，明天早上就卖掉了，这对人体伤害是巨大的。再则，很多地方种土豆也是先用农药混着种到地下的。这些毫无疑问都是引起很多疾病的重要原因。

（3）环境

工业化的社会对改变贫穷，富裕人民无疑是有很大功劳，但是某些企业忽视国家的要求，也是造成整体环境被污染的重要原因。"三废"处理的设备，只有在检查的时候才运转，很多时候都在偷偷排放未经处理的废物，废气上天，废物入地，废水入河，有些农作物无疑受到影响，包括粮食、蔬菜很多都会被污染，导致各种良性、恶性的肿瘤不断出现。

（4）西医

本人20世纪60年代学西药、中药，70年代开始学西医并自学中医，中西医孰优孰劣？个人认为各有所长，但在治疗子宫肌瘤、卵巢囊肿以及癌症上西医劣于中医。就拿子宫肌瘤等病来说吧，西医技术就是长大了就手术切除。但是当检查出子宫肌瘤、卵巢囊肿不大时，通常就告诉病人不要紧，等几个月半年之后再来查，当超过一定大小就手术切除，等复发了再切。只是为少数病人开些"桂枝茯苓丸"之类的中成药，对乳腺增生者亦是如此处理。

手术切除后往往会再复发，前述患者董某就是如此，更有甚者，反复发作4次。我认识的一个妇科主任医师说，这类疾病就像割韭菜，大了就割，发了再割，没有什么好方法。所以，客观上，西医也导致了这类疾病的增多，而不是治愈后减少。

2. 共同特征

这类病人从症状上大致可分为如下三类。

一类：月经过多者，约占80%。

二类：月经减少者，约占18%。

三类：停经者，约占2%。

一类病人大多经前下腹出现不同程度的腹痛、白带增多，轻者乳房胀而不痛，稍重者乳房胀且有不同程度的疼痛，即已产生不同程度的乳腺增生。月经来时首日通常经血量少，色不深，次日或第三日经血量最多、且内有大小不一的色深血块，第三或第四日经血量减少，正常时月经期为5日结束，此时经期延长一日，量少，少数延长时间更久。这些病人大多有时暴躁，易生气，难控制，少数易生闷气。随着子宫肌瘤、卵巢囊肿的大小不同，脸上的黄褐斑也多少不一，化妆品也很难掩盖。在面部嘴唇中线以下，有黄褐斑者，通常应患上子宫肌瘤了，其大小多数可以依据尺部涩脉及其脉度轻重来描述，这样医生在未问病者情况前就能先讲出其症状，使病人的依从性大大提高，治疗效果也会随着提高。

仅仅输卵管阻塞即不孕患者，是不存在上述症状的，其涩脉脉度通常在似点涩以下。

二类患者大多症状与第一类相似，区别在于经期长短、经血量多少，大多属激素中的黄体酮含量下降。

三类患者停经、乳房偏小，整个女性雌激素分泌量下降，其中有人会出现性情冷淡、嘴唇上胡须有增长状况。

对于治疗此类疾病但效果差的病人，要注意其上肢有无黄褐斑，有者当加入对癌症萌发期、初期治疗有效的药物，疗效将发生显著改变。

治疗此类病人的方案，大多已反映在7个病例内，离不开活血化瘀，增补其体内元气，但请各位不要忽略对其他病症的对症治疗，还要注意病人的禁发物等。

中医药治高血压性心脏病疗效不亚于西医

高血压性心脏病的治疗，到如今仍是世界难题之一，在学校学习的时候，药理课赵慧彬老师就讲20世纪60年代的状况，对此类病人降血压只是他们唯一的治疗方法。当然我国的西医不一样，现在遇到这类病人采取中成药结合治疗，疗效应胜过了国外西医，但说句较武断的话，仅凭中药经方也是难办到的。那什么方法能有效控制，甚至治愈这类病人呢？

西医在抢救此类危重病人方面是比较成功的，例如：对脑梗死、颈动脉梗死严重病人施行外科手术治疗，效果明显。但在基本控制、治愈这类病人方面不及中医中药。那是什么原因造成了这种局面呢？关键在于他们无法除掉致病的根本因素。根本因素是什么？不就是血脂高导致的嘛！血脂中胆固醇高的人，血管壁必然硬化，血管的扩张收缩就不能收缩自如，血压升高，对胆固醇的不断聚集，没用西药作降低疏通性治疗。血压应高而不高之人，其心功能必然减弱，瓣膜往往难以闭合，左心收缩功能减弱，心界扩大，病人王某就是如此。血脂中三酰甘油、胆固醇、低密度脂蛋白等超标者，通常血黏度就逐步增加，脑梗死、脑出血也就容易发生了。低密度脂蛋白不断增多者，通常治疗难度增高，高密度脂蛋白增高者反而治愈较快。

中医认为高血压性心脏病在于心火过旺,当中焦脾胃不通,易导致肾阴盛、肾阳衰弱。西医也在联系,称高血压肾病。但仅对症治疗肾衰竭(肾病综合征)导致病情反反复复,病人余某为此就住院3次,出院也不敢轻易走出家门。那么中医逐步把肾阳升起来,使肾阴阳基本平衡。治脾胃将中焦疏通,心火不就能从上焦通过中焦到下焦去了,开方如此,效果就能显现。

但最根本的问题在于将血脂降下来,再运用中医的降心火、通中焦、强肾阳的方法,对此类病的治疗是不是能达到基本控制、治愈的目的呢?

刚好1990—1993年,我们搜集了很多研究中药微量元素专家的文章,编写出版了《322种中药及其微量元素》近30万字一书。在这本书上我就找到了适宜达到降血脂的药物,再结合中医降心火、通中焦、强肾阳的方法,多年运用于临床,获得了较满意的治疗效果。这些药物专家的研究实际意义非常大,感谢他们的贡献。

同时对血糖的问题我也有了一定认识,高血糖有一部分人是遗传因素造成的,尤其是小孩,这个方面怎么去研究治疗方法,本人还没有开展。

但是在实践中发现,很多持续高血压、高血脂的病人,血糖也逐步上升。病案中,邓某的血糖为5.75,与6.1以上也就剩0.35的差距,楚某达6.01,而王某的血糖就明显超标了,为8.55。到现在为止,这类病人通常在我们降低血脂的同时,血糖也随之而降。高血脂、高血压与高血糖升降客观上有密切联系,似乎将高心病与高血糖截然分开的西医认识,在绝大多数病人身上是错误的。

这也许证实了我的想法,即血脂持续上升且按西医的方法治疗,表面上血压在服药时降下去了,但血脂并没有降,其中尤其是总胆固醇长期不降,血管壁硬化,通透性能减弱,导致胰岛素不能释放到相应的人体细胞中,反致胰岛功能逐步萎缩,最后逐步形成高血糖,甚至糖尿病。西医只给予降糖药或长期注射胰岛素治疗,自称到死也无法根治。近3年这方面得到弟子王冠吉、张春堂的帮助,加入翻白草等中药,通常可使超标不太高的病人血糖显著下降到合格。今年对一个血脂高、同时血糖空腹达16的病人,在西医降糖药试用一段时间时,逐步加入我们的降脂、降糖中药,血糖能维持到6.1以下了,现空腹时只有4.5,西药完全停止使用1个多月了,疗效显著,西医得知稀奇得难以相信。

我是血脂不太高的脑梗死患者,虽服中药好转,最后的恢复,也多亏了弟子姬长锁、王冠吉的针灸治疗，加上长锁为恢复我的记忆，教我手脚运动的方法，使我收获很大，我感谢他们！

中医讲到的金、木、水、火、土相生相克的道理，也是我们祖先在原始条件下的英明发现。弟子庞学思在这方面对我的帮助最大，使我对高血压肾病、癌症病人的治疗效果有了突飞猛进的发展，突破了我原来仅坚持的八纲辨证与西医理论相结合的思维。

"三焦相通人体健，心火过盛血脂变。中焦不通人体阻，肾阳衰退病体危。"前面6个病例中4人就存在充血性胃炎、充血糜烂性胃炎、胃溃疡，证明他们中焦已经受阻，心火不能下延，肾阴日重，肾阳亏虚，就可导致西医讲的高血压肾病。患者余某的血检结果就充分说明了这个问题，其血压该高不高是天天服西医降压药，2个月后才将降压西药停下来，血压一致维持在142/86mmHg左右，我以厚朴、陈皮、砂仁通中焦，心脏用药以降脂为根本，同时也不忘纠正肾病的中药治疗，增元液在此以增肾阳即其元气为主，因此才获得较好的疗效。

目前不同的是听庞学思讲课后，以尺脉强度不同，适量运用生附子更是锦上添花，改善肾功能，补充肾阳不足更快捷。

本人运用检查单的目的，正是为了让科学仪器检查的结果，证实中医的理论和中药治疗效果，在很多疾病的治疗上也是科学的，是科学实践方法，不仅仅是中国的文化。

下篇
杂论篇

下篇 杂论篇

一、掌握脉诊真的很难吗

——致年轻的中医朋友们

中医脉诊现在掌握的人越来越少了,年轻的中医朋友们都想学,但大多有急、难、躁、烦、弃等情绪。

急。为学多年中医而不会脉诊着急,为没有师父带教着急,为中医存亡发展着急。这是一部分想成为真正中医接班人的青年中医理所当然的情绪,从这里我看到了中医的希望。

难。畏难情绪。凭三根指头我能摸出病来吗?很多高年资的老师都不知脉诊为何物,我能学得会吗?脉诊真那么神!连中医教授都称切脉发现囊肿不可能,除非是神仙。这个情绪正常又不正常,正常的是从学到掌握直到熟练确有一定难度,不正常的是,前人能掌握为什么我们不能掌握,老师不会我们就必然不会?我在给我的徒弟的学医准则中有一句话:"尊重专家但不要迷信专家",就是对此而言。专家们学多识广、有经验、有成就,我们当然要尊重他们。但专家不是神,他们的学术成就也需要不断更新发展,甚至他们的研究不见得没有遗漏和错误。不迷信就是要解放思想,敢于超越,让社会获得更多发展,因而这种情绪一定要抛弃它。树立世上无难事,只要肯登攀的意志。

躁。学了一段时间,《濒湖脉学》能背下来,但就是没感觉,同时学的人都会一些,我怎么不行呢?那个躁法我可见过。我有一个徒弟,开始第一星期尽管手把手的教他,而他就是没感觉,用汗流浃背形容他一点都不夸张。他躁得不行,但他顽强的强制自己去实践,两个月后终于开心地对我说:"终于有了看病的感觉了!"真应了一句俗话:胜利往往就在再坚持一下之后。没有师父直接带,没有实践对象,生活工作诸事缠身，学脉诊从难的感觉开始到烦，直到弃也就是完全可能的了，如果这样，我也就爱莫能助了。

学脉诊者应努力创造条件，也可归纳为几个字。即定、敢、悟、持、成。

定。学习要坚定信心，要有一定定力，实践时医患双方均要定息，不能浮躁。

敢。敢于挑战难关，敢于伸出手指去实践，敢于在患者面前承认自己的不足。

悟。有悟性更好，没有也不怕。只要多去思考，多去琢磨，学、看、记配合，联系实践，有空时多反复探究，悟其中道理，就没有弄不清楚的问题。

持，成。不管困难多大，只要能坚持，必有所获，我可不是学中医出身的，也没有师父，你们很多人都是中医专科、本科、硕士、博士等，总比我的基础强多了吧！我相信我这种不离中医本色，又简化深入了一部分的脉诊方法并不难学，咱们共同努力，在脉诊方面获取一定进展和成就是不难办到的，我们的目的一定能达到。

（王光宇）

下篇 杂论篇

二、我对脉诊的认识

中医脉诊习之者寡，非不愿也，实授者之过，授者亦非愿，欲授而不知。逐渐代之以西医诊断之法，而看家本领渐失，反曰：不靠脉诊照样诊病！哀哉！忧而无门可入者情由可谅，生存之看家本领已无，而又无忧者非我医人也！殊不知遗产不继，哪来升华？没有升华岂能跟上时代步伐？三指切脉而指下了了，言不清脉象，说不出证候，装模作样又岂怪废医者说装神弄鬼？我之所怨中医自身边缘化，我之所叹失传了老祖宗之精华！

李时珍曰："世之医病两家，咸以脉为首务，不知脉乃四诊之末，谓之巧者尔。上士欲会其全，非备四诊不可。"我认为他言明了四诊合参的重要性，若欲达上士水平，望闻问切之技巧不可偏废，仅以脉为主而忽视另三诊是不对的，反之放弃脉诊更不可取。更有一个"巧"字，寓意深邃，脉诊技巧实难掌握，看过《濒湖脉学》后我深有感触。其言："涩脉细而迟，往来难，短且散，或一止复来，参伍不调。如轻刀刮竹。如雨沾沙。如病蚕食叶。"此条言明前人对涩脉脉形的感受极不相同，尽管语言形象生动具体，然我辈能阅能背，仍有无从所适之感，要掌握难啦！根据临床不断体会，现代仪器确诊，复又切脉，往来反复无数次，终于有了对"短且散，一止复来，雨沾沙"的认同感，但对"细而迟，往来难"持反对态度，对其后"女子有孕为胎病，无孕为败血"，则佩服之至。涩脉的掌握来源于熟能生巧，涩脉的掌握使我的诊病技术上升一个档次以上，此后对子宫肌瘤、卵巢囊肿之诊断如探囊取物，对癌症的提前发现均有非常显著意义。从这个意义上来说，讲脉诊的掌握并非高不可攀，而掌握脉诊之重要性更显现得明明白白。

我之诊病程序为：切、闻、望、讲、问、查。即不论何人何病，不先问诊。理由是：

①问诊易导致脉诊前有了先入为主的基础，易造成刻意探索认为有病之脉象。②不问先切，仔细体察，如实记录，摒弃主观，易得真脉。并如实记录，综合所得资料进行分析，得出臆断的西医病名，然后据所得结果向病人详述其应有症状，并对需核实的部分开始问诊，避免误差，随即将臆断告之，此为"讲和问"。并征求病人意见，我错否！掉否？每个病人的回答都视之为老师的阅卷结果，以前病人的修正使我不断提高，因之说是病人培养了我。至今百分之八十以上的病人会说："对，太神了。"极少有重大不同意见。取得基本一致后，对一些疾病如乙肝，高血脂，子宫肌瘤，癌症等，嘱病人到相应医院做必需的检查，得结果后再确定治疗方法。这不是标榜自己，而是说明医者必须慎重对待每个病人，同时在实践中考验自己，提高自己，不断进取，从而医患双方均受益。我体会要达到一定修为，视病人如亲人很重要，而掌握四诊中之切脉也是很重要的，总结起来为五诊合参。"查"则体现了"洋为中用"，当我们提前诊断出病情，后为仪器或实验证实后，病人的依从性大为提高，为后期治疗奠定了良好的基础，故我有了"不论什么方法，只要能诊断出难断之病就是好方法"的行医准则。因为谁也没说过中医用传统方法诊病的同时，不能使用现代仪器实验求证。原则是要针对性强，尽量减少病人不必要的开支。如墨守成规，只相信老一套，就会不思进取，落后于时代需求。

　　基于上述认识，大胆探索，小心求证，提高脉诊等技术成了我的追求目标，应该说我们现在所处于一个科技迅猛发展的时代，这个时代所赋于我们的条件已远远优于我们中医先人所处的时代，解剖学、生理学、生物化学、血液流变学、血流动力学，以及较前先进得多的仪器、实验都不断展现在我们面前，使我们对人体，对世界有了比前人更多、更全面的了解和认识，我们还有什么理由不把祖国医学向前推进呢！当然，发展、提高不是喊口号就办得到的，也不是搞点中医技术加西医技术的凑合。

　　中医对脉象、脉形认识多矣！但对各种疾病在脉力度上的变化研究还很不够，即使对前两者的描述让人也很难在实践中认知和掌握。现在有些同仁正在研究脉诊，有的已取得了令人钦佩的进展，本人对脉诊及相关诊断亦探讨研究四十余年，体会颇深，不敢窃喜以存私，囤积以居奇，我将与大家共享、共研、共进。

（王光宇）

下篇 杂论篇

三、真脏脉，死脉初探

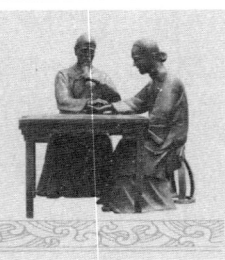

真脏脉，又称怪脉、死脉、败脉、绝脉，但却从无直接的感受，其原因大多为垂死之人多按西医办法抢救，对垂死之人也没有心思去感受他的脉象变化，但中医先人们是详细观察过的，如《濒湖脉学》对真脏脉就有详细描述。

【原文】病脉既明，吉凶当别，结脉之外，又有真脉。肝绝之脉，循刀责责。心绝之脉，转豆躁疾，脾则雀啄，如屋之漏，如水之流，如杯之覆。肺绝如毛，无根萧索，麻子动摇，浮波之合。肾脉将绝，至如省客，来如弹石，去如解索。命脉将绝，虾游鱼翔，至如涌泉。绝在膀胱，真脉既形，胃已无气，参察色证，断之以臆。

对死脉的描述古籍亦多，如《濒湖脉学》言："神门决断，两在关后，人无二脉，病死不愈。"《脉经》称左右两尺脉为"神门"，《难经》《景岳全书》则称左尺为肾，右尺为命门，当然亦有其他论述。

那上面先人的叙述对否？是不是两尺脉都没有了，就必会"病死不愈"了呢？在尺脉消失前后，寸、关脉又是怎样的状况呢？本人曾言："肾脉健、人健康，肾脉差、有病恙，肾脉无、人必亡"，前两点多有证实，后一句能经受实践的检验吗？

我的胡老师死前，即其神志尚清晰前，曾当面要求我："你要看着我走。"我答应了。为了这最后对老师的承诺，我守候了他十余天。在他最后弥留之际，我正好左手一直未离的按在他的右寸口脉上，我一秒一秒地感受着他渐渐远去的脚步。开始虽久卧病榻，其脉虽扎但较有力，寸、关、尺虽频率时快时慢，但都能切到。当监护仪器波纹逐步趋平，他的呼吸急促起来，且出气多于进气，此时虽寸关尚可，而尺脉突变细弱沉，同时出现了一种我从未摸到过的脉象，其从寸、关、尺越过时，似我等书写逗号，又似雀鸟轻啄，但脉率次数并不很多（即疾数）。当监护仪器波纹成一条直线时，其呼吸状态是只有出气而无进气，稍迟不足 10 秒尺脉重按亦无，而寸关虽明显趋弱但仍存在，不足 15 秒关先失，寸后无，但他仍有出气，稍待约 1 分钟才停止，口腔停在张口呼气状态，此时一旁的值班医生听诊心脏跳动已无，同定死亡，撤去监护仪，安排后事。

这是首次死前脉诊，而且只摸了一只右手。感受：

1. "人无二脉（左右尺脉），病死不愈"，此论正确。
2. 中医先人所书真脏脉不虚，非妄言。
3. 监护仪波纹全平还不能称当时病人在生理意义上的完全死亡。
4. 脉跳停于前、呼气停于后。
5. 尺脉消失于前，关寸脉消失于后。

此虽亲身感受，但仅此一例，还需共同观察，因机遇难得，故写出供同仁们共享，不作定论。

（王光宇）

下篇 杂论篇

四、如何掌握并运用传统脉诊诊病

对于学习脉诊者来说,最为困难的应该就是确定指下脉象的名字。在过去看来,一直存在着十人诊脉,十个结果的问题,因此我们很有必要清晰地、灵活地来学习传统脉诊,这样我们才能更准确地诊断疾病,提高临床治疗效果。

如何学好脉诊并灵活掌握它、使用它呢?

首先就是要清晰地认识脉是什么。简言之,脉涉及气、血、神机三个方面。而在这三个方面当中,我们首先探知的情况应该是气血盛衰的多少,而气血盛衰所反映出来的生机状态便是神。所以抓住气血的盛衰,是我们判断体质和疾病的最重要,也是最根本的方面。

掌握脉象的纲要

二十八种脉象看似庞杂,很难分辨,但是如果能掌握了解脉象的纲要,按部就班地、一步一步地确定下来,我们便会很容易从结果推断出人体气血的盛衰变化。下面我们将就脉的纲要来分别论述。

1. 浮沉之纲——脉位

这一纲领所指的是脉管管壁和皮肤、骨骼之间的部位关系。在脉诊之时,我们从轻触皮肤开始,逐渐用力,直到按至骨骼层面。这一个纲领是一个竖标尺,在这个过程当中,我们不仅要探知脉管的部位,同时要探知脉管上部的力度、宽度和下部的力度、宽度的不同,也就是表里气血的盛衰多少。在这一纲领里,所包括的脉象有浮、中、沉、伏四个层面。其中中层,以前医家著作皆没有记录,我们现在应该将其作为我们脉诊的一部分重要内容。若脉沉或者伏而有力为牢脉,无力细小则为弱脉。这样我们就可以清晰分辨这六种脉象了。

2．迟数之纲——脉率

脉的迟数所指的就是至数的多少。其包含的脉象,由慢到快分别有:屋漏－迟－缓－数－疾－釜沸。其中缓脉为不快不慢、一息四至的正常至数,如果不兼见脉形的改变,一般不是病脉。而各家所论述的主病的缓脉,当和脉管紧张度一松紧二纲的松脉相似,命名的混乱恰恰是造成学习脉诊困难的因素之一。因此我一般记录缓脉皆单一表示其至数,而对于因气血不足,外感内伤所造成的脉管松弛的脉象,我们当以松脉表示。

3．虚实之纲——脉力

脉的虚实是指指下脉管内血液的充盈程度。脉管内血液充盈为实脉,若充盈度不足则为虚脉。其中由强到弱包括弹石－洪－实－缓－虚－弱－微。

4．松紧之纲——脉管

脉的松紧说明脉管的紧张度。其中由强到弱包括了弹石－硬－紧－弦－缓（松）－濡弱。

5．大小之纲——脉宽

所谓的大小指的是脉管在指下所反映的宽度。其中包括洪脉、大脉、小脉、细脉等。

6．长短之纲——脉长

长短是指脉管在指下的长度。脉管超过寸、关、尺者为长脉,不满寸、关、尺者为短脉。

7．清浊之纲——脉流

所谓清浊指的是脉管内血液流动的形态,若血液中无杂质,则脉来清,相反则

201

浊。其中包括清脉、滑脉、浊脉、涩脉。

掌握了以上脉象纲要之后，在诊脉的过程中，按照纲要，由简单到复杂地仔细体会其脉的表现，辨别寸、关、尺的不同，边摸边记录，这样就会得出一个准确的辨证、辨病结果。对于复杂的兼脉，多是由基本纲要脉所组成，如牢脉即是沉＋大＋实＋弦的综合脉象。也就是说，这个脉象在脉位上处于沉部，在脉宽上属于大脉，在脉力上属于有力即内部血液充盈度较高，再加上其管壁紧张度较高，就可以定为牢脉。这个脉象看似复杂，其实完全可以一步一步地将其确定下来，因为它综合了沉、大、实、弦脉的综合特点，所以它所主的疾病自然是里证＋实证＋气病＋血病的综合病证。再如濡脉即是浮＋细＋虚，而脉虚＋细不浮而在沉部则为弱脉。再有为平脉的缓脉即是迟数之纲的缓＋虚实之纲的缓＋松紧之纲的缓，也就是说不浮不沉，不迟不数，不虚不实，不松不紧，不大不小，不长不短的"中道"之脉。革脉则是浮＋弦＋芤脉的综合脉象。明白了脉的纲要，下手第一步体会其是浮还是沉，再体会其至数的多少，然后看虚实，看松紧等，如此一一记录下来，结合部位，根据其脉的综合结果，便可得出复杂的兼脉主病，对于我们的客观辨证是很有意义的，也是很有效果的，这点我希望读者能仔细地加以应用。

掌握寸口脉定位

根据前人的记载，结合本人经验，我特别推崇《黄帝内经·脉要精微论》的"九十三字定位"。即"尺内两傍，则季胁也。尺外以候肾，尺里以候腹。中附上，左外以候肝，内以候膈；右外以候胃，内以候脾。上附上，右外以候肺，内以候胸中；左外以候心，内以候膻中。前以候前，后以候后。上竟上者，胸喉中事也。下竟下者，少腹腰股膝胫足中事也。"唐山老中医刘易非先生也是对此九十三字备加推崇，在其著作《我之脉学观》中不断反复强调其重要性。可惜的是老先生在其著作中并未详细地论述如何使用《黄帝内经》中的这段话，使得我们再一次失去了学习的机会。为此我在实践中不断体会，并从印证到应用，深刻地体会到这九十三字的重要性和实用性。某日我遇一病人，其不言语而伸手让我把脉，我摸其脉右寸在浮取的时候，右寸以上靠近腕横纹的部分比其他部分要浮数而大一点，我想起了这九十三字中的"上竟上者，胸喉中事也。"我便对其讲你是嗓子痛吧？对方连连称奇。我接着讲："你是因为最近几天外感温热，咽痛，头痛，咳嗽，吐黄痰。"其连连称是。我接着摸其其他脉位，其右关脉浮，但按至指下正中全无感觉时，其脉最强点弱沉且点稍弦右点点弦，右尺可。左寸上浮数而洪，关较弱沉点弦，尺较极弱沉而虚弱。综合其脉象告知其外感温热咽痛头痛，咳嗽吐痰，口舌生疮，食多或食生冷硬物则腹胀满，时胁肋气串，腰酸易痛且多以左侧为重。其时正值春初，据此左尺不足之象，结合其外感温热，故推断其为"冬不藏精"所致，为其开药数剂并嘱咐不可行房事，调理数日而愈，后以填精调气之剂为蜜丸调养精亏以强壮之用。

此九十三字虽然比较详尽，但是还有很多不足的地方。比如对于脑部疾病的认知就很缺乏，但根据恩师王光宇先生的经验，脑部亦出现在两寸，这是经得住实践的检验的。再如《四言举要》："左脉候左，右脉候右"等脉学著述中的论述，已经有人研究全息在脉上的应用了，笔者也在实践中不断地体会其价值所在，亦取得了一定的成果，所以小小寸口大有文章可作。

掌握脉象的主病

脉象不同，所主疾病自然有异。出现的部位不同，所兼的脉象不同，所主的疾病也不同。很多脉书对于一个脉象的主病列举了很多，但据我研究多为有一个脉象而兼其他脉象所主的疾病，这就不等于一个单一脉象所主的疾病。我们如果了解了单一脉象所主的疾病或者所反映的气血阴阳状态，再了解了其兼脉所主疾病的规律，我们就可以凭脉辨证了。当然脉象的主病并不是绝对的，事物发展到极点必然走向它相反的方向。如浮脉本主表证，为外感后气血趋向体表以抗邪的体现，但若整个脉管都浮起到皮表之下，也就是所谓的浮而无根，那便不再是主表的浮脉，而是主里的浮脉了。再如涩脉，其本来所主的疾病是气血的瘀阻，而若其脉涩兼微细虚弱，则为气血的亏损。所以任何脉象单一出现的时候很少，大多会有兼脉存在，而初学者往往认为手下的脉象没有那么复杂，或者体会不出复杂的兼脉脉象，所以不能准确的凭脉辨证、辨病，因此掌握脉的纲要，按照纲要一步一步的分别体会，综合分析所得出的脉象，并熟悉各脉象的主病，以及在有兼脉存在的情况下主病的变化，是中医

工作者和学者的一项基本功,也是重要的技能。下面以浮脉为例来说明一些问题:

浮脉主外感或者内伤后,气血的一种向外运动的趋势。无论外感内伤,其反映的都是气血的向外运动。若以寸、关、尺为上下,根据浮脉出现在上还是在下,也反映了气血的上下运动以及盛衰。浮脉主表,但完全不等同于主表证。无论浮缓、浮紧、还是浮数,都应建立在判断出有力和无力、有根和无根的前提下,才能确定是否为表证。而王老师在传统脉诊浮脉主表证的基础上,进一步阐释了"浮下"的概念,说明了外感后外邪退却或者传变的趋势是可以通过脉诊详细了解的,因此我们必须掌握。

浮脉以有力无力来决定虚实,而且多以兼脉来决定疾病。

浮为在表兼脉决,或为在里气欲绝。

寸关尺中各不同,上下盛衰此为诀。

1. 主表

浮+紧主伤寒,浮+松主中风等,因各种脉书多有论述,故不多言。这里应该说明的是:一是虚人未必都出现浮脉,因其气血亏虚,不足以外出以抗御外邪。二是若脉寸浮而关尺不浮,一方面为外感早期,另一方面为厥证气血上脱。其鉴别点在于外感的脉象不会出现弦劲盛大如弹石的情况,而薄厥等病气血上脱或上冲造成的危急病证则多存在类似情况。

2. 主里

浮脉主里,多因兼脉的存在而确定。如浮而兼芤是失血造成气无血摄而独亢的表现,浮而兼散则是虚劳之病到了重度的程度所出现的脉象。临证还需要仔细鉴别,不可马虎大意,免得误将内伤病作为外感来治疗,造成不必要的损失。具体分部主病,推荐大家参看《四诊抉微》,以后在此不再赘述。

诊脉方法举例

1. 以"独"诊病法

《内经·三部九候论》:"帝曰:'何以知病之所在?'岐伯曰:'察九候独小者病,

独大者病，独疾者病'独迟者病，独热者病，独寒者病，独陷下者病。'"

2. 按压诊病法

将手指逐渐缓慢向下按压，这时体会脉管对手指的反作用力，根据其轻重可以判断患者血压的高低。

3. 冲压诊病法

用手指快速冲击脉管，体会脉管充盈的时间，可以了解患者气血的盛衰情况。

4. 诊兼证或夹杂证法

当脉象以某种脉象为主，而出现较主脉象轻的兼脉的时候，即以主脉定主病，以兼脉定兼证或夹杂证。比如左寸脉虚细弱无力兼见涩象，即为气血亏虚兼瘀血，治疗当以益气养血佐活血理气。而若是沉弦涩兼虚细，则为心阳不足气滞血瘀兼气虚血亏，治疗当以温阳理气活血少佐益气养血药。脉象稍有差异，则证型迥异，临证脉诊的重要性，在此也可以体现出来。

5. 诊副脉法

临床上往往可以见到患者在主脉之外会出现不同的副脉，此种方法在《图像诊脉法》一书中有详细的论述，读者可以自行参考，在此不再赘述。

复杂脉象的断定和分析

临床上单一脉象的病人，很少碰到。大部分患者在就诊的时候，脉象已经是复杂的兼脉脉象，这个问题我已经在上节提出。那么，对于复杂的脉象，具体该如何分析，并且如何运用中医的辨证方法进行处方论治呢？又如何结合患者脉象开出合适的药方呢？这个问题，很多朋友和老师都曾经问过我，我于临床也仅仅有一些初步的体会，今在此做一些简单的论述，望能抛砖引玉，和大家共同交流。

脉诊虽然为三部，但是其细分下去可以分很多部位。其小无内，其大无外。比如左寸，我们从竖向上可以将其划分为寸上、寸中、寸下；从横向上可以划分为寸左、寸中、寸右；从浮沉可以划分为浮部、中部、沉部。我曾经看过一本叫《中医天下》的网络小说，其在描述联系脉诊技术的时候说用小米放到指头下面，小米上面盖上一层薄膜，用指头的感觉和心脑来识别下面究竟有多少小米。这不是做不到的，只

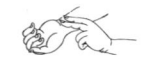

需要我们动手去练,去实践。所以在小小寸口部位,我们是可以体会出很多情况的。如果再能结合中医理论,根据阴阳五行的关系以及盛衰生克等情况,便可以更详细准确地判断出病情,并可以判断出预后,这一点各家脉书很少论述,故在此我提出来供大家商榷。

1. 六部生克定病情

六部脉,左寸为心,为火;关为肝胆,为木;尺为肾精,为水。右寸为肺,为金;关为脾胃,为土;尺为肾气,为真火。若左寸洪数有力而右寸细数无力则为火胜金,患者若有咳嗽吐血吐脓,当在治肺的同时更加清心除热之药。再如左关弦而有力,右关虚弱而大,则患者为土虚木乘,临床可见虚胀纳差,腹痛泄泻。若其人左尺脉沉弱不起,右尺脉亦不起而沉,那么根据其沉弱不起程度不同,患者必见不同程度的阳痿早泄。若其人左尺不足,左寸无力可见于督脉亏损证,肾、腰、脑、颈椎之症可见。若患者本为心阳气亏损,今反见右寸滑涩而实,此为反侮,可因夜间突发急性心肌梗死而死。综上所述,六部皆有五行属性的归属,根据其脉象的盛衰虚实,依据其五行生克,多可于临床有所实效。

2. 阴阳盛衰知生死

关前为阳,关后为阴。关者,阴阳之关。临床常见上盛下亏之人,两尺脉不足,两寸脉有余。再如右寸滑而不足,尺脉反浮弦无力,必是元阳亏损重症。《伤寒论·辨脉法第一》:"凡脉大浮数动滑,此名阳也;脉沉涩弱弦微,此为阴也。凡阴病见阳脉者生,阳病见阴脉者死。"则是从病证和脉的相互阴阳关系上来判断生死预后的。

3. 标本虚实缓急定治则

如《文魁脉学》所举各类脉象,皆有对标本、缓急、虚实的权衡,在权衡了孰重孰轻,孰先孰后以后,订立治则和治疗步骤,这样才不至于虚虚实实,伤人身心,希望大家参看。

4. 部位脉象生克分析法举例

不同的脉象出现在相同的部位,或者相同的脉象出现在不同的部位,其所主的疾病自然不同。我们临床对于阴阳五行理论的应用更是涉及包括脉诊内的所有领域。如右关脉见弦脉则为木克土。某日诊得一少年，右关脉弦而浮紧，当下断其为腹痛善泄，其高兴不已。右关浮则为风，紧则为寒，弦则为木克土，诊其证型当属脾胃虚寒，肝木克脾土之痛泻。为其开方附子理中合痛泻要方加黑醋柴胡，三剂则愈。我们可以看到，如果没有脉象的支持，我们仅仅根据症状，最多能开出痛泻要方，然而其效果必然大打折扣。再如一人腹痛则泄泻，诊脉得右关脉缓而有力，左关脉弦紧而数。辨证为肝气横逆，而失疏泄生发的功能，为其疏四逆散三剂，服一剂则泻下数次而愈。

综合以上论述，若能在诊脉过程中，仔仔细细地完成整个诊脉过程，从浮部到沉部一一记录，并能结合中医理论和传统经典著作中的脉学理论进行综合分析，必然对我们的中医临证水平是一次大的提升，对于我们中医的复兴必然是一项实实在在的贡献。

（陈嘉彬）

下篇 杂论篇

五、不通则痛 不通则烧 不通则生癥瘕

江河不通则泛滥成灾，塘堰不通沟渠则溢，下水道不通则污水横流，道路不通则堵车，火道不通则闷烧成烟，人际关系不通则易生矛盾，天道如此，人道亦如此。中医之不通与西医之障碍，异曲同工，尽管治法似有不同，然各自认同的道理，我等研究此理，有利于认识的统一，更宜于合适治疗方案的选择，于病人善莫大焉。

不通则痛

中医认为很多导致疼痛的疾病，都是由于各种原因导致经络、血道等不通而引起，因而使用各种办法疏通经络，打通血道，活血化瘀，使之恢复通的常态，可达通则不痛之效果，此理论虽初看浅显，然用之实践实为至理名言。

脚踝、手腕在运动时易受伤，局部红肿热痛。针灸通经络，火罐拔瘀血，往往手到病除，肿消而痛止。此乃疏通了受损经络血脉，解决了受伤局部血液循环和经络不通的问题。

急性肠梗阻疼痛异常，若不手术切除并吻合，生命危在旦夕。究其原因还是不通所致，对粘连性、不完全性肠梗阻用桃仁承气汤等加减，行理气行瘀，润腑通降之法，效果比西药强。而蛔虫性肠梗阻，显然为蛔虫堵塞、肠道不通致剧烈疼痛，多不必手术治疗，用中药木香槟榔丸等加减，行消导积滞，驱蛔杀虫而奏效，民间用生芹菜子研细口服，效亦佳。胆道蛔虫症用此，服后不足 30 分钟痛可止。

有人多日便结，大便不通，腹痛难忍，灌肠或服药致大便出而痛止。

有人头部发生定位性头痛，脑血流图往往发现该处脑血管痉挛或双侧血流不对

称，有的有血栓形成，此乃血道不通，瘀滞经络而致头痛，服用止痛药有时难奏效，西医行药物扩管，如烟酰胺、丹参注射液静滴等而痛止。而中医往往认为是头风，运用白芷、川芎、丹参等祛风通络药多药到病除，真是异曲同工。

心绞痛，大多因冠状动脉硬化性心脏病引起血栓，造成供血不足等各种变化，及时运用扩管药硝酸甘油片可缓解。中医认为是胸阳不运，痰浊内生，气滞血瘀，痰瘀交阻而引起，治疗宜活血理气，通阳化浊，扩管与活血没什么大不相同。

不通则痛的例子太多，不必一一列举。

不通则烧

首先声明：至此还无充分事实证明凡"烧"者皆为不通，但发热患者中有一部分与不通确有一定因果关系，在用药后仍不通的情况下，其热不退。

例如：咽喉炎，尤其扁桃体炎急性发作，往往有发热，甚至有定时高热的情况发生，用西药消炎同时加退热药或糖皮质激素，可达暂时退热的效果，然往往药去热又起，令医者伤神。此类患者中便秘者，甚至几天不解大便者，首次加用大黄与芒硝冲泡后饮液，致大便通泄时，热即退而不复热，随着病例的不断增加，用药后的疗效验证，使得大便不通则热给我留下了深刻印象，举凡此类患者，通便便成了我常规举措。

又如急性阑尾炎患者，往往右下腹疼痛，体温增高，当进行保守疗法治疗时，在运用大剂量抗生素的前提下，同用中药大黄牡丹皮汤加减，止痛退热效果显著。西医认识到阑尾发炎，阑尾往往水肿、充血、瘀血，甚至产生周围脓肿，有的内存大便。中医认为各种原因致大肠运化瘀塞，气血瘀滞，治疗以大黄牡丹皮汤，以清热通腑，活血散瘀为主，病因不外乎不通，治疗离不开"通"字一窍。

不通则生癥瘕

癥瘕为中医对某些肿块、囊肿、肌瘤等的称谓，西医称之肿瘤。《黄帝内经》已有认识，称之为"昔瘤""肠覃""石瘕""癥瘕""癖结"，均与现代对某些肿瘤的表述类似。对肿瘤的成因，中西说法不一，但就我所知，无一例外，无论良性、恶性肿瘤，均有脉度不同之涩脉出现。

气机不畅，血行不利，通行有阻。阻即有塞，塞者涩也。程度不同，皆有瘀滞。瘀滞不通，各病皆生。除肿瘤外，有些心血管疾病如冠心病，心肌、脑部梗塞，血液黏稠度增高，输卵管、输精管阻塞，肝囊肿等，均有脉度不同之涩脉出现。中医称之不通之病与西医所述各种原因致阻滞没什么大不同，即现代科学在此类型病症上，完全可以证实中医的理论与实践正确。

病例1："去年沙市吴某来我处诊治，切脉发现右脉点稍涩，左稍许涩，直言其患子宫肌瘤，并指出可能左侧同时患有卵巢囊肿。其掏出B超结果单，上写子宫肌瘤，左侧卵巢囊肿。该人佩服，并称前已手术治疗子宫肌瘤两次，今又发。呜呼！刀能去瘤，然能通瘀乎？气滞而血瘀，瘀则不通，癥瘕又生，而活血化瘀，补气补血，气血通畅，何愁癥瘕不去？去之焉能再生？

病例2：前年，患者陈某，男，25岁，婚后不育，且发生少腹胀痛。市二医检查，疑为结核性输精管阻塞，为防左侧影响至右侧输精管，让其住院行左侧输精管切除术，住院一日费用人民币800元，消炎待手术。其兄姐住隔壁，让我诊断。切脉观舌，左尺较弱沉稍涩，右尺弱沉点涩，舌苔黄厚腻。我认为其为湿阻下焦，依祛湿清热、活血化瘀通络法开中药5剂煎服。数日后痛止，胀感仍存。继治20日，胀感消失，原左侧输精管硬条索状、右侧稍硬状消失，治疗前精子存活率为50%，优、良占1.2%，治疗后精子存活率为80%，优、良占11%，其妻随后怀孕不足二月而流产，后两人同治，现已孕近6个月。

人体犹如一台精密仪器，哪一个方面出现故障都会影响正常运转，但又不同于仪器，哪坏修哪，需要咱们医者考虑对人施行整体治疗。拟此文，谈点认识，与同行切磋，望指正。

（王光宇）

下篇 杂论篇

六、学习脉诊一得

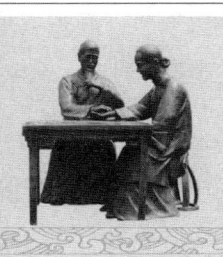

一直以来，我仰慕前辈先贤，希望有一天，能够像他们一样，望、闻、问、切，断病如神，覆杯而愈，苦苦追寻却未能。看许多中医先生治病，遵循"西医诊病，中医诊疗"的模式，而传统中医诊断疾病的手段已残缺不全（大多数人切脉只是装门面而已），将中医诊病的阵地拱手相让，更是痛心连连。去年有幸拜在王光宇老中医门下，学习中医脉诊，自是欣喜不已。跟师学习一年余，忽然豁然开朗，恍如脱胎换骨（原先中医水平很差）。在此，我将学习脉诊，独立诊病的情况汇报如下：

高血压病、高血脂

病例：庹某，男，67岁，退休干部。2007年8月12日就诊。

[诊断记录] 浮脉，点硬，点濡（病例中的脉象与中医诊断学中脉象不同），一息6至。左寸点点弦右时点点弦，关弱沉点稍弦右点弦，尺弱沉右点弦；右寸点弦，关弱沉左点点弦，尺弱沉点稍弦。舌红苔黄而腻，舌下静脉点稍显，瘀点多。扁桃体小，悬雍垂红肿，咽部滤泡少，有间断黄白色假膜。BP：135/85mmHg。

[臆断] ①高血压病（高血脂，血黏度高）；②胆囊炎，胆结石，脂肪肝；③充血性胃炎；④前列腺炎（伴增生）；⑤痔疮；⑥慢性咽炎。

当我叙述完其所患疾病和可能出现的症状后，患者就说，十几年前因高血压致脑血管意外而住院，至今仍然服降压药物以控制病情；有高血脂，血黏度高，但现未复查。并拿出今年4月份在荆州中心医院的检查报告单，提示有轻度脂肪肝、胆囊结石、肝囊肿（右叶），也承认了曾患有充血性胃炎、前列腺炎、痔疮和慢性咽炎。

按：《医宗金鉴》中说"左寸心膻"。而中医心的病变包括了现代西医的心血管系统疾病、脑部的病变。左手脉为点濡，寸部尤为明显，提示血脂偏高，致血液黏度也高；同时导致动脉粥样硬化，形成高血压病。

胆囊炎、左侧卵巢囊肿

病例：肖某，女，28 岁，2007 年 5 月 20 日就诊。

[诊断记录] 脉浮下 7 上，滑，一息 6 至。左寸点弦，关弱沉点弦右点弦，尺较弱沉点弦（点稍涩一）。右寸点弦，关弱沉点弦右点点弦，尺弱沉右点弦。舌尖及舌根部暗红点多，薄白苔；舌下静脉根点显，有瘀点。悬雍垂水肿点红，扁桃体小，咽部滤泡少，有较多黄白色假膜。

[臆断] ①慢性咽炎；②慢性胃炎；③胆囊炎；④左侧卵巢囊肿；⑤痔疮。

当时患者委婉地说，你说有胆囊炎，但是我没有感觉，其他的我都承认，月经之时，左下腹部隐痛。过了一月，她告诉我，其胆囊炎发作，右肋下隐痛不适。2007 年 7 月 15 日，在荆州市第一人民医院检查，超声描述：左附件区可见一个囊性包块，大小为 21mm×17mm，边界清晰，右侧附件未见明显异常回声。

按："右关脾胃，左肝膈胆"。左关部弱沉点弦右点弦，示有胆囊炎，若是右点稍弦或程度更甚，那么不仅有胆囊炎，而且同时伴随胆结石的可能性会更大。

子宫肌瘤

病例：董某，女，46 岁。2006 年 10 月 3 日就诊。

[诊断记录] 脉浮下 10 上，一息 8～10 至。左寸点弦＋，关较弱沉点弦，尺较弱沉（点稍涩一）；右寸点稍弦，关点弦＋，尺弱沉一（点稍涩＋）。舌苔根中黄，舌下静脉根点显，有瘀点。悬雍垂水肿点红并向右弯曲，扁桃体右侧Ⅰ度而左侧小，咽部滤泡少，右侧向前凸起，白色假膜少许。

[臆断] ①慢性咽喉炎；②慢性胃炎；③胆囊炎；④子宫肌瘤，阴道炎；⑤痔疮。

患者对我讲述的疾病除子宫肌瘤外未提出异议，并到荆州市二医检查，未发现子宫异常。今年即 2007 年 4 月 25 日，在荆州市第一人民医院做彩超检查，结果是："子宫……后壁肌层内见低回声包块，大小 31mm×20mm×25mm，边界清，颈管内见无回声小囊，边界清，直径 5mm"。如此大的肌瘤，不可能短时间形成。

按："两尺两肾"，而中医之肾藏精，主生殖、生长发育。尺脉较弱沉或弱沉，并均见有涩脉，常常可见两侧卵巢囊肿或子宫肌瘤，同时伴有不同程度的月经异常、乳腺增生、面部黄褐斑等。

支气管炎、高血压病

病例：魏某，女，65 岁，退休干部。2007 年 5 月 25 日就诊。

[诊断记录]脉浮下 5 上，点濡，点硬，一息 6 至。左寸点弦＋，关弱沉右点弦，尺弱沉点弦；右寸右点点弦，关较弱沉右点弦，尺弱沉＋右点弦。齿痕舌，舌苔黄而舌根厚，舌下静脉点显，有瘀点。悬雍垂点肿，扁桃体小；咽部滤泡少，两侧条肿，白色假膜少许。BP：165/95mmHg。

[臆断]①高血压病（高血脂，血黏度高）；②慢性支气管炎；③充血性胃炎（伴轻度糜烂）；④胆囊炎；⑤痔疮。

患者自去年 12 月份，已发现血压高，但无自觉症状；承认咳嗽已月余；从五一黄金周开始，胃脘隐隐不适，食欲下降；有痔疮，但未发作；胆囊炎的症状不明显。

按："右寸肺胸"，肺的病变包括鼻、咽、喉、气管、支气管以及肺部的疾病。患者右寸右点点弦，示有慢性支气管炎，患者因受凉而引起急性发作。

胃溃疡

病例：舒某，女，74 岁。2007 年 5 月 17 日就诊。

[诊断记录]脉浮下 6 上，点硬，一息 6 至。左寸点弦，关弱沉点稍弦右点点弦，尺弱沉一点弦；右寸点稍弦＋，关弱沉一点弦右点稍弦，尺较弱沉点弦。齿痕舌，舌尖红点小而多，苔薄白，舌下静脉点稍显。扁桃体小，悬雍垂水肿，咽部两侧条肿。BP：170/66mmHg。

[臆断] ①高血压病；②慢性咽炎；③轻度胃溃疡；④胆囊炎；⑤痔疮。

患者长期吃斋念佛，无奈头晕数月，到此才发现有高血压；有轻度胃溃疡，患者自诉胃部疼痛时作，吃不下饭，稍食即胀；诉常有右肋下隐痛；对慢性咽炎也认可。

按："右关脾胃"。右关之脉，可察消化系统的疾病。右关弱沉一点弦右点稍弦，为胃溃疡之脉象，患者常有胃脘疼痛、食欲低下等症。由于患者年高体弱，不愿受胃镜之苦，故无佐证，甚憾。

其实，以上内容已经不再是传统意义的脉诊。它脱胎于传统，诠释的内容已不是阴、阳、寒、热、虚、实，所表达的是人们熟悉的西医疾病，并且可以到医院检查以证实。有时即使"查无此病"，常常在若干月或年后，又被证实其正确性。同一种的脉象，不同的人表现的程度不同。王师之脉诊独特之处在于，根据其脉度不同，将相同的脉分为若干不同的层次。这样，即使是同一部位同一脉象，但由于程度不同，所指的疾病就不同；若是同一种疾病，其表现的症状也不同。还有一大特点，就是与传统脉学相比，王师的脉诊更简单易学。

吾生有涯，而知无涯。虽然，学习脉诊有一些心得，离王师的要求还有一定差距。而且恩师曾说，不要以为学到我的本领就完了，你们要赶上我，超过我。为了中医的继承和发展，希望能与同道中人齐心协力，共同奋斗。

（杨小桥）

下篇 杂论篇

七、解读恩师王光宇老师独特的脉诊

在炎黄子孙生息的大地上,曾诞生了黄帝、扁鹊、张仲景、华佗、李时珍等人间神医,并以他们的经验和智慧创立了中医学,令世界各民族敬仰,感叹其精深玄妙。而今恩师王光宇老师在前人智慧的启迪下,结合自己的临床经验,经过多年的摸索,总结出了一套独特的脉诊方法。

王光宇老师继承了中医中药,或许在现有中医诊病的基础上将现在传统的中医治病的时代步伐提高了几十年。因为他解决了人们健康的重大问题,他一改现代非仪器才可以诊断出病的方法,主要靠寸口脉象,结合切、望、闻、问、讲四诊的顺序也可以诊断出疾病的所在部位以及疾病的程度,也填补了当今医学领域治疗血液病、尿毒症等顽症理、法、方、药之不足;王老师独特的脉诊需要人们改变诊疗观念,让世界上患病的人越来越少,看病越来越有针对性、目的性,少花许多无关的检查费用,不管是对哪一个社会阶层的人群都有一定的帮助。

中医关于病理、生理、四诊等方面的许多东西是看不见、摸不着的。讲的都是活动的生命存在的东西,一旦生命活动终止,就意味着气化没有了,经络没有了,营卫气血没有了,营卫气血的活动也没有了,在尸体上是解剖不出来的,中医脉诊不是通过实验室,很多东西听起来很抽象,看不到,只能凭感觉感到它的存在,但是它独特的脉诊频率、强度、指目下的感觉、所在不同的部位却代表着不同的疾病及轻重程度。

20世纪后半期,人们才意识到中医的科学性,才认识到中医是未来医学的发展方向。有些中医理论过去认为是难以理解的东西,现在已经成为尖端科学研究的课题。

望、闻、问、切是中医诊断的基本方法,其中切脉方法有多种,《中医诊断学讲义》采各家之长,其寸口脉法是:"左寸候心与膻中,右寸候肺与胸中,左关候肝胆膈,右关候脾胃,左右尺均候肾与小腹,上中下三焦分属寸关尺三部"。中医诊断凭望、闻、问、切四项来综合诊病,因人而异;王光宇老师以切、望、闻、问、讲四诊的顺序,每逢接诊即先切脉、三部九候反复体会,然后望其面色、下眼睑、舌象、舌系带状况等,然后再观察病人的呼吸、咳嗽、分泌物、排泄物的状况与气味。如果发现心、肺有疾的话,同时就用听诊器、体温表、血压计检查排除,少数疑问重点向患者询问,并做详细记录,加以总结,分析推理并向病人讲述其可能感受的具体症状,可能患了哪些病。再让病人对王老所讲的进行评判、补充(这样有利医生自己纠正偏差。这里把切脉放在最前,并非故弄玄虚,而是不以病人所讲、诱导为主以话求脉),然后真实记录下自己的脉感。浮、中、沉取,小到痔疮,大到子宫肌瘤,及其大小均可知一二。以脉象、舌象等四诊合参,推理出的症状多与病人实际情况相同,远远比用八纲辨证的术语讲的易懂、易体会,可增加患者对医生的信心。反之则可使医生判断检验自己的诊断是否合乎病人实情,虽费时但较可靠。下面我们就来谈谈王老师独特脉诊的方法简介:

王光宇老师经过多年临床经验感受,曾将弦脉分了七个层次,即:弦、微弦、略弦、稍弦、稍许弦、点弦、点点弦。涩脉分了五个层次,即:似点点涩,点涩,点稍涩,稍许涩,稍涩五个脉度,其强弱程度不同,往往预示病情的差别。也可以前后对比,发现病情的好转或加重,进而也可用于检验用药后的效果。

[弦脉原文]端直以长(《素问》),如张弓弦(《脉经》),按之不移,绰绰如按琴瑟弦(巢氏),状若筝弦(《脉诀》),从中直过,挺然指下,有弓弦感觉的脉搏。弦脉就如按到琴弦一样,绷得较紧,端直而长,直起直落。弦脉是肝胆病的主脉,肝为刚脏,病则经脉筋经紧急,所以脉端直而弦。痛证脉也多现弦象,因胃腹痛多是肝气横逆克伐脾土所致。此外,痛证多由寒邪引起,寒主收引,使经脉绷急,故脉弦。疾饮停留在肝经所过的两肋,称为悬饮,也表现出现弦脉。涩脉:细而迟,往来难,短且散,或一止复来(《脉经》)。参伍不调(《素问》)。如轻刀刮竹(《脉诀》)。如雨沾沙(《通真子》)。如病蚕食叶。涩与滑相反,脉来艰涩,如轻刀刮竹,

滞涩不滑利。脉涩而无力，主精亏血少，脉道不充，血流不畅，所以脉气往来艰涩。脉涩而有力，主气滞血瘀，脉道受阻，血行不流利，故显涩象。《医源资料库》：涩脉，脉往来艰涩，如轻刀刮竹，与滑脉相反。《脉经》："涩脉细而迟，往来难且散，或一止复来。"主血少伤精，津液亏损，或气滞血瘀。但在这里王老认为的涩脉并非指以上我们所认识到的涩脉，他是指：①顺正常血流方向，按中取强度取脉，（与弦脉要求不一样）脉速快慢不一，但每一次尾端力度较大突停，紧接着以低强度向前散进，距离长短因人因病情轻重而不一，重者长而轻者短。②逆正常血流方向，按中取强度取脉，脉速快慢不一，但脉速一般快（流利）尾端力度较大突停，紧接着向来向返还，无论何人复来距离决短于此前距离，依复来长短定病情与轻重。

左寸候心、脑，左关候肝、胆、胰，右寸候肺、脑，右关候胃、脾，左右尺候肾、输尿管、膀胱、子宫、附件、阑尾、肛门。无论何脏器有病均有弦脉的出现，但它却有强弱之分。

具体诊病方法为：左寸弦、微弦、略弦患者往往可出现心悸、失眠、噩梦等症状，稍弦者梦境出现的情况较轻，次数较少，指端左右均有弦感时，病人往往还有头痛症状的出现，脑血流图可能就会有异常。但左寸中取指感弱，沉取有力左右皆弦或微弦的同时，又明显出现了涩脉，就需要考虑脑部占位性病变，可嘱咐病人做CT、核磁共振来检查以明确诊断。

左关弦主肝脏或胆囊有病，但弦的程度不一样，病情也就会有不一样。比如：左关弦，微弦、略弦，且出现轮廓乳头凸起等症状，应建议其查乙肝三系、肝功能，对此类病人往往考虑已患乙肝。舌头菌状乳头不凸，而舌腹静脉末梢又出现了紫色，红色丝状或瘀点时则要考虑为血吸虫肝病（少数为脂肪肝，酒精肝）。这里要考虑居住史、现居住地，应建议检查血吸虫。亦可两种特点同有则患者可能同时患有乙肝和血吸虫肝病，如果在此基础上此类病人又出现涩脉的话，就需查甲胎球蛋白以排除肝癌。

有些患者虽左关弦，但并非是肝脏有疾病，而是胆囊出现了异常或胰腺有病。其脉象区别为左关中取力度较沉取有力，指端两侧都有弦感，问诊时如右肋下疼痛并向右背放射为胆囊炎，放射至肩胛且痛感剧烈多应考虑有胆结石。而左肋下痛向左背放射者为胰腺炎，可以去查彩超、造影等检查确诊。

右寸点弦或稍许弦时，病人多有极短暂的头晕现象。稍弦以上者头晕次数增多，持续时间较长。弦者头晕，正常活动可受限制。右寸中取弱，沉取有力而弦，此时支气管或肺部往往会有炎症。可结合听诊器听诊、问诊、X线透视、拍片证实。但沉取时指端远端也弦，此人应考虑患肺炎、肺结核的可能性极大，涩脉又要考虑肺癌，可做拍片、查痰、CT等确诊。右寸弱沉弦，左寸弱沉，病人又出现端坐呼吸时应考虑判断为肺心病。

右关主脾胃，如果点弦或稍许弦者多为浅表性胃炎。脉象略弦，胃镜检查多为充血性胃炎，当右关弱沉左右皆弦时，根据指端远端弦的程度不一，多可判断为胃黏膜少数地方轻度糜烂，胃体或十二指肠溃疡。有涩脉时要考虑胃癌。要求病人做胃镜、幽门螺杆菌或病理检查。

尺脉所包括的脏器较多，有肾、输尿管、膀胱、尿道、大肠小肠、子宫、附件、前列腺、肛门，不作问诊、触诊，仅凭脉诊难断疾病之所在，然尺为十二经脉之根本，脉诊意义很大，通过王老师多年的实践亦也有所得。

尺脉独沉，寸关皆可，男性则前列腺、肠道疾患，女性则可见月经不调、白带异常或泌尿系统疾病、查小便常规以鉴别肾炎、泌尿系统感染或结石。尺脉中取极弱或沉加之涩脉出现，妇女轻者就要考虑有卵巢肿瘤存在，左右皆涩的话就要考虑子宫肌瘤同时存在。可以做B超来确诊。有膀胱、子宫肿瘤时涩脉表现明显，尺沉且弱，多伴随贫血以及下身出血。肠炎时尺脉中取比较弱，但绝无涩脉存在。当然出现尺脉弱或沉，下肢浮肿则首先要查小便常规以明确诊断。重者再行肾功能检查。对于乙肝患者，若无急性肾炎史而突发肾病综合征，应考虑为乙肝肾，治疗上两者并重。

黄帝、扁鹊、张仲景、华佗、李时珍等人间神医，以他们的经验和著作创立了一门独特的、令其他民族所敬仰备至、令病魔闻风丧胆的中华医学，至金元时代，中华民族的优秀子孙刘河间、李东垣、朱丹溪、张从正又对中华医学发扬光大，分别创立了寒凉、温补、滋阴、攻下四大学派，使中华医学更呈繁荣昌盛之局面；中华医药文化是我们的老祖宗几千年历史的印证，亘古不变的真理和智慧，是无数先贤、无数医家通过反复实践而证明的真理，使中华民族繁衍昌盛。一千七百年前瘟疫流行，张仲景理、法、方、药俱全的《伤寒论》让瘟疫止步，他的恩泽至今还惠及中华儿女们，前些年的"非典"不就是最好的例子吗？最后起到关键作用的还是中医中药。这些都是老祖宗留给我们的智慧，我们坐在老祖宗给我们栽的大树下乘凉，我们应该以有老祖宗给我们的智慧引以为豪。

中医的发展史源远流长，但面对西医各种先进诊断仪器的涌现，中医的诊断仍大体上处于停滞状态。所以有不少的中医医生包括部分中医从业人员提出了"西医诊断、中医治疗"的观点，似乎中医诊断方法已过时了。放眼观，全国大小医院不计其数，还能看到"专业"的中医医院吗？大多中医医院一则查病主要靠西医方法来检测与化验，二则诊病主要靠化验单和仪器检查单的数据来评定，三则主要按西医的思维与理论来开方与治病，四则治疗疾病的效果则要靠西医的仪器来做检验。因此，也没有多少大夫能够真正地靠中医的思维、中医的方式来治病了。之所以如此，一方面20世纪60年代后培养的大多数中医已经不太会用中医传统的望、闻、问、切辨证论治，必须借助于西医的仪器才能看到病了。另一方面医生为了收入，医院为了生存，大量购买医疗仪器设备，且越是大型新型、越是现代化就越好。仪器检查费用昂贵，医院创收靠它，医院评级升级也靠它。医院中医中药简便廉价，若靠中医中药收费，价格极为低廉，人民群众是得到了好处，但靠它根本养活不了医院。

综观王老师这门独特、价廉的诊脉方法、诊病的方法不正可以堪称为符合时代潮流，也是最前沿的中医诊断方法吗？

现代医学都在研究中华医学，如果结合望、闻、问、切四诊，以及扎实的中医基础知识，正确的八纲辨证加上自己的临床经验，一看就知道到是什么病的，偏偏要经过检查，透视，非得花上一定钱后，才能确定病情，这样方可避免医患纠纷，似乎这样病人对医生才能心服口服。有的情况不明的病症要检查这个，检查那个，疑点全都检查完毕，没病，病人说自己不舒服，但医生看了看检查单子说没病，上面数据都在标准范围之内，就无从下药。去了一趟医院，花了一大堆的检查费用，一粒药没吃，病人心里舒服了，因为没病啊，这也算是一种"心理疗法"吧，但是你作为一个中医医生，你会也认为他没有病吗？你难道就不会为他好好地用中医传统的方法诊病吗？那样不就节省了他一大堆的没必要的医药费用吗？如果在这里我们运用了王老师这门独特的脉诊技巧（我个人将之称为"王氏诊脉法"），哪里还需要花这么多时间，花这么多没必要花的钱？

中华民族有着悠久的历史，辉煌的文化，科学技术，中医药更是祖国几千年来文化的重要组成部分，中医药是我们祖先所创造并留下来的珍贵的民族医学，也是世界医学领域中的一个重要组成部分，他历史悠久，源远流长，博大精深，他充分吸收了中国古代先进的哲学思想和科学技术成就，结合自身的特点，创造了独特的理论体系，他包含着中国人民同疾病作斗争的丰富经验和理论知识，它经历了长时期的临床反复检验，有着系统的学术理论和丰富的治疗经验。它是历代医学家长时间的经验积累和理论总结，也是中国人民几千年来同疾病做斗争的经验总结。几千年来，为中华民族的繁衍昌盛作出了不可磨灭的贡献。我们的中医药学，不但把一个完整的理论体系保留到今天，而且处处放射出夺目的光彩，吸引了不少国内外的医学科学家。

为了更进一步体现王老师诊病诊脉的方法，为了更有说服力，下面我就举一病例来同大家一起感受王老师脉诊的精深与玄机。

临床资料

子宫肌瘤，是由子宫平滑肌组织增生而形成的良性肿瘤，按肌瘤的生长部位可分为，宫颈肌瘤和宫体肌瘤，绝大多数为后者。按肌瘤与子宫肌瘤的关系，又可以分为肌间壁肌瘤、浆膜下肌瘤和黏膜下肌瘤。

[临床常见症状] 经血量首日少，次日多色黑、有大小不等血块，第三天左右开始减少，经期延长，部分患者经期缩短；白带增多，经前下腹隐痛，乳房胀痛；多数包括部分卵巢囊肿的患者，可出现情绪易躁、易怒，易汗现象。有子宫肌瘤的患者难受孕，容易导致流产。

[治疗] 目前西医临床上治疗多采用：

（1）雄性激素：对抗雌激素，使子宫内膜萎缩，直接作用于平滑肌，使其收缩而减少出血，并使近绝经期患者提早绝经。

（2）促性腺激素释放激素类药物：可抑制垂体、卵巢功能，降低刺激素水平，适用于子宫肌瘤、经量增多或周期缩短、绝经过渡期患者。

（3）拮抗孕激素药物。

（4）手术治疗。

中医治疗。先贤曾言："癥为血积，非攻不破，瘕为气聚，非行不散"，在治疗上一般多主张以理气行滞，活血化瘀为主。可是，如《内经》所谓："壮者气行则已，怯者着而成病。"又如张洁古所说："壮人无积，虚人则有之。"明确指出癥瘕的发病机制，气滞血瘀固为成因之一，但正气不足，却是首要原因。临床必须根据病人体质强弱，其病在气在血，性质属寒属热，是虚是实，结合病程新旧，酌用攻补、或先补后攻、或攻补兼施等法治之，不能一概单事理气行瘀。它与伤寒蓄血、杂病血瘀之发病时日较浅、机体正气未虚而施以破血攻逐有别。王光宇老师对癥瘕的证候分析，很有独特之处，王光宇老师谓："因其恶血结于冲任之间，后生之血遂不能下为脉，而尽附其上，俾其日有增长，是以积久而其硬处益大也。"并强调"消癥药与补药（增元液）并用，使不至有伤气化也。"由此可知，无论是否因虚致病，而癥瘕的发病时日较长，所生新血又不能营养肌肤，故常造成因病致虚的不良结果。因此，历来文献记载，治疗此类病例，尽管病邪初起宜攻宜破，但亦须缓图，不宜峻攻，攻后又宜及时扶正。因为攻之太急则伤正气，正气伤，则邪气反固。至于气血大衰的病人，又宜着重温补，而补中又须注意行气通络。气虚者，以补气为主，在补气中寓以行气，则固正而不滞邪；血虚者，以养血为主，又必寓以通络，借通络而疏邪攻积。总之，临证识病，务求其本，不能拘泥一法，遍施滥用。只有认定局部与整体的关系，知常识变，始不误人。王老师临证中曾收治过许多例癥瘕病人，多用寓补（增元液）于攻的法则，收到了预期的效果，特不揣鄙陋，报道一例如下。

病例：患者江某，女，45岁，已婚。湖北荆沙市人。

[初诊日期] 2005年5月9日，脸部有色斑，脾气暴躁，多与家中儿女和爱人吵架。

[诊断记录] 一呼一吸脉动10～11次，左寸稍许弦，关极弱沉，点稍弦右点点弦，尺较极弱沉滑，似点点涩。右寸略稍弦，关较弱沉，稍许涩，尺弱沉稍涩。舌苔花黄，舌面干无水分，舌尖色红，舌下静脉点显，咽部左侧向前肿，有2个小滤泡。

[分析] 左寸稍许弦说明晚上睡觉有做梦的情况；关极弱沉，点稍弦右点点弦，舌尖色红，舌下静脉点显，要考虑肝胆病即胆囊炎；尺较极弱沉滑，似点点涩，首先要排除年龄、婚龄，是否有孕脉，如果都排除，就要考虑有子宫肌瘤的存在了；右寸略稍弦，头部头晕情况次数要多，持续时间要久；关较弱沉，稍许弦，胃部情

况可考虑为充血性胃炎，尺弱沉稍涩，涩脉在左右两只手都同时出现，我们也要考虑有子宫肌瘤和卵巢囊肿并存的现象了。咽部左侧向前肿，有2个小滤泡，舌尖色红，提示有慢性咽炎症状。

[初步诊断] ①慢性咽炎；②胆囊炎；③子宫肌瘤；④妇科炎症。

后经询问得知，其月经不调1年有余，子宫肌瘤5cm×7cm，1年有余。

[处方] ①为基础方加减：秦艽15g，瓜蒌15g，半夏（制）10g，熟地黄10g。破血，逐瘀：三棱10g，海藻20g，槟榔10g，威灵仙15g，大青叶20g，红蚤休20g，柴胡10g，黄芪10g，柏子仁10g，等3剂。②增元液500ml×2瓶（顾护元气，为王老师自行熬制的中药）。

2005年5月15日二诊：

[诊断记录] 脉点浮，一呼一吸脉动6～7次，左寸点弦，关弱沉点弦右点点弦，尺较弱沉点点涩。右寸点弦，关弱沉点稍弦，尺点弱沉稍涩。

[处方] ①熟附片10g，大青叶20g，红蚤休15g，牛膝15g，桔梗10g，麦冬10g，地丁30g，三棱10g，海藻20g，土元10g，桃仁10g，桂枝10g，黄芪10g，木香10g，柴胡10g等10剂。②增元液500ml×5瓶。

2005年6月1日三诊：

[诊断记录] 一呼一吸脉动6～7次，点点浮，左寸点点弦，关极弱沉点弦，尺较弱沉点稍涩，右寸点弦，关弱沉点稍弦右时点点弦，尺较弱沉稍许涩，苔黄厚，舌尖红点色淡，舌下静脉点显，咽部右侧边缘条状红肿，下眼睑色白。补护正气，以气生血为主，驱邪为辅。

[分析] 左寸点点弦，关极弱沉点弦，尺较弱沉点稍涩，右寸点弦，关弱沉点稍弦右时点点弦，尺较弱沉稍许涩，晚上睡觉情况要比以前踏实，胃部情况、头晕情况都有很大的好转。

[处方] ①熟附片10g，牛膝10g，大青叶20g，牛蒡子10g，大腹皮15g，淡竹叶12g，郁金10g，软柴胡10g，三棱10g，土元10g，水蛭1g，制香附10g，桃仁10g，海藻10g，桂枝10g等20剂。②增元液500ml×5瓶。

2005年7月1日四诊：

[诊断记录] 一呼一吸脉动6～7次，左关弱沉点点弦，尺弱沉点稍涩，右寸

点点弦，关弱沉点弦，尺弱沉点涩；舌苔根中黄稍厚，舌下静脉点显，咽部悬雍垂水肿，咽部右侧边缘有点肿。

[分析] 左寸可，远比第一次稍许弦的程度大大减轻；左关弱沉点点弦，尺弱沉点稍涩，右尺弱沉点涩第一次为极弱沉左右点点弦，要有所好转，意味着肌瘤的缩小；右寸点点弦（第一次略弦），头部偶尔有一次持续很短暂的头晕现象。胃部情况关弱沉点弦，也好多了。

[处方] ①熟附片10g，秦艽15g，大青叶20g，三棱15g，莪术10g，郁金10g，海藻20g，土元10g，昆布10g，淡竹叶12g，蒲公英20g，水蛭0.1g，茯苓10g，桃仁10g，桂枝10g，大腹皮10g，白英15g，香附10g等；15剂。②增元液500ml×5瓶。

12月20号左右，病人又来复诊，王老嘱其，先做检查再来，在医院查了2次也没检查出来任何问题，来诊，脸部斑块基本消失，心平气和，不再与家人吵架；仪器虽没检查出来什么病，病人欣喜万分，但王老脉诊尺脉仍有一点点的涩脉出现，并无大碍，可不用再服药，考虑到病人服药时间长，此脉也无大碍，也就未开药。病人甚是感谢，年末送来年货以表感谢，王老婉言回谢。

讨论：子宫肌瘤西医认为与雌激素持续分泌有关系。中医认为无论癥瘕，多为七情内伤，导致肝气郁滞，气滞血瘀，瘀积日久，则成癥瘕。本病的病因以气滞血瘀者为多见，或因饮食失节，脾虚失运，水湿不化，聚而成痰，痰滞脉络，与血气相结聚积而成癥瘕。癥瘕的发病机制，固然气滞血瘀是成因之一，但我自己认为正气不足却是首要原因，临床应根据病人体质强弱，其病在气在血，性质属寒属热，是虚是实，结合病程新久，酌用攻补之法，使不致有伤气化。通过王老师收治的江姓妇女的癥瘕案例，自己认为运用了寓补于攻的法则，以"桂枝茯苓丸"为基础方药，进行辨证加减加行瘀破血，疏肝理气等药加之增元液（王老师研制方药配制而成，顾护人体正气增加人体元气），联系标本缓急，灵活使用，收到了全功的诊疗过程，进行了认真探索与论述。

《灵枢·水胀篇》说："石瘕生于胞中，寒气客于子门，气不得通，恶血当泻不泻，胚以留止，日以益大，状如怀子，月事不以时下。"说明寒客胞宫，恶血停留，形成癥瘕积聚。《诸病源候论·癥瘕候》指出："癥瘕者，皆由寒温不调，饮食不化，与脏腑相搏结所生也。"因此，本病内因脏腑不和，气机阻滞，瘀血内停；外因饮食不节，寒温失调，以致气聚为瘕，血结为癥。

结语：本例癥瘕，病情缠绵已久，几经西医治疗要求切除，因本人不愿意手术后经别人介绍来王老师处以中医施治，效果显著。可见，癥瘕虽为痼疾，只要紧紧抓住辨证与辨病相结合，注意"正气存内，邪不可干"之理，联系标本缓急，严谨选方，灵活用药，就能达到药到病除之目的。

2005年年初，我有幸拜在王光宇老师门下学习这门脉学，当时这套脉学也没这么成熟，我们亲眼见证了王老师脉学的完善成熟与发展，我们现在所见的这套脉诊方法真的是浓缩了王老师大半辈子的心血，可谓来之不易！王老也时时刻刻要求我们把大医精诚的精神谨记心中，时刻牢记学医必先修德的道理。无德不要学医，看病不论贵贱。贫富皆是生命，视病开方下药，方能悬壶济世。专家必须尊重但绝对不可盲从。切脉诸法不能丢，仪器查病要借用。不论何法，能诊断出难断之病就是好方法。不论何法，能治好难治之疾就是好办法。先继承祖国医学遗产，后才能有所发现发明，不持中西医门户之偏见，将王老师的脉诊学发扬光大。

（车　飞）

下篇 杂论篇

八、涩脉杂谈

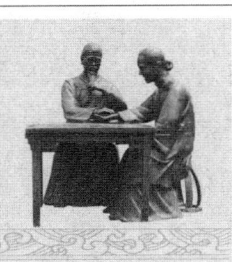

王光宇从事医疗、科研及教学工作40余年,积累了丰富的临床经验。尤其脉诊,独树一帜,笔者有幸随之学习,将自己的一些经历介绍如下。

中医脉诊有着悠久的历史,公元前五世纪,著名医家扁鹊擅长候脉诊病,《史记·扁鹊仓公列传》曰:"今天下之言脉者,由扁鹊也。"李时珍《濒湖脉学》汲取明代以前的脉学精华,载二十七脉,编成"七言诀"。笔者从师于王教授,就涩脉而言,略有新知。虽然中医讲究"四诊合参",但中医切诊对医家的诊断基本功提出了更高的要求。要做到心中了了,指下已明,不但免去了一些不必要的检查,而且可以发现未知的疾患。正所谓"不治已病治未病,不治已乱治未乱"才能做到大医精诚。本着老师要将脉诊发扬光大的精神,我们都愿意毫无保留的将其方法公布于众。

涩脉临床多见于气滞血瘀。老师将涩脉分为:涩、稍涩、稍许涩、点稍涩、点涩、点点涩、似点点涩等几个层次。他认为尺脉不但候肾和命门,在女性还候子宫、卵巢、输卵管等。举例如下:

病例1:沈某,女,38岁,职业:教师。就诊时间:2005年4月5日。

患者自诉:月经不规律,白带增多、清稀,曾以盆腔炎治疗无效。笔者脉诊记录:双尺脉较沉,左尺点稍涩。舌诊:舌苔黄,舌根左侧轮廓乳头隆起,舌下阜左侧肿大,舌下静脉色稍紫黑,怀疑其有左侧卵巢囊肿,嘱其先做妇科B超。某医院B超显示:无异常。再次凭脉后嘱其去正规大医院做。次日晨B超:左侧卵巢见34mm×36mm×32mm液性包块,提示:左侧卵巢囊肿。

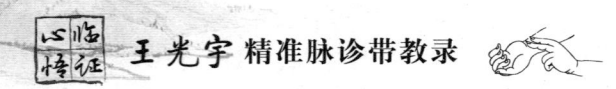

病例 2：李某，女，30 岁，职业：农民。就诊时间 2005 年 8 月 3 日。

患者自诉：平素腰骶部酸痛，白带增多、色黄，经期延后 7～8 天，性格内向，不擅交往。脉诊左右尺脉极沉，左尺稍涩，右尺稍许涩。舌诊：舌苔黄厚腻，舌根轮廓乳头隆起，舌下阜肿大，舌下静脉曲张，色紫黑。怀疑其有子宫肌瘤，嘱其做妇科 B 超。其笑而拿 B 超单："不用做了，您诊对了，刚做的，子宫肌瘤。"B 超示：子宫后壁见 42mm×36mm×46mm 大的子宫肌瘤。

讨 论

脉象是手指感觉脉搏跳动的形象。人体的血脉贯通全身，内连脏腑，外达肌表，运行气血，所以脉象能够反映全身脏腑的功能、气血、阴阳的信息。关键看医家在临床工作中有没有留心去观察、体会、总结，想办法识别这种信息。卵巢囊肿、子宫肌瘤属于中医"癥瘕"范畴，多因脏腑不和，或七情内伤致气机阻滞，瘀血内停，气聚为"瘕"血结为"癥"，气为血之帅，气行则血行，气滞则血瘀，所以古人以"癥瘕"并称。

例一中的沈某，涩脉出现在左侧，再根据整体观念，人体是一个有机的整体，每一个脏器既是一个部分，又是一个整体，舌尖舌下阜系带候上焦，舌根舌下阜候下焦，左侧隆起和肿大示病位在左侧。

例二中的李某，两尺脉出现涩脉，轮廓乳头隆起，舌下阜肿大，示病位出现在下焦正中，根据涩的程度加上平素性情压抑，舌下静脉曲张，色紫黑，经期延后，示气滞血瘀，可以怀疑为子宫肌瘤。祖国医学博大精深，祖先遗留下来的精华部分有待后人去继承，去创新，去更好地为人类服务。

（樊明亮）

下篇 杂论篇

九、关于脉诊与临床的结合

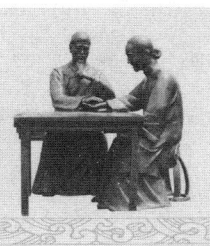

脉诊一直以来和临床结合极为密切，但是到了近几十年脉诊的地位似乎一天不如一天。当然这里面有脉诊难掌握的原因，更重要的还是对中医认识的误区。中国文化自古以来和西方不同的地方在于一个象和一个器，哪一个层次高是显而易见的。有人说中医不科学，是黑匣理论，然而正是这种黑匣才反映了中医的高明。我的老师河北医大的刘宝和教授曾这么说，黑匣就是在不打开人体的时候透过表象来探知人体内部的变化并控制其发展，中医就是一种高级的控制学。这也是西方科学界一直追求的一种目标，就好像在修理一个机器时是把机器拆开修好还是不拆开修好，水平不言而喻。

可是话又说回来了，人的水平高低并不是一刀切，思想境界也不是一样的。中国在五四新文化运动以后，把先人传下来的东西统统倒进垃圾箱，里面闪光的东西也就此毁灭，思维西化成了新潮，中医也不能幸免，废除旧医由此而起，并且祸不单行，接下来的"文革"又对传统文化来了一次毁灭性的打击，紧接着的改革开放又造就了哈韩、哈日的一代。由此看来中国近百年的多事之秋使得传统文化能够走到现在实属不易。中国传统文化是中医的发展土壤，没有了文化氛围中医就成了无根之木，没必要正式废除也就自动消亡了。中医整个的理论体系都是根植在传统思维上，如果给中医强加上现代化的帽子确实有点驴唇不对马嘴。最近几年随着传统文化的回归，中医界有识人士越来越多，网络上一些朋友的水平也令人刮目相看，虽然大环境还是良莠不齐，但是前景还是比较乐观的。

初学脉诊经历了好几个阶段，最初在学生时代对神秘的脉诊有着无限憧憬，临证实习时又无所适从，一头雾水，临证日久又有过脉诊无用的思考，始终不得其法。机缘巧合，2007年得遇恩师王光宇，在其谆谆教导下茅塞顿开，对脉学的理解日益清晰，至此才感叹先人的智慧如此之高，我辈也只有学习的份，妄谈中医治疗西医诊断者实在是坐井观天。

王老师的脉诊与众不同，既在传统之中，又在传统之外。与传统相同的是对于脉证和脉位的分析，不同于传统的是脉诊对疾病现代名称的诠释。相较之下除去了一些烦琐的似是而非的脉象，增加了反映病情轻重的脉度，指法更加灵活，并有了一个标准，使掌握起来更加容易，辨证思维更加清晰，在诊病时更加信心百倍。

传统脉法有一种心中了了，指下难明的现象，致使不同中医在一个人身上得到的脉象多种多样，给了攻击中医者一口实，并且也经常碰到一些无聊病人的质询，这个问题不能解决，中医生存都是问题。

初到王老师处，见到老师看病诊脉如有神助，惊为天人，深感其中奥妙无穷，计划花半年的时间专心学习。在老师的倾囊相授下，时间过了两个多月，已渐渐理出头绪，但是有一个环节始终在考虑一种最好的结合方式，那就是病与证的区别。中医人都知道辨证论治的重要性，张仲景提出的"观其脉证，知犯何逆，随证治之"的理论一直有效地指导临床，在这个时候强加上一个病名还真不知道应该加到哪里。最近经过这几个月的应用逐渐明朗了一点，一点浅见希望师兄弟们指教。第一个突破，就是对病位的诊断。传统脉诊虽然有三部九候之分，但是像老师这样很清晰地划分在何脏何腑的脉法还是很罕见，经得起医院检查设备考验的更是绝无仅有。这种脉法可以防患于未然，使上工治未病成为可能。在疾病初期即可点出病位，针对病位在辨证论治的时候更加能够做到心中有数。第二，就是病的深浅程度，传统脉诀在论脉的时候对于疾病的轻重并不侧重，只是给出了一个性质。那么轻重就应该在脉度上表现。比如说浮脉，脉诀上只是给出了象和所候病证，王老师则在此基础上分出数个层次和部位，能够准确地摸出感冒几天了，这无疑是一个创举。第三，在说服病人上尤为重要。现在的医患关系极其紧张，病人在看病的时候首先是一种不信任的态度，然后再说看病，当然导致这种现象的原因比较复杂了，更重要的是医生本身不作为。近几十年来，中医作为一个弱势群体存在很是艰难，中间不乏浑水摸鱼者、滥竽充数者，所谓一条臭鱼搅得满锅腥。解放前有三个垃圾桶，里面有一个就是中医。看来中医队伍里的滥竽充数现象在解放前就有。也就因乎此病人在吃了半年中药什么事也不管的时候，恐怕这辈子都不想再吃中药。老中医还能靠年纪博得一点信任，年轻的中医工作者可就惨了。我本人从毕业后一直从事纯正的中医临床，深感医患之间的问题之大。从老师处回来，发现病人其实是很简单的，只要是你能把病断明白，让他真切地感到中医诊断的神奇和临床疗效，那就是铁心的信任你雷打不动，这个时候就没有年轻年老之分了。记得有一个病人来我们药店买药，听别人说这里新来了个大夫，然后牛气哄哄地找到我把手一伸什么也不说了。我一看就是考大夫的，又不好拒绝，摸吧。最后臆断出几个病，脂肪肝，心血管病，慢性前列腺炎。当时他很不以为然的就走了。这个事过去半个月我也把他忘了，突然有一天，我和同学正在说话，他走进来给我鞠了一个躬，然后说神了。他们单位年终体检，刚从石家庄回来，结果和我说的一模一样。原本认为自己身体很好，谁知这么多病。从那开始吃中药已月余，他自己说计划吃半年，并且把单位上的同事拉来了十多个全部吃中药。确实是没想到确诊一个病后的威力这么大。照此看来中医的市场还是比较可观的，中国人并不是都拒绝中医，关键是你有没有切实让人信服的东西。从这一点上看，和病人沟通建立一个良好的医患互动关系，信任很重要，那么信任又要建立在个人修为上面，只有在修为上上升到一个层次，才有这种成就感，这种成就感是一个只会摸肾虚的大夫一生不会体会到的。

　　去年有这么一个病人，肺癌晚期，在东北转院来河北老家，其父母不愿看其等死，延我治疗。当时胸水腹水比较厉害，处木防己汤5剂后，由于要去河北医大，就让其找我在北京的朋友治疗。半年后再看到他的时候红光满面，各项感觉还不错，结果北京的朋友有事中断了治疗，当时我又在湖北，病人自觉病已好，就擅自停药了。等到我从湖北回家的时候再看到他已是卧床不起，脉象是六脉稍许涩，右寸小芤，脉沉细，病已扩散，病位已从肺部扩散全身。病家盛情相邀知不可为而为之，服药数日病情稳定，痛感消失，病家因药价原因停服半月。半月后其母又找到我去看看，再摸脉的时候六部浮大而稍涩。已失去治疗价值，其父母问后果如何。答，能过去春分就很不错了，结果差十天就阴阳离绝了。从这个病例看，脉诊在疾病的治疗以及转归预后方面的价值是无可替代的。

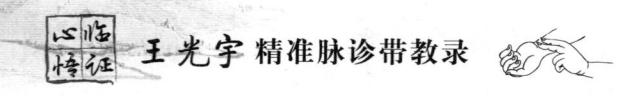

岳美中前辈曾说过,研古渐深方悟细,临证日久始知难。中医学是一门遗憾学科,在中医临床中每个环节都是需要下功夫才能做到没有遗憾或尽量少发生遗憾,这就需要我们每个中医工作者少说多做,从最枯燥处学起,不要心存侥幸、好高骛远。

(刘 超)

下篇 杂论篇

十、沉脉释义与疾病转归

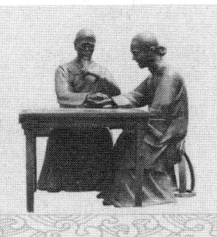

《伤寒论·平脉篇》曰："脉病，欲知愈未愈，何以别之？答曰：寸口关上尺中三处大小浮沉迟数同等，虽有寒热不解者，此脉阴阳为和平，虽剧当愈。"这也就是说寸关尺三部脉同等，没有异脉出现，即为平和脉。

传统意义上的沉脉，《脉经》上说"举之不足，按之有余""重按至筋骨乃得"。《濒湖脉学》上曰："沉脉法地，有源泉在下之象，在卦为坎，在时为冬，在人为肾，又谓之石，亦曰营。"又曰："沉潜水蓄阴经病"。以上都说明传统沉脉是在肉与筋骨之间所得之脉搏搏动则为沉。

王氏脉学之沉脉，与之不同。无论脉在皮肉筋脉骨何处搏动，三指于寸关尺三部指力相同齐下而寻，若得寸最强时而关尺未及，即以寸为标准，关尺皆沉；如指力同下，关先及最强脉度而寸尺未及则寸尺为沉，根据沉之脉度不同，师将之分为"弱沉、较弱沉、较极弱沉、极极弱沉、沉、沉弱"等多种脉度。

如何应用沉脉确定疾病的呢？

《濒湖脉学》曰："沉潜水蓄阴经病"。即沉为阴脉，为水蓄之地。在人体的表现上为组织器官的"水肿"或"充血"。按照老师的经验，"仅仅左关弱沉即可定为胆囊炎"；如我所理解的意义为"肝胆之地为水所浸，同时发生一系列的变化，如遇到外界环境的改变或饮食不节，机体的内环境发生变化，胆囊部位就会有相应的不适症状出现。"再如，"女子尺部的弱沉（注意师之弱沉并非沉弱，沉弱是指脉度在沉以下并且脉力不足）将有不同程度的妇科炎症出现。"这也是沉脉为水蓄的意义。

我们又如何根据沉脉来治疗疾病呢？

231

既然沉脉出现的部位为水蓄之地，那么理所当然的就要祛湿了。如果寸沉就考虑到水气凌心，要用苓桂术甘汤，以温阳利水。肝胆部位出现沉脉，如果没有其他的兼脉出现，也考虑到温化的办法，尺脉也如此。当我们治疗一段时间以后，再根据脉度的变化，来评价治疗效果。

沉脉是一个比较容易掌握的脉象，但是他的临证意义是非常重要的，最重要的就是脉度的把握，这样我们就可以很好地确定病人病情的轻重，同时也可以判断我们的治疗效果。

（孙喜冬）

下篇 杂论篇

十一、芤脉释义与"癌症"的转归

1. 脉形

《濒湖脉学》:"浮大而软,按之中央空两边实。《脉经》:"中空外实,状如慈葱。"《体状诗》:"芤型浮大软如葱,边实须知内已空,火犯阳经血上溢,热侵阴络下流红。"

释义:脉浮,触之即得,稍按之在手指的近心端和远心端都有相同脉度的搏动,但是指下已经没有搏动感,此为芤脉。

2. 芤脉的意义

《伤寒论·辨脉法》中有这样一段话:"病有战而汗出因得解者,何也?答曰:脉浮而紧按之反芤,此为本虚,故当战而汗出也,其人本虚,是以发战,以脉浮故当汗出而解也。"所以芤脉是人体精血亏虚的表现。

3. 四时脉与人体气血变化的关系

四时变化与气血之间的关系是中医脉诊的灵魂,因为他可以破解诸多历史上的疑难病案。可惜的是,这种古老的脉学,现在已经很少有人在讲了。2008年2月,余师从于古荆州王老先生门下,侍诊月余,渐明脉诊之本源以及如何更好地应用脉诊判断疾病的转归,特别是当今社会的大敌——癌症。

四时,即春夏秋冬。《阴阳大论》曰:"春气温和,夏气暑热,秋气清凉,冬气凛冽,此则四时正气之序也。"四时脉者,张三锡曰:"时脉者,春三月俱带弦,夏三月俱带洪,秋三月俱带浮,冬三月俱带沉,脏脉平胃脉又应四时,乃无病者也,反此者病矣!太过者病在外,是外感邪气也,不及病在中是内伤正气也。"

释义：温和气候，使得人身的气血不断的从五脏六腑中流向肌表，但是由于春寒料峭,气血受其阻隔，故春脉弦；当夏气暑热之时，人之气血完全在肌表，此时脉洪；秋风萧瑟之时，凉气逼迫气血内流，内里寒气以阻，两向夹击则气血停居肌表则脉浮；至冬时之凛冽，使得全部的气血充实于五脏六腑，故冬脉沉。《脉要精微论》曰："脉者，血之府也。"所以切脉即为探查人体气血之所在，然后按照"泄有余以补不足"的规律补虚去实，使得人体阴平阳秘，精神乃至，其病则愈！

4. 如何应用这种理论判断疾病的转归与治疗方法

　　经曰："阴阳有时，与脉为期，期而相失，知脉所分，分之有期，故知死时。微妙在脉，不可不察，察之有纪，从阴阳始，始之有经，从五行生，生之有度，四时为宜，补泄勿失，与天地如一，得一之情，以知死生。"从这里我们可以看出，脉要顺四时则病易愈，逆四时则病难已！比如刘力红先生在广州中医院会诊一个尿毒症的病人，会诊的时间是×××年12月21日，当时的脉象是尺脉浮大而空，其断为死症，姑且开了几剂中药克尽人工而已。大家都知道，12月21日是冬至前后，这个时候人体气机该是封藏在内的时候，而病人的脉象确是浮大中空的！说明人的精血本已经很虚，不足以维系人体正常的新陈代谢了，那么按照《内经》的理论，肾病戊己死，或许遇到戊己这样的日子，病人很可能就会过不去了，但是还有一句话就是"安谷者过期，不安谷者不及期"。这说明要是病人饮食情况还好，就会相应地延长患者的生命！写到这里的时候忽然让我想到了现在关于癌症的治疗，我个人认为癌症是完全属于中医里面的虚劳证的。那么我们如何延长患者的生命呢，唯一的办法就是让病人"安谷"，也就是说让病人有胃气，所以健运脾胃是中医治疗疑难类疾病的一个绝招，湖南老中医刘炳凡老先生就是其中之代表者。

　　我们的老师王光宇先生在治疗癌症的时候就特别注意对病人脾胃的调养，同时肾为先天真阳，没有肾阳温煦，脾土不会健运，所以老师在治疗这类疾病的时候都要运用温阳健胃的办法，使病人能"安谷"，同时大便也能很正常。在我们侍诊期间曾见到一个肝癌的病人，他吃了药的第一天就大泄了6次，但是这个泄却没有使他衰弱下去反而人更显得精神了，第二次来看病的时候我们明显地看到他的眼睛已经有了神光，这完全说明了健运脾胃、温补肾阳的功效是非凡的。同时我们参阅了大量的古代医案，其中凡是见到脉大浮空即芤脉的时候都应用温阳健胃的办法，所以这是治疗癌症，特别是中晚期癌症的主要治疗手段。还有一个肺癌的病人，当时老师诊其六脉芤涩结代，言其肺病及心，且已经累及五脏，精血之本已经不足，又遇到春三月，肝木反侮肺金，此病甚为凶险。其实此病亦在死脉之中，不过克尽人工而已。经曰："肺见丙丁死。"如果这个病人服药之后，芤脉消失，能安谷进食，大便如常，则不可说肺脉丙丁死了！

综上，芤脉是一个比较重要的脉象，特别是对癌症等疑难重大疾病的预后判断上有着重要的意义。所以我们应该很好地掌握它。同时四时与人体气血变化的关系也是脉诊学上的重要部分，我们不可以忽略的。最近得到消息，恶性肿瘤已经成为北京市民的头号杀手，心脑血管疾病已经退到了第二、三位，这给我们中医人提出了一个严峻挑战。这个时候我们更应该不断地探寻中医治疗癌症的方法，更好地为人民服务！

（孙喜冬）

附录一　细化脉法与经方应用举隅

恩师王光宇先生所创的细化脉法，简便易学，运用于临床颇有效验。王师临证处方用药虽然不是传统的辨证论治，但其用药却能与其细化脉法暗合，有是脉用是药，极有规矩和法度，颇与汤液辨证之"有是证用是药"相合，因笔者素喜经方之简便廉验，遂将细化脉法用于指导经方应用，竟能探幽索微，迅速寻找到疾病的症结，故粗加整理，以飨同道。

审病求因　治常存变
——夜间奇痒医案一则

孙某，男，63岁，2010年3月28日初诊。

【主诉】身痒3个月。

患者3个月前自染发后突然出现头皮发痒，随后波及全身，瘙痒发作夜间加重，伴有灼热、刺痛，后于山西某医院行血液检查、过敏源检测均未发现异常，取皮损处病检亦未确诊，最后只能对症治疗，灼热、刺痛感减退，瘙痒仍发作，患者自言发作时痛不欲生，奇痒难忍，伴有口干心烦，耳鸣，便干，舌苔黄略腻，诊脉发现双尺点点涩，辨证为少阳阳明合病兼有瘀血，故用大柴胡汤合桃核承气汤，3剂水煎服。

3日后复诊，初口干、便干、耳鸣等症状缓解外，瘙痒改善不大。辨证准确，为何效果不佳呢？再次诊脉除双尺点点涩以外，其他均无大的异样，考虑当时病重药轻，从脉诊来看，瘀血证明显，必须加重活血化瘀药，且因其有染发病史，故可以考虑毒的因素存在，故重新辨证为瘀热互结，毒邪未净，处方薏苡附子败酱散加升麻以及血府逐瘀汤交替服用，各2剂水煎服。

4剂药服完后，瘙痒减轻七八成，故原方继服，各1剂水煎服，以巩固疗效。

【按】患者家境贫寒，二诊所处的4剂汤药其每剂均熬4遍，分2天喝，最后竟然还能取得如此好的效果，不得不归功于脉诊给我的提示以及经方的效验。二诊加入升麻乃取本经解百毒之意，重用方能取效。患者自服用二诊汤药以来，大便就变为黑色，共服药6剂之后诊脉发现双尺涩脉消失，大便颜色亦转为正常。自从追随恩师学习脉诊以来，方才体会到了涩脉，恩师要求必须摸出涩脉方可以正式收徒，足见涩脉之重要，自己临证体会也是如此。涩脉之具体取法，详见老师著作中，在此不再赘述。

六腑以通为顺
——高血压医案一则

张某，女，58岁，2010年4月24日初诊。

【主诉】双耳堵塞感半年。

患者主因双耳堵塞就诊，伴有口干欲饮，纳可，大便略干，舌淡苔薄黄，诊其双手脉点稍硬，左关弱沉右点稍弦，右关弱沉右点点弦，其余未见特殊异常，遂问患者是否有高血压，右胁肋是否不适？患者自诉高血压5年，服降压药血压控制不好，收缩压在140～150mmHg波动，既往有胆囊炎病史。辨证为少阳阳明合病，处方大柴胡汤，6剂水煎服。

服药6剂后，大便次数日4～5次，双耳堵塞感减轻，未预料到的是收缩压竟降到125mmHg左右，后停服降压药血压也未上升，我也为此意外疗效感到惊奇。患者为巩固疗效，后将原方剂量加大作为蜜丸继续服用，以免血压再次波动。

【按】本案很耐人寻味，给我启示颇多。自从学习细化脉法以来，自己摸了将近千人的脉象，发现很多患者同时出现左右关脉右弦的现象，按照王师脉法这提示着胃和胆或胰出现问题，这些患者大多存在着饮食不节、饥饱失常的问题，治疗上通常用疏肝和胃利胆之法可以取效，临证处方多选大柴胡汤或小柴胡汤加减。六腑以通为用，古人诚不欺我也。这位患者能取得如此好的效果是我没有想到的，后来碰到类似患者也再未能出现如此效果者，考虑可能和其体质相关，但胆胃同治的思路由此打开，临证凡出现左右关脉右弦的患者，但用大柴胡汤或小柴胡汤加减，效果让人满意。

通阳不在温，而在利小便
——失眠医案一则

赵某，女，66 岁，2010 年 4 月 24 日初诊。

【主诉】失眠 3 年。

患者失眠 3 年，每晚需要服安定 1～2 片方可入睡，伴有口干欲饮，乏力，偶发头晕伴恶心，舌淡苔略滑，其脉双尺较弱沉。问患者是否有畏寒或者脚冷？小便是否异常？患者均予以否认。辨证为膀胱气化不利，处方五苓散加黄芪，6 剂水煎服。

服完 6 剂后，患者非常高兴，如此小药竟然效果明显，睡眠较前好转，但仍需服安定半片，效不更方，原方继服巩固疗效。

【按】临床之中很多患者对于小便的异常重视度不够，尤其对于小便次数略有增多或减少容易忽略，很多患者认为在睡前没有饮水的前提下夜尿 1～2 次都是正常的，但通过细化脉诊双尺，我们可以发现很多隐性的东西。王师临证中只要诊脉出现尺脉较弱沉，均与附子剂或者利尿药，这个经验值得我们重视。据统计，伤寒论中涉及小便不利条文共五十余条次，足见仲景也特别注意小便的状态，如果患者自己无法察觉异常，那么细化脉法就可以见微之著，给我们处方用药提供依据。

（高永强）

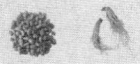

附录二 凭脉论医

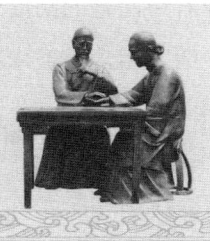

1. 个人中西医结合工作中的心得和体会

我大学学习的是西方医学，时光荏苒，回首已在临床工作中走过了将近二十个春秋，诊治几十万病人的经历和磨炼，酸甜苦辣，历上心头，颇有体会。大学刚毕业工作的前几年，对于中医，我不反对，只是从骨子里思想上还存在着一种偏见，认为中医天天阴阴阳阳的，来了急诊病人还不得急死，能会有什么好的方法投入到临床以解病人之痛苦呢！但是中医里很多先见睿智的精华理论譬如整体观念、天人相应、易水学派李东垣的脾胃学说等，我还是很认同的，在以后的临床工作中可以借鉴应用一下，以期达到临床最佳效果。比如在我碰到成人老慢支阻塞性肺气肿及哮喘急性发作期间，尽管通过听诊、心电图等检查还没有发现心脏有什么器质性改变时，我也会在积极治疗原发病时，适当增加一些口服的治疗心脏方面的中成药，如复方丹参滴丸或冠心苏合丸等，每获良效，这就是运用中医的整体观念。所接患者，我都非常注重他们的睡眠饮食脾胃吸收状况，以增强患者自身的抗病体质。

几年下来，找我应诊的病人越来越多。随着病人的增多，也给我拓宽临床技能增加了考验，所以先后不断到全国军地上级医院进修。在这期间我有幸接触到了《易经》，越深入研究越回过头来发现自己当时思想的狭隘和渺小。中华民族几千年的易经和中医文化里蕴含着无数的智慧和宝藏，幸好当时我没有完全反对中医，否则抱憾终生。只有你发现它们的伟大之处时，你才会兴奋自豪和勇敢地对反对中医者重复说恩格斯的那句名言：对你未知的领域不要妄加评判。说好听点是不了解，说白了就是无知，说泰山海拔多高风景多美，那么你在平地没有见到之前可能不会承认，泰山不管你的承认与否它仍然存在，坐上飞机盘旋一圈，美景尽收眼底，只是你看待问题的高度还不够。所以我现在开始越来越迷恋中医，不断地去探索和研究，中西并用，精益求精，以利临床。

2. 中医药学的发展与创新

中医药学是我国各族人民在几千年的生产生活实践中与疾病做斗争逐渐形成并不断丰富完善的医学科学，中医的理论具有哲学韵味，内证思维，在西医还没有传到中国之前，为中华民族的繁衍昌盛做出了重要贡献，至今在世界传统医学体系中仍然占有无与伦比的地位。那么我们作为现代的中医学者，怎样更好地继承并在此基础上不断发展创新，这才是一个任重而道远的课题工作。只有这样，直面西医学，中医药学才能顺时发挥它自身的价值和优势。当然在继承上，我们也不要完全崇拜和神化古人，也要有思想地去博学明辨，取其精华去伪存真。

脉学是中医四诊合参中重要的组成部分，也是中医诊断下药的重要依据，在中医发展的历史上起源很早，早在《周礼》中就有切脉可查内脏病变的记载，战国名医秦越人也以切脉著称。但是这些脉诊技术在晋朝以前一直都是复杂多样，其体难辨，执法不一，以致互为偏见，令学医者难以适从。是晋太医令王叔和首次择其精要，集其异同，独创寸口三部九候之脉法，为后世确立规范沿用至今。他的脉法不同于张仲景《伤寒论·平脉法》中的三部九候，是改进和创新脉法。恩师王光宇先生的脉法又从王叔和的三部九候脉诊基础上细化到今天的七部脉诊法。熟背王叔和不如临证多，我们师兄弟和老师后来经过大量的临床验证，其准确度还是很高的。

《吕氏春秋·有始览》中专有"应同"一节"天地万物,人之一生,是谓大同",《素问·至真要大论》称"天地之大纪，人神之通应也"，这些都是阐释天地和人，整体和局部的应同关系，可谓现代全息理论的雏形。所以据此，我又在恩师王光宇脉法的基础之上加以十四经理论，太极全息理论进行临床诊治，收效甚多，使脉诊从定位上辨证上更加清晰明朗。例如 2012 年 8 月 3 日下午,朋友在他的同事陪伴下来看病，距离下班还有一会儿，他的同事见我把脉很准也顺便让我给他把脉，其左寸弱沉点点涩，远心端点点弦，第四部弱沉点点弦时，我就对其进行甲状腺触诊，但未见明显异常，我还是特意嘱咐他明天一定要进行甲状腺超声检查，他说：我没有什么感觉啊，明天一早我还要出发呢，机票都已买好了。8月10日回到上海在瑞金医院进行甲状腺彩超示：甲状腺癌可疑。18日动手术，术后病理确诊就是此病。写此文章的今天上午，一浙江海宁患者也是以其脉象为主的诊断他右肺部有问题，嘱其CT证实一下，病人这时才拿出他在当地医院的CT报告：右肺空洞型肺结核。

每当看到病人身体恢复健康而高兴的时候，我的内心就增添一丝欣慰，同时也有一种压力感，因为在求实创新的医学之路上，未来还很漫长，我们还有很多需要不断改进和完善的地方，还要进行大量的临床验证。恩师王光宇先生经常向弟子们要求：医乃仁术，举业德先，要像明代大医学家缪希雍那样"生死人，攘臂自决，不索谢"，要创新不废古，强调实践，继承中求发展。

3. 医易结合，中西并用，博学明辨，注重临床

凝聚着中国古圣先贤超凡智慧的《易经》，博大而精深，既有天道规律，又有地道法则和人道准则。唐代大医学家药王孙思邈曾言"不知易不足以言大医"，明代医学家张景岳起初对孙思邈说不懂易经不能成为大医表示怀疑，可是到了四十不惑之年，阅历日广知识渐增也开始由衷而悟"医易相通，理无二致，可以医而不知易乎？"中医学里广泛采用《易经》的象、数、理、时气等概念来阐释人体的气机变化和辨证论治，运用爻变的思想构成中医六经的辨证纲领，运用阴阳五行的变化学说来阐释人体的生理病理及中医药的内在机制，运用河图洛书的原理来建立针灸学上的子午流注和灵龟八法，不知五运六气读遍方书何济？中医学皇冠上的明珠五运六气也要运用天干合地支冲阴阳五行来阐释气候变化与人体疾病的关系等细考不胜枚举。所以我个人认为要想学好中医并且有所建树，应该多读多悟《易经》以及其他相关书籍，涉猎群书，为我所用，结合现代西方医学，实现中西并用潜在优势向现实优势的转变与突破。恩师虽年过六旬，但是仍然孜孜以求地一边探索一边带弟子进行临床实践，近几年把突破点放在了进行疑难杂症的诊治上，尤其是肿瘤方面，积累了许多宝贵的经验，病人来自全国各地。2011年11月在北京国际中医脉学大会上，每天都与同行切磋交流以及为北京的病人进行诊脉，到深夜一两点左右，不厌其烦，其敬业和钻研精神值得敬佩。

王光宇老师的这套脉法，是他十几年的辛苦结晶，为了脉学他放弃了很多，把精力几乎全部投入到思考、翻阅典籍和临床验证上，背后的辛酸可想而知。其

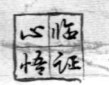

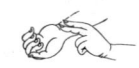

脉诊简单明了准确，有章可寻，其实用性可验证性极强。但是我个人认为，在某些方面比如舍证从脉和舍脉从证，理法方药等处还需要继续进行不断研究细化和深入，希望众师兄一起努力协助老师，开创脉学研究的新领域，为中医药事业的发展贡献力量。

弟子高群辛卯年夏末写于上海

附录三　王光宇脉诊彩图集

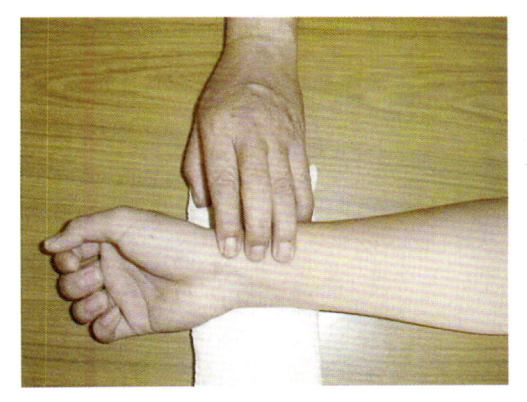

★ 附图1　正常脉

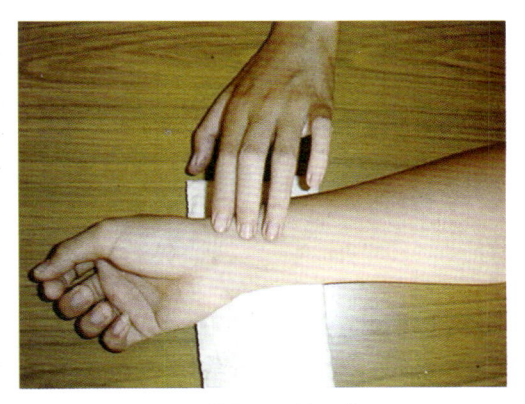

★ 附图2　斜飞脉

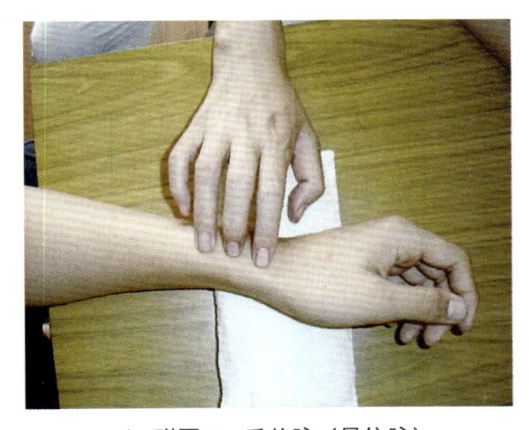

★ 附图3　反关脉（异位脉）

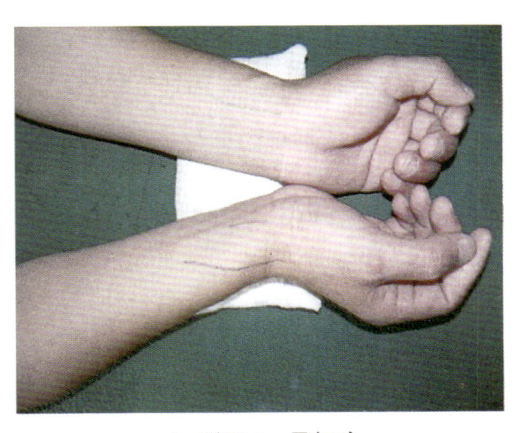

★ 附图4　异行脉

★ 附图 5 曲 脉

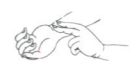

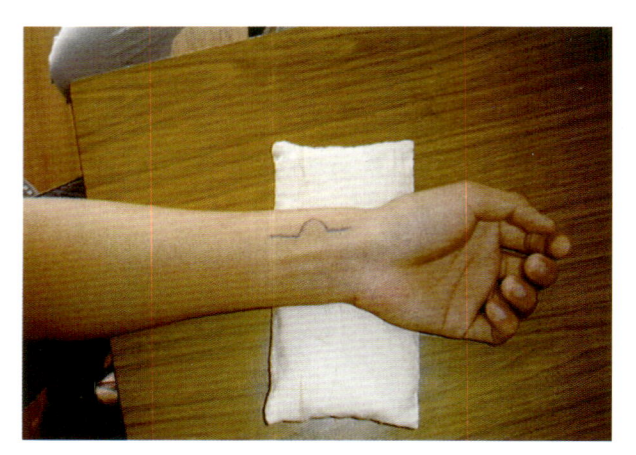

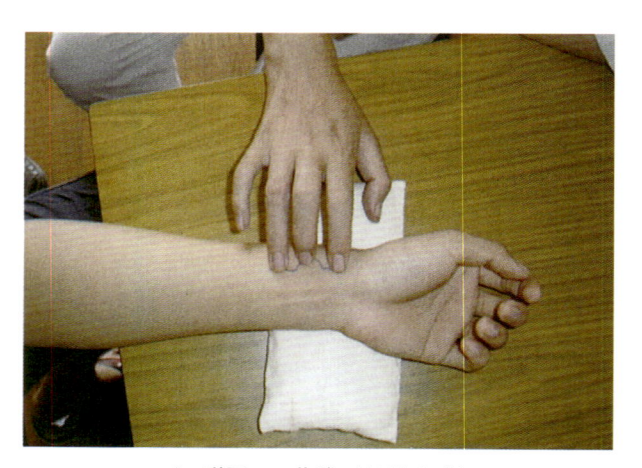

★ 附图 6 曲脉（总按态式）

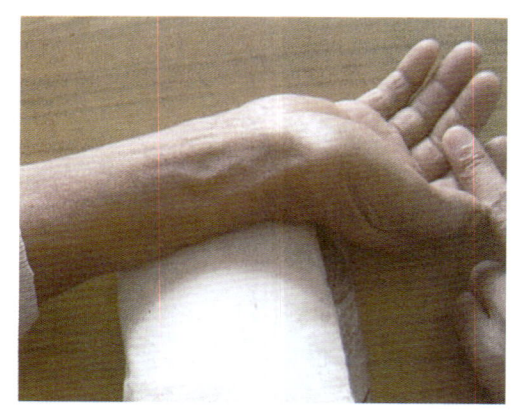

★ 附图 7 陈某治疗中曲脉已较初诊时偏直一些的实图

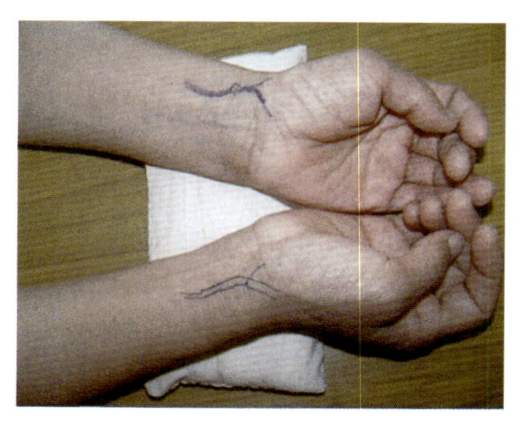

★ 附图 8 分叉脉（寸部）

附录三　王光宇脉诊彩图集

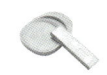

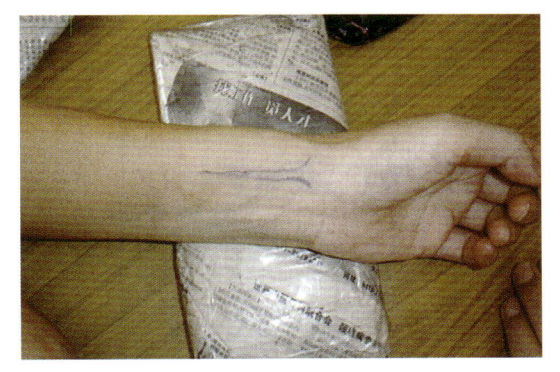

★ 附图 9　分叉脉（寸、关、尺）

| 以下为正常脉的错误取法 |

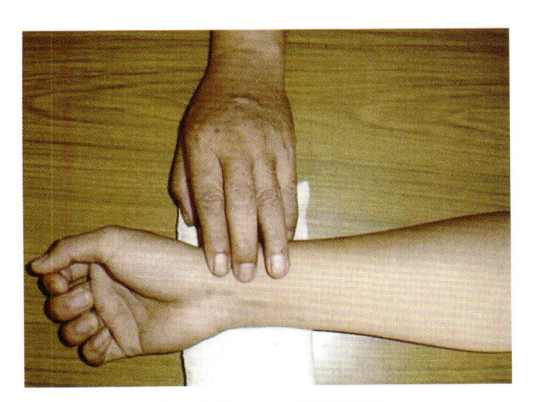

★ 附图 10　间距不等

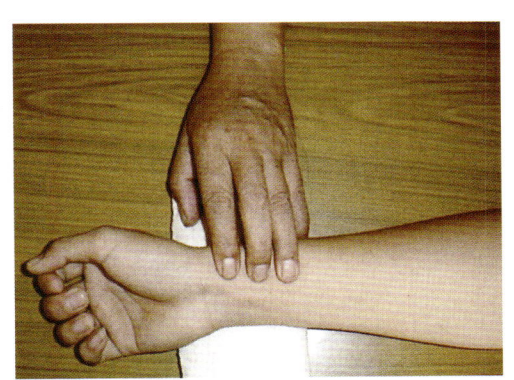

★ 附图 11　寸位不准，太过后移

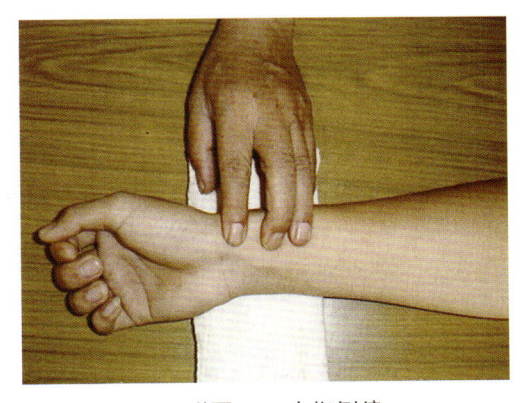

★ 附图 12　中指侧偏

245

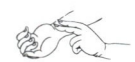

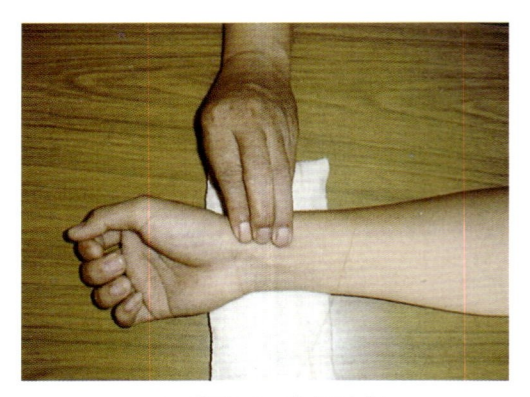

★ 附图 13　布指过密

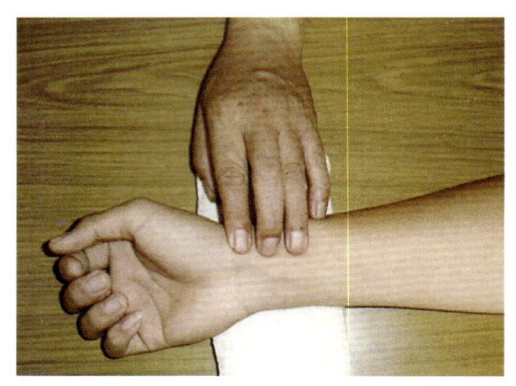

★ 附图 14　寸位不准，压住了手腕第一横纹

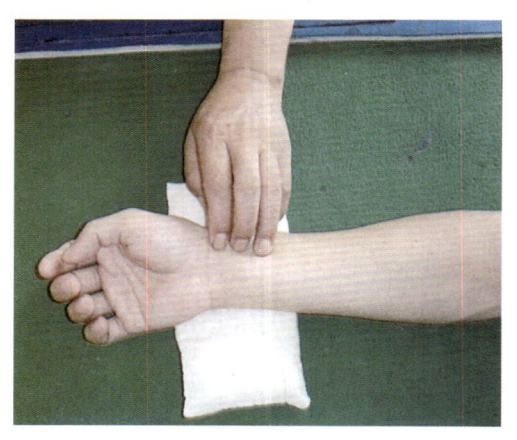

★ 附图 15　指尖取脉，指距不等

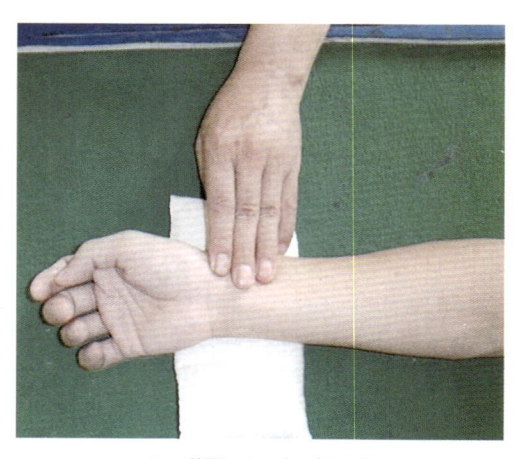

★ 附图 16　指腹取脉